LA DOULEUR DÉMASQUÉE

*Tout ce que vous devriez savoir pour
décoder et contrôler vos douleurs d'origine vertébrale*

Yves Bélanger
Docteur en chiropratique

Imprimé par *CreateSpace*, une compagnie *Amazon.com*

ISBN-13: 978-1542566360
ISBN-10: 1542566363

Pour plus d'information :
www.LaDouleurDemasquee.com
dryves@ladouleurdemasquee.com

Quoique l'un des objectifs de cet ouvrage est de vous aider à mieux comprendre vos douleurs et à prendre de meilleures décisions, ce livre ne constitue pas un moyen de remplacer l'intervention d'un professionnel de la santé qualifié. Au contraire, vous devriez vous servir de ces connaissances afin de collaborer plus étroitement avec votre docteur pour qu'il trouve l'intervention thérapeutique la plus adéquate dans votre cas. En ce sens, ces informations représentent des connaissances importantes pour vous, mais ne sont pas des avis médicaux. Dans votre démarche visant à mieux gérer vos douleurs d'origine vertébrale, vous devez être secondé d'un professionnel de premier contact comme un chiropraticien ou un médecin.

AVIS AU LECTEUR
Je ne suis pas un chercheur, ni un universitaire de carrière et je n'ai surtout pas la prétention d'être un scientifique. Je suis avant tout un clinicien qui prends son rôle d'éducateur au sérieux.

Vous noterez les références scientifiques de la plupart des chapitres insérées à la fin du livre et qui visent à appuyer mon exposé. Or, je tiens à mentionner que je n'ai pas lu tous ces articles dans leur intégralité. Pour beaucoup de ces références, j'ai lu la publication originale alors que pour les autres ouvrages, j'ai eu accès à des résumés, soit par les auteurs eux-mêmes ou par d'autres vulgarisateurs qui en avaient fait une synthèse. J'ai tout de même pris la décision d'inclure la référence originale afin de permettre aux lecteurs plus curieux de trouver la source primaire de l'information.

L'auteur, Yves Bélanger

Ce qu'ils ont dit de ce livre

Ce livre se veut un ouvrage très complet sur le sujet et il dévoile pour la première fois, un nouveau modèle permettant de mieux comprendre l'ensemble des interactions qui façonnent le phénomène de la douleur, à savoir **le modèle idiomatique de la douleur**.

Dans un langage précis, soigné et accessible à tous, l'ouvrage du Dr Bélanger révèle une foule d'informations pertinentes pouvant être utiles autant à l'individu moyen qu'au professionnel de la santé.

Cet ouvrage bien documenté est un incontournable pour toute personne souffrante intéressée à mieux comprendre la douleur et qui désire se prendre en main.

Bien qu'il traite de la douleur au sens large, il s'attarde plus particulièrement à la douleur prenant origine au niveau de la colonne vertébrale.

Ainsi, le lecteur pourra mieux cerner les causes pouvant influer sur la douleur et ainsi être en mesure de pouvoir mieux agir dans le contrôle de celle-ci.

Dr Marc Lacroix, M.D.
Président fondateur du Réseau des *Cliniques médicales Lacroix,*
Premier réseau de cliniques privées au Québec

Cet ouvrage apporte une nouvelle lumière et donc une plus grande compréhension au langage de la douleur, à la fois scientifique et accessible, il a un caractère très humain qui rejoint le lecteur et lui ouvre de nouveaux horizons. Cette lecture m'a apportée professionnellement et personnellement, je le recommande à tous ceux qui souhaitent davantage prendre leur santé en main.

Catherine Proulx, psychologue

Une lecture inévitable pour quiconque est engagé à prendre contrôle sur la douleur. Un ouvrage persuasif, bien documenté, proposant des solutions inégalables.

Zohreh Abolfathi, Ph.D. (pharmacienne)

[Appelé à réviser le chapitre sur la chiropratique, voici ce que le Dr Patrick Freud avait à dire :]

Lorsque j'ai commencé à lire le chapitre sur la chiropratique, j'ai changé la fonction de mon crayon rouge ; au lieu de valider les informations, je me suis mis à encercler les parties que j'aimais spécialement. J'ai rapidement réalisé que j'aimais particulièrement tout !

La fluidité et l'organisation de vos mots, tout en maintenant un merveilleux équilibre entre les études et les anecdotes sont impressionnantes.

Je n'ai rien à ajouter ou à retirer de ce chapitre.

Je vous félicite et vous remercie pour ce travail exemplaire. Il s'agit d'un véritable cadeau pour la profession chiropratique et pour la population en général.

Dr Patrick Freud, BSc, DC
Chiropraticien
Diplomate du *American Chiropractic Neurology Board*
Professeur d'anatomie à la *Faculté de médecine de l'Université McGill*

La plupart des personnes qui souffrent font face au néant lorsque vient le temps de comprendre ce qui se passe réellement. Ce manque de connaissance amplifie les inquiétudes et aspire les souffrants dans une spirale descendante. Si vous désirez renverser cette tendance, vous devez impérativement vous doter d'outils, et ce livre est exactement ce qu'il vous faut. Ne perdez pas une minute de plus et reprenez le contrôle de votre vie avec les nouvelles informations contenues dans cet ouvrage.

Dr Louis-Pierre Brunel, chiropraticien

Le Dr Bélanger explore depuis plus de trente ans différentes pistes afin de décoder le langage de la douleur chez l'être humain. Ainsi, il nous offre un ouvrage complet et unique proposant un nouveau modèle intégré pour comprendre les multiples facettes de la douleur : Le modèle idiomatique de la douleur.

Nous pouvons également comprendre les différents chemins empruntés par les messages douloureux et aussi comment et où nous pouvons agir pour mieux les contrôler.

Marc Bureau, ami de longue date et ex-associé

Les souffrants, leur entourage, les professionnels traitants, les non-souffrants et la population en générale trouveront un ouvrage de haute qualité, accessible, vulgarisé sans tomber dans le banal, empreint de dignité et de compréhension... je souhaite de tout cœur que les souffrants de ce monde puissent avoir la chance d'enrichir leur savoir pour mieux comprendre et trouver les traitements logiques pour améliorer leurs conditions de vie.

Richard Desgagné, un patient reconnaissant

Enfin est né non seulement un livre informatif sur les douleurs d'origine vertébrale, mais une bible remplie d'études scientifiques bien expliquées et bien présentées pour les patients, les docteurs et même les professeurs.

J'ai réellement apprécié ce livre. En ce qui me concerne, c'est le manuel le plus compréhensif jamais produit ou édité. Il est facile à lire, instructif et utilisable comme référence.

Je le recommande fortement pour tous et chacun.

Merci et félicitations pour cet effort gigantesque à produire ce chef-d'œuvre !

Dr Gilles Brunelle, DC
Chiropraticien
Ex-recteur de l'Université Chiropratique du Texas,
Ancien Vice-Président de l'Association des chiropraticiens du Québec,
Conférencier international

Remerciements

Plusieurs auteurs préfèrent, par convention ou par choix, exprimer leurs remerciements à la fin de leur ouvrage. Personnellement, j'ai décidé de mettre celles et ceux qui m'ont inspiré et qui m'ont soutenu à l'avant-plan.

L'écriture de ce livre est le résultat d'un long processus. À partir de l'idée de mettre sur papier mes réflexions, observations et découvertes et le moment où le manuscrit final a été prêt pour l'impression, plus de 6 longues années se sont écoulées. Évidemment, un travail aussi colossal ne peut se réaliser sans du soutien et de l'aide. En premier lieu, je désire exprimer mes remerciements à ma femme, Farinoosh, pour son amour, indéfectible soutien et sa patience.

Ensuite, je ne peux passer sous silence l'appui de mes enfants, Christopher, Meredith et Louis-Félix, qui ont toujours cru en moi et manifesté leur fierté.

À mon ami de longue date Marc Bureau pour les interminables discussions et échanges que nous avons eus sur le phénomène de la douleur chronique ainsi que pour ses précieux commentaires sur le premier jet de ce livre.

Un merci profond à tous les patients qui, au cours de mes 30 années de clinique, m'ont accordé leur confiance et partagé leurs états d'âme. Ça m'a permis de mieux comprendre la souffrance souvent associée aux douleurs chroniques d'origine vertébrale.

Il y a aussi ces collaborateurs qui passent inaperçus, mais qui ajoutent de la profondeur et de la rigueur à un ouvrage de ce type : Dr Gilbert Blaise pour son œil de spécialiste de la douleur qui a revu les données scientifiques et cliniques; Catherine Proulx, psychologue, qui s'est assurée que les notions psychologiques étaient valides; Zohreh Abolfathi, pharmacienne, qui, par sa rigueur scientifique, a pu évaluer l'ensemble des notions; Dr Patrick Freud, l'un des rares chiropraticiens possédant une spécialité en neurologie, pour la révision du chapitre sur la chiropratique et surtout, pour ses bons mots rassurants; Dr Louis-Pierre Brunel, mon partenaire et un chiropraticien pour qui j'ai un grand respect, qui a pris le temps de réviser rigoureusement le manuscrit.

À mon ami le Dr Marc Lacroix qui représente la nouvelle génération de médecins progressifs, ouvert sur les approches nouvelles et la collaboration interprofessionnelle.

Au Dr Gilles Brunelle, un chiropraticien qui a fait sa marque au niveau international jusqu'au point de prendre les rennes d'une université chiropratique au Texas en tant que recteur. Le Dr Gilles est une source inspiration.

Un merci spécial à Pierrette Voyer pour son œil de lynx à dénicher les fautes et les coquilles du manuscrit ainsi que pour son aide précieuse dans mon quotidien clinique; à Lola Da Silva pour sa précieuse collaboration et sa patience à travailler les illustrations pour qu'elles soient compréhensibles; à Pascale Demers qui a usé de son expertise pour prendre et livrer la photo du quatrième de couverture; et à Richard Desgagnés, un patient et un ami, qui a bien voulu lire le manuscrit avec les yeux d'une personne comme vous qui cherchent une solution à vos souffrances.

Table des matières

2ᵉ PARTIE

3ᴱ PARTIE

4ᵉ PARTIE

À Aline et Roméo
Qui ont été des parents extraordinaires

COMMENT LA DOULEUR A CHANGÉ MA VIE... ET M'INSPIRE À CHANGER LA VÔTRE

Être homme, c'est précisément être responsable. C'est sentir, en posant sa pierre, que l'on contribue à bâtir le monde.

Antoine de Saint-Exupéry

Raymond souffrait depuis une dizaine d'années. Suite à une blessure au dos qui semblait banale au départ, la situation s'est détériorée au point où il a perdu son commerce. Il a pourtant tout fait pour trouver la solution à ses souffrances. Tout ce qu'il désirait, c'était de reprendre une vie « normale » : travailler, subvenir aux besoins de sa famille, retrouver sa fierté, participer à des loisirs avec son épouse et ses deux enfants.

Après des années d'essais-erreurs et surtout d'échecs, Raymond a eu recours à la solution ultime pour se soulager. Trois jours sans nouvelle à sa famille; trois jours à se demander où il pouvait bien être. Après ces trois jours d'angoisse, les policiers ont finalement retrouvé Raymond dans la chambre d'un motel à quelques kilomètres de la résidence familiale. Il avait soulagé définitivement ses douleurs à l'aide d'un cocktail fatal composé de médicaments et d'alcool. Il n'en pouvait plus!

C'était à la fin des années 90. Raymond était mon patient et au fil des mois, il était devenu mon ami. Cet évènement constitue un point charnière dans ma vie professionnelle. J'ai alors réalisé les impacts dévastateurs de la douleur et les conséquences tentaculaires dans tous les aspects de la vie : familial, social, professionnel, financier, etc.

Certes, j'exerçais la chiropratique depuis déjà plus d'une dizaine d'années et je côtoyais la douleur au quotidien, mais le jour de l'annonce du décès de Raymond, ma relation avec la douleur s'est métamorphosée! Tout comme Paul sur le chemin de Damas, une lumière m'a frappé et je n'ai plus jamais été le même par la suite.

À partir de ce moment, je n'exerçais plus la chiropratique de la même façon. Mon empathie était amplifiée, j'étais plus attentif aux besoins de mes patients, je tentais de comprendre comment la douleur les affectait, et ce, non seulement au niveau physique.

La douleur est un concept intriguant. Elle ne peut être mesurée et ne peut être observée, et encore moins ressentie par d'autres. Elle constitue à la fois une expérience personnelle et en même temps, elle teinte nos relations familiales, sociales, et professionnelles.

La douleur est la raison première des consultations chez un professionnel de la santé. Parfois, elle représente un signal d'alarme et parfois elle devient la « maladie » en soi.

Depuis la nuit des temps, l'homme a tenté de vaincre la douleur, la souffrance. Il lui fallait comprendre son origine d'abord. Elle a été interprétée tantôt comme un châtiment de Dieu ou un moyen de rédemption, et à d'autres moments comme une possession diabolique ou de mauvais esprits.

Plus tard, le corps humain a été modélisé comme étant une « machine activée par des ficelles et des engrenages ». À cette époque, la douleur était interprétée, de façon simpliste, comme un mauvais fonctionnement qui activait une ficelle reliée à une cloche (la douleur).

Quoique le concept ait été raffiné, cette interprétation est demeurée longtemps présente dans la compréhension de la douleur; un récepteur nerveux est irrité et une réponse correspondante est perçue par le patient.

Aujourd'hui, des nuances ont été identifiées si bien que nous savons que d'autres facteurs, autres que purement physiques, influencent les perceptions douloureuses.

En même temps, des avancées dans la compréhension du système nerveux nous permettent de mieux agir physiquement en présence de la douleur.

Les statistiques mondiales nous démontrent que la douleur fait toujours autant de ravages (et peut-être même plus). Il est donc essentiel de redoubler d'effort pour mieux comprendre et mieux traiter ce phénomène.

Et pour cela, l'intervention du « docteur » tel qu'on le connaît ne suffit plus. En plus d'être à l'affût des derniers développements en matière de traitements de la douleur, il doit reprendre son rôle original, c'est-à-dire celui d'enseignant.

D'ailleurs, il a été démontré par différentes études que les personnes qui sont mieux informées et qui s'impliquent dans leurs traitements se sentent mieux et présentent une satisfaction supérieure. De nos jours, la connaissance est synonyme de contrôle, de pouvoir. Si vous acquérez les connaissances adéquates et pertinentes sur vos douleurs d'origine vertébrale, vous deviendrez un consommateur avisé.

Ne risquez-vous pas de faire un meilleur achat si vous étudiez le guide de l'auto et que vous identifiez rigoureusement vos besoins avant de faire l'achat de votre nouveau véhicule?

Ne risquez-vous pas de prendre une décision avisée si vous possédez des connaissances fondamentales en informatique au moment d'acheter votre prochain ordinateur?

Pour vos soins de santé et le choix de votre professionnel, la même logique devrait s'appliquer.

POURQUOI CE LIVRE?

Depuis l'événement cité auparavant, j'ai développé un intérêt particulier pour la douleur, surtout celle qui prend son origine à la colonne vertébrale. Pendant 8 années entières, j'ai concentré mon investigation aux problèmes d'origine discale, qui, selon les plus récentes études, constituent la cause principale des douleurs vertébrales chroniques.

Beaucoup de livres ont été écrits sur la douleur et étonnamment, rares sont ceux qui traitent (sans jeu de mots) spécifiquement des douleurs d'origine vertébrale. Ceux que j'ai consultés étaient destinés aux spécialistes et écrits dans un langage inaccessible pour le commun des mortels.

De plus, quoique très intéressants, ces ouvrages couvrent habituellement un aspect unique comme : la description du phénomène physiologique ou la douleur dans l'histoire ou encore des conseils pratiques.

Dans ce livre, j'ai voulu insérer tout ce que vous devriez savoir pour devenir un consommateur averti et un patient avisé.

Je me suis également efforcé d'utiliser un langage accessible tout en étant précis. Ma prémisse initiale repose sur le fait que vous possédez l'intelligence pour comprendre un langage plus élaboré.

Même si certains chapitres sont plus théoriques, académiques, j'ai tenté de garder l'information digestible malgré l'incontournable complexité liée au phénomène de la douleur. Si un chapitre vous semble trop lourd, surtout dans la première partie du livre, ne vous privez pas des informations contenues dans les autres parties en butant sur cette section. Entamez immédiatement le chapitre suivant.

UN NOUVEAU MODÈLE DE LA DOULEUR

Cet ouvrage a nécessité des années de recherche et de réflexion. Des années durant, j'ai cherché un fil conducteur, un modèle qui intègrerait tous les aspects liés à la douleur.

Certes depuis 1980 nous avons le *modèle biopsychosocial,* mais je trouvais qu'il présentait les différentes facettes liées à la douleur en silo aligné un à côté des autres sans véritable interface commune. La révolution de ce modèle était de considérer les dimensions diverses de l'être humain qui contribuent à la perception et à l'expérience de la douleur.

Au cours des prochaines pages, je vous présenterai donc un tout nouveau modèle de la douleur que j'ai développé en m'appuyant sur les théories et les prémisses de la communication. Je prétends que ce modèle intègre véritablement tous les aspects liés à la douleur dans un continuum compréhensif. Je l'ai nommé le *modèle idiomatique de la douleur.*

CE LIVRE S'ADRESSE-T-IL À VOUS?

Vous vous demandez peut-être quels problèmes entrent dans la catégorie « douleur d'origine vertébrale » ? Si vous souffrez (ou qu'un proche souffre) d'une des conditions suivantes, ce livre s'adresse à vous :

- ✓ Douleur au bas du dos
- ✓ Douleur dorsale (entre les omoplates)
- ✓ Douleur au cou
- ✓ Sciatalgie (douleur le long du nerf sciatique)
- ✓ Brachialgie (douleur et/ou engourdissement dans un ou les deux bras)
- ✓ Hernie discale
- ✓ Dégénérescence discale
- ✓ Arthrose vertébrale
- ✓ Maux de tête et migraine
- ✓ Fibromyalgie

Si vous souffrez de douleur d'origine vertébrale et que vous n'avez pas encore trouvé la solution à votre problème, vous devez lire attentivement ce livre qui vous fournira des pistes de solutions nouvelles.

Il y a fort à parier qu'en feuilletant le livre vous y verrez des stratégies que vous reconnaîtrez. Ne vous laissez pas méprendre. Parfois on « pense » connaître une approche et lorsque le rationnel qui la supporte nous est présenté, notre perception peut en être réhabilitée.

De plus, si vous voulez découvrir une stratégie unique et basée sur les véritables modifications physiologiques à l'origine de vos douleurs, vous devez compléter la lecture de ce livre.

Ce livre vous sera également fort utile même si vous êtes épargné par la douleur, mais que vous avez des proches qui souffrent. Vous pourrez mieux le comprendre et les épauler dans leur quête d'une meilleure vie.

MISE EN GARDE

Nous vivons à une époque où l'information se consomme à une grande vitesse. Nous n'avons qu'à observer les fils de nouvelles changer continuellement, ou encore de regarder à quelle vitesse les émissions d'information nous « éduquent » sur des sujets vitaux, et ce, en moins de 3 minutes. Et les reportages élaborés et sérieux, qui se font de plus en plus rares dû aux coûts de production prohibitifs, survolent couramment le sujet et évitent fréquemment d'exposer des angles moins visibles.

Qu'est-ce que cela signifie pour vous?

Si vous désirez vous armer pour reprendre le contrôle de vos douleurs, de votre vie, vous devez prendre la responsabilité de colliger l'information vous-même, à votre rythme et surtout, d'une source fiable. Vous ne pouvez vous fier à une vidéo de quelques minutes provenant d'une source inconnue comme sur *YouTube*.

Il est également difficile de survoler la toile avec discernement si vous ne possédez pas des bases solides pour différencier le bon grain de l'ivraie. Par exemple, si vous faites une recherche sur *Google* du mot « douleur », vous obtiendrez tout près de 10 millions de résultats alors que si vous risquez votre recherche en anglais (avec le mot « pain »), ce sont plus de 210 millions de pages qui sont accessibles.

Comment vous retrouver dans cette mer d'information?

Il vous faut trouver une, ou préférablement, *des* sources d'information fiables, puis acquérir et intégrer les concepts et les connaissances de base. Ainsi, vous serez nanti d'outils pour choisir les options qui correspondent à vos valeurs et à vos objectifs santé.

En écrivant ce livre, je désirais vous fournir l'ensemble des connaissances nécessaires et utiles pour que vous n'ayez pas à fouiller à gauche et à droite pour acquérir l'information, affermir votre assurance et affirmer la souveraineté de vos décisions.

Évidemment, je ne pouvais pas inclure la totalité des informations relatives à la douleur dans ce livre. Pour cette raison, je me suis concentré uniquement sur les douleurs d'origine vertébrale et quelques options non invasives pour les régler ou les contrôler.

Maintenant, tout ce qui vous reste à faire est de poursuivre votre lecture et surtout de persévérer jusqu'à la fin de ce livre. Ça semble facile, mais sachez que le tiers des personnes qui amorcent un livre ne dépassent pas la page 50 alors que seulement un peu plus d'un lecteur sur trois (38 %) le complète.

Certes, il vous faudra du temps pour lire, comprendre et assimiler l'information. Mais qu'est-ce que quelques semaines pour prendre en main vos décisions en matière de douleur?

Vous tenez en ce moment entre vos mains une source de références qui pourrait vous guider vers une meilleure vie.

Qu'allez-vous faire?

1ère PARTIE

LA DOULEUR, C'EST QUOI?

CHAPITRE 1

LA DOULEUR DANS L'HISTOIRE

Le monde ne saurait changer de face sans qu'il y ait douleur.

François René de Chateaubriand

Avoir un premier enfant représente une responsabilité pour laquelle nous ne sommes généralement pas formés. Pour moi, c'était le cas. J'avais gardé des enfants d'amis, mais ils étaient en âge de parler et de manifester leurs besoins… et même plus parfois!

Me voilà donc à 26 ans, avec un bébé naissant, un fils. Je suis heureux, comblé, mais je dois avouer que je me sens incompétent dans ces nouvelles fonctions.

Un soir, Christopher ne trouve pas sommeil. Bien que sa couche soit propre et qu'il vienne d'être allaité, il pleure. Ses besoins essentiels sont comblés, mais il n'est manifestement pas bien. Je le prends dans mes bras et rien à faire, il pleure toujours. Je le berce, marche avec lui, lui chante des chansons, lui flatte le dos sans succès.

Je le déshabille, le touche, le masse pour le rassurer (et me rassurer aussi!) et, lorsque ma main ouverte couvre son ventre, il semble s'apaiser quelque peu. Je déduis qu'il a des coliques. Je m'attarde à masser son ventre. Quelques gaz plus tard, mon fils se calme. Fatigué de souffrir, il trouve enfin le sommeil.

Généralement, nous n'avons pas peur de la douleur, à moins qu'elle ne perdure et qu'on ne puisse expliquer son origine.

Depuis notre tendre enfance, nos parents nous ont réconfortés face à la douleur et lorsqu'ils n'étaient pas eux-mêmes convaincus, ils consultaient pour obtenir une réponse et surtout se faire rassurer.

Dans l'histoire de l'humanité, ces réactions face à la douleur n'ont pas toujours été ainsi.

Par exemple, à l'ère primitive, alors que nos lointains ancêtres ne possédaient pas la moindre notion de physiologie, la douleur, si la cause n'était pas visible comme dans des cas de coupures ou d'éraflures, était totalement incomprise.

Les douleurs internes ou dont l'origine était invisible étaient attribuées à des esprits mauvais ou à des démons. À d'autres moments, l'interprétation pouvait varier et on pensait que les souffrances étaient le fruit d'un fluide magique. Cette croyance était tellement implantée dans certaines civilisations que les docteurs de l'époque pensaient que de percer un trou dans le crâne permettrait à la douleur de s'échapper! Des centaines de crânes présentant des trous partiellement cicatrisés ont été découverts sur l'ensemble du globe et particulièrement sur des sites archéologiques incas en Amérique du Sud.

Également, les Hommes primitifs recouraient à la magie et aux rituels où un animal pouvait être offert en sacrifice pour chasser la douleur.

En d'autres occasions, la douleur avait parfois une valeur initiatique et la supporter représentait une étape à franchir vers un état supérieur.

LA PÉRIODE GRÉCO-ROMAINE

Cette période de plus de mille ans se situe entre 800 av. J-C. et 400 ans après J-C. Au cours de cette époque, les Grecs cherchent à expliquer les phénomènes douloureux par des interventions divines.

Ainsi, la douleur est souvent interprétée comme un châtiment d'un dieu et il faut l'implorer pour en être libérée.

En contrepartie, plusieurs divinités possèdent des attributs guérissants comme Apollon, Artémis, Asclépios et son épouse, Epioné.

Au début de cette époque, les médecins sont des prêtres. Mais plus tard, vers la fin de cette période, ils deviendront davantage des médecins-philosophes qui aborderont la douleur différemment. Parmi ces nouveaux « médecins », nous retrouvons entre autres Socrate et Hippocrate en Grèce et Celse et Galien à Rome.

Le philosophe grec Platon se penche sur l'interprétation de la douleur et du plaisir. Il postule que bien que les deux sensations soient opposées, elles touchent le corps entier et sont ressenties par le cœur, centre de l'âme humaine.

Aristote, disciple de Platon, pousse davantage la réflexion et il identifie cinq sens sans toutefois les lier au cerveau. Il voyait cet organe comme le générateur du sommeil possédant aussi une fonction similaire à un radiateur, c'est-à-dire de dissipation de la chaleur produite par le cœur.

Aristote croyait que le sens du toucher (et la douleur) émanait d'organes situés sous la peau et les sensations étaient transportées jusqu'au cœur par le sang. C'est l'intensité de ces sensations qui déterminent si la perception était douloureuse ou agréable. Si la sensibilité est trop intense, les effets sont destructeurs et nuisibles.

Contemporain d'Aristote, Démocrite, que certains considèrent comme le « père de la science moderne », élabore la théorie des quatre humeurs : le sang, le phlegme, la bile blanche et la bile noire. Une altération de ces humeurs serait la source des maladies et donc, pour la première fois dans l'histoire, la maladie et par le fait même la douleur sont considérées comme des phénomènes naturels et non le fruit d'interventions divines. La théorie des quatre humeurs persistera d'ailleurs jusqu'au 17e siècle.

À la même époque, un autre penseur se démarquera et sera à l'origine véritable de la médecine occidentale, Hippocrate. À l'opposé des philosophes de son époque, il considère que le cerveau est le siège des émotions et le centre de l'activité intellectuelle. Les connaissances anatomiques demeurent cependant très rudimentaires si bien que le cerveau est considéré comme étant une glande et les nerfs et les tendons sont confondus.

Hippocrate contribue également au nouveau courant de pensée qui dégagera la médecine de l'influence religieuse. Pour lui, la maladie n'est pas, comme inscrit dans les écrits de l'Ancien Testament, une punition de Dieu, mais bien un phénomène naturel.

C'est après la conquête de la Grèce par les Romains que ces « nouvelles idées médicales » font leurs entrées à Rome.

Celse, au premier siècle après la mort du Christ, sera le premier à caractériser le phénomène inflammatoire par les quatre « or » du latin : *dolor, calor, rubor et tumor* (douleur, chaleur, rougeur et enflure). De plus en plus, la notion de modifications naturelles du corps explique le concept de la douleur.

Disciple d'Hippocrate, Galien est l'un des plus prolifiques médecins de son époque. Il pratique de nombreuses dissections animales et partage ses observations dans une œuvre colossale (entre 300 et 600 livres) dans lesquelles il démontre le rôle conducteur des nerfs et localise l'esprit rationnel dans le cerveau et le pneuma sensoriel dans le cœur. Une centaine de ses ouvrages, écrits en grec puisqu'il a étudié la médecine en Grèce, ont été traduits en syriaque, perse, arabe et latin.

Pour Galien, le rôle de la douleur et des autres symptômes ne vise uniquement qu'à diriger l'attention du médecin vers l'organe à traiter.

Alors que la pensée de plusieurs philosophes-médecins de l'époque semble converger vers une certaine utilité diagnostique de la douleur, d'autres philosophes valorisent l'endurance face aux épreuves douloureuses. C'est ainsi que pour les partisans de la philosophie stoïque, on doit demeurer imperturbable (stoïque) face à la douleur. Pour les stoïciens, la volonté joue un rôle prépondérant dans l'acceptation de la douleur et il faut y faire face avec dignité.

Ce qui a fait dire à Cicéron, homme d'État romain et auteur : « Qu'y a t-il qui vaille mieux pour éloigner la douleur que de comprendre qu'elle ne sert à rien et qu'il est vain de l'accueillir ».

Disciple de l'école stoïque, Épictète prône l'entraînement du corps à la douleur afin d'être indifférent aux sensations et aux instincts. Ce conditionnement vise le perfectionnement spirituel à la libération de l'esprit.

Par leur recherche du plaisir et l'évitement de la douleur, les épicuriens et les hédonistes se démarquent des stoïques. Déjà à cette époque, ces deux sensations apparaissent comme des moyens de régulation du comportement humain.

DU MOYEN-ÂGE À LA RENAISSANCE

Avec la domination du Christianisme, la douleur reprend une valeur expiatoire. L'homme doit imiter Jésus-Christ mort sur la croix pour expier les péchés du Monde. La souffrance redevient une punition divine.

La spiritualité au Moyen-Âge est largement influencée par l'Ancien Testament et l'Église impose le Christ comme modèle d'acceptation de la souffrance.

Cette époque correspond également à une stagnation du progrès médical de l'ère précédente. Cette noirceur est liée à l'interdiction des dissections et des vivisections animales (opération pratiquée sur des animaux vivants). Si ces interventions sont pratiquées sur des cadavres, comme dans le cas d'autopsies, elles sont jugées comme une profanation. Cet immobilisme engendre une régression par l'oubli partiel des acquis antérieurs.

Cette longue période est donc caractérisée par l'absence de progrès et même un recul dans le soulagement de la douleur. Même l'utilisation de plantes médicinales et analgésiques est interdite, car elles sont considérées comme des stratégies païennes revêtant une aura maléfique et magique.

Cette situation est cependant localisée en Europe, car en Orient, l'héritage hippocratique y sera favorablement accueilli. La traduction des textes assurera la transmission des connaissances auprès des médecins byzantins et islamiques. L'évolution du savoir médical de cette époque passera donc par le monde arabo-islamique.

À cette époque et dans la région, c'est Avicenne, médecin et philosophe persan, qui sera le plus prolifique dans le domaine de la médecine et par le fait même de la douleur. Il étudie entre autres les textes d'Hippocrate et dans son ouvrage « le canon de la médecine », il décrit quinze types de douleur. Il met l'accent sur le rôle diagnostique et pronostique de la douleur face à la maladie.

C'est d'ailleurs la réintroduction de ses écrits qui permettront le réveil de la médecine occidentale à partir du 12e siècle. La diffusion des ouvrages orientaux passera notamment par trois portes d'entrée distinctes : l'Espagne (Cordoue et Tolède), l'Italie (Salerne) et la France (Montpellier).

Si Hippocrate est considéré comme le « Père de la médecine », Avicenne est quant à lui, surnommé le « Prince de la médecine ».

Le Moyen-Âge est aussi décrit comme étant une « polypharmacie » selon Marcia Medrum, codirectrice du *John C. Liebeskind History of Pain collection* à bibliothèque biomédicale de l'Université de la Californie à Los Angeles (UCLA). « Le plus de stupéfiants, le meilleur c'était ».

Une mixture qui était particulièrement populaire à l'époque était connue sous le nom de la « thériaque ». Cette préparation était fabriquée à partir d'une base de miel et d'environ 64 composés différents.

La plupart des cultures européennes utilisaient différentes variétés de plantes dont certaines contenaient des substances opiacées qui mettaient le patient dans un état de transe.

Les minéraux étaient également utilisés dans la pharmacopée médiévale. Parmi les substances les plus populaires, on retrouve l'or, l'ivoire et… des extraits de corne d'unicorne!

DE LA RENAISSANCE À LA FIN DU 19E SIÈCLE

La Renaissance est souvent appelée humaniste, car les préoccupations passeront de Dieu vers l'homme. C'est aussi à cette époque que l'on assistera à un renouveau culturel principalement venu du nord de l'Italie.

De plus, les papes lèvent l'interdiction de disséquer ce qui contribue à une progression accélérée des connaissances en anatomie et en neurophysiologie.

C'est ainsi que Léonard de Vinci contribuera à la documentation de ces connaissances par ses planches anatomiques d'une grande précision.

À l'amorce de cette période, les influences de l'œuvre monumentale de Galien se font encore sentir et la douleur est toujours considérée comme un symptôme du tact, conséquence d'un déséquilibre des quatre humeurs (sang, phlegme, bile jaune et bile noire).

Même André Vésale qui a contribué dans une très large mesure à l'élaboration des connaissances en anatomie au 16e siècle, notamment du système nerveux, continuera de penser que le cerveau sert toujours à sécréter le phlegme.

À cette époque cependant, la perception de la douleur prend une signification physique plus nuancée. Elle est vue comme un signal d'alarme qui nous avertit des dangers qui affectent le corps. De plus, l'idée que la douleur présente une certaine utilité pour établir un diagnostic, pour mieux accoucher ou pour guérir après une chirurgie gagne de plus en plus de terrain.

Cependant, la compréhension du mode de transmission des signaux douloureux à travers le système nerveux demeure rudimentaire et mécaniste.

René Descartes conçoit le corps humain comme une machine complexe similaire à un ensemble de cordes, de leviers, d'engrenages et de poulies. Les nerfs sont représentés comme étant des tubules dans lesquelles se trouvent des « petits filets » qui, lorsque « stimulés » au niveau de la peau ou des organes, transmettent au cerveau les sensations telle une corde sur laquelle on tire.

Il s'agit de la première tentative d'explication des voies de transmission de la douleur où la stimulation est périphérique (peau, organe) et l'analyse centrale (cerveau). Descartes compare ce système à celui qui active les cloches d'une église : « En tirant sur l'extrémité d'une corde, on provoque en même temps un coup sur la cloche suspendue à l'autre bout ».

Ce n'est qu'avec l'évolution de la physiologie et l'essor des nouvelles technologies, comme le microscope, que cette conception sera bousculée.

Dans cette période d'évolution rapide des connaissances, trois positions différentes concernant la douleur s'opposent et coexistent.

1. L'attitude résignée, car la douleur n'a pas de sens: la douleur n'a pas de valeur intrinsèque. Elle doit être tolérée et on doit apprendre à vivre avec elle. Certains pensent même encore qu'elle possède des vertus expiatoires et qu'elle représente une fatalité.

2. La douleur est utile : elle aide à mieux identifier l'origine du mal, à poser un diagnostic plus juste et aide à la guérison.

3. La douleur est néfaste : elle est considérée comme une ennemie à combattre et supprimer. C'est ainsi qu'on voit apparaître de plus en plus de moyens pour la soulager. On assiste aussi à une recrudescence de l'usage de l'opium qui est même en vente libre en Angleterre au 18e siècle.

C'est entre 1750 et 1850 que les connaissances et les pratiques relatives à la douleur connaissent une évolution des plus significatives.

Cependant, pour plusieurs, le traitement et le soulagement de la douleur ne représentent que très peu d'intérêt. Par exemple, en février 1847 lors d'une réunion de l'Académie des sciences, François Magendie s'exprimait à la suite d'un rapport sur l'éthérisation écrit par Velpeau en ces mots : « Qu'un malade souffre plus ou moins, est-ce là une chose qui offre de l'intérêt pour l'Académie des sciences? ».

Le premier avancé significatif dans le traitement de la douleur apparaîtra en 1846 avec l'avènement de l'anesthésie. Avant, les médecins et les dentistes utilisaient des techniques insolites pour endormir leurs patients avant une chirurgie.

Par exemple, une ancienne technique italienne consistait à mettre un bol de bois sur la tête du malade et de frapper le bol à l'aide d'un marteau jusqu'à ce que le patient s'évanouisse. Une autre technique, utilisée chez les enfants, impliquait de tenir le patient au-dessus d'un poêle au gaz et d'attendre qu'il perde conscience.

Une autre technique consistait à étouffer le patient en lui serrant la gorge d'une compression sur ses carotides jusqu'à ce qu'il s'évanouisse.

Après que la reine Victoria eut eu recours à l'anesthésie au chloroforme lors d'un accouchement que le concept prit de la popularité.

Parce que la douleur était considérée comme un stimulant qui fouette l'énergie vitale du corps et stimule sa guérison, la perte de conscience d'un patient durant une anesthésie générale apparaissait inacceptable. À ce sujet, voici ce que Magendie (encore lui!) pensait : « La perte de conscience est quelque chose de dégradant et d'avilissant que tout homme un peu courageux ne saurait souffrir ».

D'autres médecins de l'époque exprimaient cependant une attitude compatissante face à la douleur.

Ainsi, le neurochirurgien Leriche partage : « La douleur est un phénomène individuel monstrueux et non une loi de l'espèce. Un fait de maladie. Un désordre que ses conséquences ne nous permettent pas de contempler avec détachement, avec lequel nous ne devons pas composer, qu'il faut chercher à mieux connaître pour le mieux combattre ». Leriche poursuit : « Méfions-nous de toutes les philosophies ; lorsque la douleur devient intense, lancinante et persistante, aucune philosophie, aucune foi n'apaisent. Il n'y a qu'une douleur que l'on supporte, c'est celle des autres ».

DE NOS JOURS

À partir de la fin du 19e siècle et jusqu'à ce jour, le développement des technologies a permis de faire des pas de géant dans le domaine de la neurophysiologie. Nous comprenons maintenant mieux la douleur, mais avouons-le, pas encore complètement puisque des études raffinent continuellement nos connaissances sur les mécanismes impliqués.

La science a identifié différents types de douleurs et ainsi, nous pouvons adapter les stratégies thérapeutiques.

Malheureusement, il y a un côté négatif à l'évolution rapide des connaissances et c'est le niveau d'intégration de ce savoir par les cliniciens. La quantité phénoménale de l'information médicale diffusée hebdomadairement est ingérable pour le généraliste. Même les spécialistes choisissent des surspécialités pour suivre le rythme et demeurer à jour. Et même à cela, ils doivent souvent restreindre leur champ d'intervention. Par exemple, un chirurgien-orthopédiste spécialisé dans les pathologies du genou devra, bien malgré lui, limiter la mise à jour de ses connaissances à la chirurgie du genou (pathologie, nouvelles stratégies, techniques chirurgicales, etc.)!

Au bénéfice des patients, l'avenir passe inévitablement par l'intégration des connaissances, des stratégies thérapeutiques, et par une collaboration interprofessionnelle.

Dans le prochain chapitre, nous verrons ce qu'est la douleur au 21e siècle.

CHAPITRE 2

C'EST PAS PARCE QU'ON A MAL QU'ON SAIT CE QU'EST LA DOULEUR

On ne peut apprendre sans douleur

Aristote

Si vous souffrez depuis quelque temps, vous vous imaginez probablement (ou peut-être même en rêvez-vous?) que d'être insensible à la douleur vous permettrait une vie parfaite.

Malheureusement, rien n'est plus loin de la réalité humaine.

D'une façon très générale, nous savons que la douleur est une modalité sensorielle essentielle à la survie. Puisque cette facette du large éventail des sensations que nous percevons est vitale, elle est commune à tous les êtres humains... ou presque. En effet, dans de rares cas, certaines personnes souffrent d'une maladie génétique (insensibilité congénitale à la douleur ou analgésie congénitale) et ne ressentent aucune sensation douloureuse. Ces personnes ne possèdent malheureusement pas une longue espérance de vie.

Le cas le plus connu est celui de F.C. qui est souvent cité dans la littérature scientifique. Elle ne présentait pas une réponse normale et automatique aux agressions qui auraient dû provoquer de la douleur. Elle se mordait le bout de la langue, se brûlait régulièrement, ne changeait jamais de position dans son lit ou lorsqu'elle se tenait debout. Elle est décédée à l'âge de 29 ans.

Actuellement dans le monde, environ une centaine de personnes souffrent de cette anomalie génétique. Curieusement, elles réagissent à toutes les autres sensations : toucher, chaleur, vibrations, etc. Elles ne bénéficient cependant pas de l'effet protecteur de la douleur.

Imaginez que vous êtes à cuisiner un repas italien pour votre amoureux. Les pâtes sont immergées dans la marmite remplie d'eau bouillante. Vous échappez votre cuillère dans l'eau. L'idée de récupérer l'ustensile à main nue ne vous effleure pas l'esprit, ne serait-ce qu'une fraction de seconde. Depuis vos premières expériences, vous avez appris que l'eau bouillante, ça brûle!

La douleur a donc une fonction d'apprentissage des comportements.

Pourtant, une personne qui souffre d'insensibilité congénitale à la douleur pourrait, sous l'impulsion du moment, plonger sa main dans l'eau de la marmite et ne constater que quelques minutes plus tard les brûlures qu'elle s'est infligée!

De même, si vous êtes insensible à la douleur, comment pourriez-vous sentir une crise d'appendicite, un infarctus, ou que vous venez de vous fracturer une jambe ?

Heureusement, vous ne souffrez pas de cette maladie rare et vous ressentez les sensations douloureuses… peut-être même trop selon vous!

Donc, au cours de votre vie, il est indéniable que vous avez ressenti des douleurs. Je peux faire cette affirmation considérant les faits suivants :

- ✓ La douleur est un phénomène <u>vital, normal et nécessaire</u>;
- ✓ La douleur représente la raison principale pour laquelle les gens consultent un professionnel de la santé;
- ✓ À moins que vous ayez acheté ce livre parce qu'un être cher souffre, vous cherchez probablement à mieux comprendre et surtout, trouver une solution à <u>vos</u> douleurs.

Dans ce chapitre, je vais vous expliquer en terme simple ce qu'est la douleur, qu'est-ce qui se passe dans votre corps lorsque vous souffrez et la différence entre une douleur qui représente un signal d'alarme normal et une douleur « maladie ».

Premièrement, regardons la définition officielle (médicale) de ce qu'est une douleur :

L'Association Internationale pour l'Étude de la Douleur (IASP) la définit comme étant « *une expérience sensorielle et émotionnelle désagréable, associée à un dommage tissulaire présent ou potentiel, ou décrite en termes d'un tel dommage* ».

Vous me direz que vous n'avez pas besoin d'experts pour vous expliquer que la douleur est une « expérience désagréable » et je vous comprends. La définition est toutefois intéressante lorsqu'on la lit dans son ensemble et qu'on porte une attention particulière aux qualificatifs « sensorielle » et « émotionnelle ». Ainsi, nous comprenons que la perception de la douleur peut être affectée par l'état d'esprit dans lequel vous êtes.

Voici un exemple extrême, mais qui illustre bien la contribution des émotions dans l'expérience douloureuse. Sur le champ de bataille, un soldat peut être sévèrement blessé et, sous le stress du moment, son seuil de douleur sera temporairement élevé, ce qui contribuera à l'immuniser des souffrances qui le paralyseraient et compromettraient ses chances de survie. Le même phénomène sera observé chez des accidentés de la route.

À l'opposé du spectre, un état d'esprit dépressif aura pour conséquence d'abaisser le seuil de douleur et donc, d'amplifier la sensibilité aux stimuli douloureux.

Aussi, le fait de spécifier dans la définition que cette *sensation désagréable* est « associée à un dommage tissulaire présent ou potentiel » indique que nous comprenons dorénavant que la douleur est importante pour le maintien de notre intégrité physique et, par le fait même, notre santé.

Lorsque vous comparez cette définition à l'interprétation que nous avons faite dans l'histoire de la douleur, la progression est remarquable. Nous sommes loin du modèle où une stimulation agressive sollicite « un nerf qui est directement branché au cerveau »! Ce qui est d'autant plus intéressant et révélateur de notre compréhension de la douleur, c'est que cette définition n'a été adoptée qu'en 1979 par le Comité de Taxonomie de l'IASP (*International Association for the Study of Pain*)!

LA DOULEUR, C'EST DANS VOTRE TÊTE

Si vous souffrez de douleur chronique et persistante, cette phrase, vous l'avez probablement déjà (et trop souvent) entendue. Et je suis persuadé que vous avez été insulté, révolté et même stupéfait devant cette affirmation. Si le professionnel qui vous a servi cette explication voulait signifier que vous êtes dérangé psychologiquement et que la douleur est une pure construction de votre esprit, vous aviez raison de réagir.

Cependant, lorsqu'on comprend comment la douleur est perçue et interprétée, il est vrai d'affirmer que la prise de conscience du mal est cérébrale.

Pour bien comprendre la perception de la douleur, il est important de comprendre les chemins parcourus entre les dommages aux tissus et la prise de conscience de la douleur.

À titre de préambule, disons que les sensations de douleur sont « captées » par des récepteurs nerveux appelés des *nocicepteurs*, qui vient de *nocere* (douleur) et récepteurs.

Les nocicepteurs sont localisés sur la peau, les muscles, les tendons, les ligaments, les capsules articulaires (l'enveloppe autour des articulations), les vaisseaux sanguins et les organes. Toute agression (stimulus) qui a le potentiel de causer des dommages et de brimer l'intégrité des tissus provoquera une décharge importante de ces récepteurs, donc une douleur potentielle.

Il faut noter également que les nocicepteurs ne sont pas dotés d'une structure spécialisée pour détecter uniquement la douleur, mais ils ont plutôt des « terminaisons libres » qui forment un maillage dense qui ressemble aux branches d'un arbuste.

D'autres fibres sensorielles situées sur la peau comme celles du toucher possèdent, quant à elles, des structures spécialisées à leurs extrémités (corpuscules de Pacini [*sensibles aux pressions et aux vibrations*], de Meissner [*sensibles au toucher léger*], etc.).

Pour que la douleur soit perçue, des messages encodés doivent parcourir un trajet complexe sur des autoroutes, parfois extrêmement rapides, afin de se rendre au cerveau.

Ces terminaisons nerveuses sont reliées à la moelle épinière par l'entremise de deux types de fibres nerveuses :

✓ Les *fibres C* qui sont de petits diamètres et dont la vitesse de transmission est lente (7,2 km/heure ou 2 mètres à la seconde). De plus, ces fibres réagissent à différents types de stimulations (mécaniques, thermiques et chimiques). Les fibres C acheminent des perceptions de douleurs plutôt lancinantes, diffuses ou de type brûlure et persistantes. Les fibres C représentent la grande majorité des terminaisons acheminant les signaux de douleur puisqu'ils constituent 60 à 90 % de l'ensemble des fibres cutanées et la quasi-totalité des fibres viscérales douloureuses.

✓ Les *fibres Aδ* (delta) sont, quant à elles, plus volumineuses en diamètre et partiellement couvertes d'une gaine de myéline, ce qui en accélère la vitesse de transmission (72 km/heure ou 20 mètres/seconde). Elles réagissent principalement aux stimulations mécaniques. Les *fibres Aδ* véhiculent des douleurs aiguës, vives, intenses et de brève durée.

Il y a d'autres fibres qui acheminent des sensations autres que la douleur vers le cerveau également. Ce sont les *fibres Aα* (alpha) et les *fibres Aβ* (bêta), qui elles, acheminent des informations proprioceptives et tactiles. Ces nerfs sont gainés de myéline et la transmission des messages est rapide.

Ces informations peuvent vous sembler trop détaillées, mais leur connaissance vous aidera plus loin dans le livre à décoder le langage de votre propre douleur.

LA PRODUCTION INITIALE DE LA DOULEUR

La définition de la douleur nous rappelle que pour qu'il y ait perception d'une douleur, il doit y avoir, dans la plupart des cas, au préalable des dommages tissulaires. Mais qu'est-ce qui amorce l'impulsion première qui mènera à la douleur ?

On dit que si nous retirions tous les tissus d'un corps humain et que nous ne gardions que le système nerveux et surtout les terminaisons nerveuses situées sur la peau, nous pourrions toujours identifier la personne. Ça nous démontre à quel point chaque petite parcelle de votre peau est couverte de ces terminaisons libres qui ont le potentiel de produire des sensations douloureuses. La densité de l'innervation cutanée compte en moyenne un minimum de 6000 terminaisons libres (nocicepteurs) par cm^2.

J'expose ce fait pratiquement à toutes les fois que je prononce une conférence et l'auditoire demeure bouche bée devant l'image.

Afin de bien illustrer le mécanisme qui amorce la douleur, je vais y aller d'un exemple.

Vous demandez à votre charmant mari (ou pour ne pas être sexiste, la requête aurait pu être adressée à votre charmante compagne) d'accrocher au mur un tableau que vous venez d'acheter. Gaston, qui est toujours volontaire, sort son marteau, son galon à mesurer et quelques clous à finir. Après avoir minutieusement déterminé l'emplacement du cadre, il prend entre son pouce et son index un clou.

Après trois légères percussions pour enfoncer minimalement le clou, il s'élance pour asséner le coup « final » qui solidifiera l'ancrage. Malheureusement pour Gaston, la trajectoire du marteau dévie de quelques millimètres et percute son pouce plutôt que le clou. Dans un langage coloré, votre Gaston exprime sa « déception » (& ?%$% ?& @** ?*&%?).

Voyons microscopiquement ce qui s'est passé.

L'impact du marteau sur le pouce de Gaston a manifestement endommagé des tissus. Aussitôt les cellules abîmées, des substances chimiques sont libérées (surtout par les cellules sanguines). Les premiers éléments de cette soupe chimique post-traumatique sont les bradykinines, la sérotonine, les prostaglandines et les ions hydrogènes. S'ajoutent à ces substances des histamines, la substance P et quelques autres sécrétées par le système immunitaire. En passant, vous pouvez oublier le nom de ces éléments, mais si vous les insérez dans une conversation mondaine, vous impressionnerez assurément. ☺

Ces substances sensibilisent et excitent les terminaisons nerveuses à proximité de la blessure, initient un message douloureux et une dilatation locale des vaisseaux sanguins. Le phénomène d'inflammation s'installe donc.

En fait, pour que la douleur soit initiée, il importe que le seuil douleur soit abaissé et que l'intensité du stimulus soit supérieure à ce seuil. C'est à travers l'interaction des substances précédemment nommées avec les nocicepteurs que ces conditions sont remplies.

La libération des substances chimiques et la transmission du stimulus nociceptif sont si rapides et puissantes devant l'impact qu'une douleur est rapidement sentie. Cette sensation intense et aiguë a été acheminée par les fibres Aδ qui ont une vitesse de transmission rapide. La sensation ressentie par Gaston est pratiquement immédiate, de l'ordre de 300 millisecondes. C'est à ce moment que votre valeureux (et malhabile) conjoint énumèrera tout l'arsenal ecclésiastique et retirera sa main (réflexe de retrait).

Après environ 1 seconde, la douleur vive se transforme graduellement en douleur moins localisée, plus diffuse et de type brûlure, ce sont les impulsions véhiculées par les fibres C.

Au cours de prochaines minutes, le processus d'inflammation s'installe. Le pouce de votre Gaston enflera, deviendra rouge et évidemment douloureux.

Vous devrez prendre la relève et suspendre vous-même votre nouvel achat!

Dans cet exemple, il est facile d'identifier l'origine du mal, mais souvent, cette quête relève du défi et le clinicien doit se transformer en véritable Sherlock Holmes.

Cette affirmation est d'autant plus vraie lorsque la douleur affecte des structures de l'axe vertébral et dénicher l'origine du mal s'avère une tâche laborieuse. La douleur peut-être localisée à un niveau précis de la colonne vertébrale, mais fréquemment, la douleur est ressentie à la fois localement avec des radiations en périphérie dans un membre (bras ou jambe).

La difficulté s'intensifie lorsque les symptômes principaux sont distants de la colonne vertébrale comme dans des cas de maux de tête, de fibromyalgie ou de douleurs aux jambes ou au bras.

Il est donc utile de posséder des connaissances de base relativement à l'origine des stimuli douloureux.

En fait, il existe trois grandes catégories de douleurs :

1) Les douleurs par excès de nociceptions : ces douleurs sont générées par la stimulation excessive des récepteurs de douleurs (nocicepteurs) à la suite d'un traumatisme, d'une infection locale ou d'un processus d'inflammation, excluant des dommages au système nerveux. C'est le type de douleur la plus fréquente. Le mal de dos commun, les douleurs associées à de l'arthrose vertébrale ou les douleurs musculaires en sont des manifestations.

2) Les douleurs neuropathiques : Elles résultent d'une lésion soit du système nerveux périphérique (des nerfs ou racines nerveuses) ou du système nerveux central. Ces douleurs sont initiées ou causées par une lésion primaire ou un dysfonctionnement du système nerveux.

Les atteintes périphériques peuvent être de nature mécanique comme dans le cas de hernie discale avec compression ou irritation d'une racine nerveuse. La cause peut être toutefois métabolique comme dans le cas d'une conséquence au diabète ou infectieuse comme le zona.

Les douleurs qui prennent leurs origines dans le système nerveux central relèvent davantage de traumatismes de la moelle épinière, de tumeur ou encore d'accident vasculaire cérébral.

Notez que certains auteurs qualifient la douleur chronique de neuropathique.

La possibilité d'atteinte neurologique est déterminée principalement par l'examen clinique. De plus, certaines caractéristiques de la présentation douloureuse peuvent corroborer l'hypothèse du clinicien.

3) Les douleurs idiopathiques ou psychogènes : Cette catégorie est une manifestation explicite de la difficulté fréquente que rencontrent les cliniciens à identifier l'origine du mal. Avant de poursuivre, mentionnons que le mot « idiopathique » signifie qu'on ne connaît pas l'origine du problème alors que « psychogène » réfère à une cause psychologique. Malheureusement, en l'absence d'évidences physiques, certains cliniciens ont la fâcheuse tendance d'abdiquer trop rapidement et de classifier le patient dans cette catégorie!

« *Je ne vois pas d'où proviennent vos douleurs, vous allez devoir apprendre à vivre avec votre mal* » ou encore « *je pense que votre problème est psychologique* ». Parfois le verdict est plus subtil et la communication insidieuse, mais bien compris par le patient lorsqu'il reçoit une prescription d'antidépresseur.

Bien souvent, la prescription est justifiée, car il a été démontré qu'une douleur chronique peut répondre à ce type de substances. Cependant, si aucune explication n'est donnée, le patient est laissé à sa propre interprétation.

Ces conclusions sont d'une dureté innommable pour le patient et la sanction a trop souvent des effets qui se répercutent dans toutes les facettes de sa vie.

Quoique j'ai personnellement une réticence à me résigner à un diagnostic semblable, je dois reconnaître que la littérature scientifique admet qu'une maladie mentale, comme une dépression profonde par exemple, peut s'exprimer entre autres par des douleurs.

Comme je le partageais précédemment, pour qu'il y ait perception de la douleur, pour que vous ressentiez le mal, l'information doit se rendre à la partie consciente de votre cerveau. Je parle évidemment ici des douleurs par excès de nociception et des douleurs neuropathiques.

Or, avant d'arriver au cerveau, les informations douloureuses doivent transiter par différentes voies et franchir des postes de contrôle.

4 POSTES À PÉAGE ET 3 AUTOROUTES

Poste à péage # 1 et l'autoroute qui mène à la moelle épinière

Comme nous le disions plus tôt, les nocicepteurs sont des récepteurs qui possèdent la capacité d'acheminer des sensations douloureuses provenant de stimuli (thermiques, mécaniques ou chimiques) ayant le potentiel de créer des dommages.

Évidemment, il serait impossible de vivre si, à toutes les fois que nous étions exposés à ces stimuli, nous éprouvions de la douleur. Il doit donc y avoir des mécanismes de contrôle et de modulation.

Pour mieux comprendre, allons-y encore une fois avec un exemple.

Nous sommes en hiver et le thermomètre indique -29 °C et avec le facteur de refroidissement, vous ressentez -40 °C sur votre peau (ah! la réalité hivernale du Québec). Vous avez eu des difficultés avec votre auto et avant qu'elle ne démarre, que le moteur réchauffe et que le système de chauffage suffise à la demande, vous êtes déjà arrivé à la maison…congelé!

Vos mains sont frigorifiées.

Heureusement, votre conjoint a allumé le poêle à bois et la maison est plus que confortable. Vous vous approchez du poêle et allongez vos mains pour vous réchauffer. Vous ressentez une chaleur réconfortante.

Imaginez maintenant que vous approchez vos mains graduellement vers le dessus du poêle. À un certain point, la chaleur sera si intense que la sensation bienfaisante se transformera en douleur. Lorsque la stimulation devient plus intense et que des dommages peuvent compromettre l'intégrité des structures, un message de douleur est déclenché et vous éloignerez vos mains à nouveau de la source de chaleur.

Ce scénario implique une approche lente vers la source de chaleur. Vous avez le temps de sentir la sensation douloureuse s'installer et de réagir (retirer vos mains) avant que des dommages réels ne soient infligés.

Imaginons maintenant qu'en vous approchant du poêle, vous trébuchez sur un objet et que, pour éviter de vous frapper, vous appuyez les deux mains sur le dessus brûlant. Dans ce cas-ci, la vitesse à laquelle se rendent les messages douloureux est critique. Le plus vite vous retirez vos mains, le moins de dommages elles subiront.

Prenons maintenant un autre exemple qui implique cette fois le toucher.

Vous êtes maintenant réchauffée (et vous n'avez pas trébuché sur le poêle), vous avez pris un bon repas et pour vous libérer des tensions de la fin de journée, votre conjoint vous propose un massage (je sais, nous frôlons la fiction ici ;-)).

Vous vous étendez sur le ventre et votre conjoint déploie ses talents de masseur. Il amorce la séance avec de l'effleurage. Vous ressentez ce toucher léger et agréable. Ces sensations sont transmises à votre cerveau par des capteurs spécialisés. Il poursuit en tapotant et massant plus fermement vos muscles. D'autres récepteurs sont alors sollicités et vous appréciez toujours la session.

Devant vos commentaires positifs et appréciatifs, monsieur, animé par un excès de confiance, se transforme en masseur russe (pas d'offenses amis soviétiques).

Son massage devient ferme, il masse en profondeur (trop) vos muscles, applique des pressions démesurées sur votre colonne vertébrale au point où vous ne sentez plus le bien-être d'il y a quelques minutes. La fermeté de son massage risque d'endommager certaines structures. Cet excès de stimulations atteint donc un seuil stratégique pour les terminaisons libres (nocicepteurs) et des douleurs se font ressentir. Vous n'avez d'autres choix que de demander à votre masseur de modérer ses ardeurs.

L'intensité de la stimulation agit donc comme premier « poste à péage ». Afin que la sensation bienfaisante se transforme en sensation de douleur, il faut que l'intensité de la stimulation (la chaleur ou la pression dans ces cas-ci) dépasse un certain seuil. Si la sommation des stimulations se situe sous le seuil de douleur, la perception sera interprétée comme agréable puisque seuls les autres récepteurs (toucher, pressions, etc.) sont sollicités. Au-delà du seuil, le message de douleur sera autorisé à emprunter l'autoroute qui mène votre moelle épinière, puis au cerveau.

Les différents récepteurs sont capables de coder les stimuli selon l'intensité et la perception se traduira par des sensations cutanées différentes : toucher, tact, fourmillements, démangeaisons, douleur, brûlure… Ces perceptions sont importantes pour le clinicien, car bien souvent ce langage, cette syntaxe ainsi que la localisation précise l'informent sur la source des dommages.

En résumé, tant que ce seuil critique n'est pas franchi, aucun message de douleur n'emprunte la première autoroute pour se rendre au poste de péage suivant, c'est-à-dire la moelle épinière.

Poste à péage # 2 : le portillon à la moelle épinière

En fait, nous pourrions aussi appeler cette étape dans la transmission de l'information douloureuse, un point de contrôle. En effet, toutes les impulsions douloureuses sont acheminées vers la moelle épinière où elles entrent par un accès commun situé à l'arrière de la colonne vertébrale jusqu'à la portion arrière de la moelle épinière. C'est la destination finale de cette autoroute (de ces nerfs sensitifs).

Évidemment, il n'y a pas que les sensations douloureuses qui transitent à cet endroit. Toutes les informations sensitives y convergent ; les informations proprioceptives (c'est-à-dire sur la position des articulations, la tension sur les muscles, les ligaments, les capsules articulaires, etc.), les informations thermiques, celle du toucher et aussi les informations provenant du système nerveux autonome (le système qui régularise l'activité des organes internes).

À la lumière de ces explications, il est facile de déduire qu'il y a congestion d'information à ce point de contrôle de la moelle épinière. N'allez cependant pas croire que cette concentration élevée de données se fait dans le désordre et le chaos. Rien dans le corps humain n'existe sans raison !

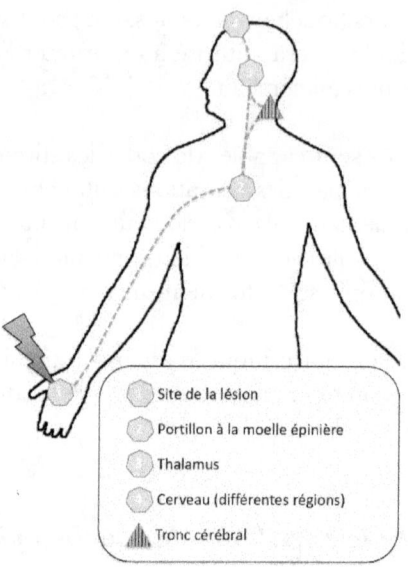

Figure 1 : Circuit de la douleur

Cette proximité des différents signaux qui convergent dans une zone spécifique et commune représente un avantage indéniable, et ce, à plusieurs niveaux. Il est important ici de garder en tête la valeur positive de la douleur. Même si par nature elle représente une sensation désagréable, elle contribue à une mission protectrice de l'intégrité du corps.

Relais vers les centres supérieurs

Cette zone spécifique située à l'arrière de la moelle épinière constitue un point de relais vers d'autres voies nerveuses qui achemineront les informations douloureuses vers les centres supérieurs localisés dans le cerveau, particulièrement vers un centre de triage, le thalamus. Nous parlerons plus abondamment de cette structure cérébrale plus tard.

De plus, des interconnexions locales avec des circuits dédiés au contrôle moteur (les muscles) et au fonctionnement autonome des organes internes (système nerveux autonome) ont été observées.

Réflexe de retrait

Lorsqu'une agression est subite et qu'une action rapide est nécessaire, une partie de l'information douloureuse ne se rendra même pas jusqu'au cerveau. C'est ainsi que par une action réflexe, vous retirez, par exemple, votre main d'une source de chaleur intense. Cette réaction sera traitée directement au niveau de la moelle épinière et merci aux multiples interconnexions locales qui permettent cette « décision » rapide.

Élaborons cet exemple afin que vous compreniez la valeur protectrice de ce réflexe qui, comme vous le constaterez, est rendue possible grâce à la convergence des signaux au niveau de la moelle épinière.

Vous arrivez chez une amie qui vient tout juste de terminer de souper. En fait, elle s'apprête à laver sa vaisselle et vous lui proposez de lui donner un coup de main. Vous tendez la main pour agripper la poêle en fonte située sur la cuisinière pour la déposer sur le comptoir. Vous n'avez pas vu que l'élément sous la poêle était demeuré allumé ; la poêle est donc extrêmement brûlante. Au moment même où votre main se ferme sur la poignée, vous relâchez la prise instantanément et retirez votre main rapidement. C'est le réflexe de retrait.

La chaleur intense (bien au-delà du seuil critique de 45 °C) de la poignée pourrait créer des dommages importants à votre main. L'intensité du signal franchit instantanément le seuil de douleur et est immédiatement relayé vers la moelle épinière. Les interconnexions avec des fibres nerveuses qui alimentent les muscles de votre bras sont sollicitées devant l'ampleur du signal et des impulsions nerveuses sont immédiatement déclenchées. Vous retirez votre main de la poignée en moins d'une seconde!

Ce réflexe protecteur est tellement indépendant du cerveau qu'il peut être déclenché même lorsque vous êtes sous anesthésie.

Modulation des informations

À leur entrée dans la moelle épinière, les signaux douloureux ainsi que toutes les autres informations sensitives doivent emprunter une autre autoroute, un autre circuit neurologique qui les acheminera vers le cerveau.

Il est évident que ces informations ne peuvent pas toutes être portées à la conscience. Vous deviendriez complètement dérangé psychologiquement si vous étiez conscient de chaque information que le cerveau doit traiter.

Voici des chiffres qui vont vous convaincre.

À chaque seconde, votre cerveau négocie, inconsciemment, avec 4 000 000 000 (4 milliards) d'éléments d'information alors que la conscience en traite 2000. La proportion du cerveau dédiée à traiter l'information inconsciente représente 83 % de sa masse totale. Même si cet organe représente une merveille de puissance, des mécanismes naturels de modulation des informations sont intégrés à des points stratégiques.

Ainsi, le premier « centre de modulation » est situé dans la zone de relais dans la moelle épinière (le point de convergence de tous les signaux sensitifs dont nous parlions précédemment).

En 1965, le docteur en psychologie canadien Ronald Melzack et le médecin britannique Patrick Wall écrivent un article dans la revue *Science* qui deviendra l'écrit qui a le plus influencé l'étude de la douleur. Les auteurs élaborent une théorie où ils décrivent un mécanisme qui inhibe la transmission des influx de la douleur et de ceux du toucher et réduit ainsi la perception de la douleur. C'est ce qu'on appelle la théorie de la porte (ou du portillon) médullaire.

Il s'agit, de façon imagée, d'une compétition entre les sensations de douleur et celles du toucher. Si les influx qui acheminent la douleur dépassent en nombre les influx du toucher (et de proprioception), le portillon s'ouvre et les sensations de douleur sont alors transmises vers le cerveau. Dans la situation inverse, la porte demeure fermée aux influx douloureux.

C'est exactement pour cette raison que le premier réflexe que vous avez lorsque vous vous frappez la tête par exemple (ou toute autre partie de votre corps), est de frotter avec votre main l'emplacement de la douleur. Ainsi, vous stimulez les récepteurs du toucher pour en augmenter les influx nerveux en espérant (inconsciemment bien sûr) qu'ils surpasseront en nombre les influx de douleur.

Notons que l'inhibition des sensations douloureuses s'effectue par l'entremise de deux mécanismes; celui que nous venons de décrire qui est électrique et l'autre, qui est de nature chimique via des récepteurs pour les molécules d'endorphine sécrétées par le corps.

La compréhension de ce mécanisme de modulation est extrêmement importante dans une stratégie intégrée de gestion de la douleur. Nous en discuterons abondamment plus loin dans cet ouvrage.

Douleurs référées
Lorsque le message de douleur provient d'un organe, la sensation sera ressentie sur une portion du corps. Par exemple, si vous faites un infarctus, classiquement, vous allez ressentir une douleur au bras gauche.

Le mécanisme est le suivant.

Contrairement à la surface de votre corps, de vos muscles et de vos articulations, votre cerveau ne possède pas de zone spécifique de représentation spatiale des organes. Or, lorsqu'un organe interne enfle et se détériore, il est donc impossible de dire par exemple qu'il y a une douleur spécifiquement au cœur dans le cas d'un infarctus.

Les messages de douleurs entrent à l'arrière de la moelle épinière et à cause de la proximité et de la convergence, ils stimulent des fibres sensitives provenant de la peau. Ainsi, vous percevez une douleur à un secteur de votre peau alors que les dommages réels sont internes.

Puisqu'elle est acheminée par des fibres C, la douleur sera plutôt diffuse.

Vous commencez à comprendre la syntaxe de la douleur maintenant, n'est-ce pas ?

De plus, devant l'importance de bien interpréter le langage du corps face à des stimuli douloureux, nous devons nous rappeler que des réseaux d'interconnexions neurologiques permettent aux fibres nociceptives d'entrer à la moelle épinière simultanément par 3 niveaux de la colonne vertébrale. Ainsi, si le nerf qui achemine la douleur doit entrer, par exemple, principalement par la racine nerveuse L4-L5 (c'est-à-dire entre la 4e et la 5e vertèbre lombaire), une branche redistribuera le signal un niveau plus haut (L3-L4) et une autre branche vers un niveau inférieur (L5-S1).

Il s'agit d'une information cruciale pour le clinicien qui aborde le soulagement de la douleur via la colonne vertébrale.

Deuxième autoroute en destination du 3ième poste de péage : le thalamus

Les messages de douleur ont maintenant franchi le second poste à péage et le signal est « autorisé » à se rendre vers le cerveau, plus précisément vers une portion spécifique du cerveau, le *thalamus*.

Le thalamus est une structure nerveuse localisée dans le cerveau entre le tronc cérébral (portion primitive du cerveau) et le cortex, qui est lui plus récent. Le thalamus a principalement une fonction de relais et d'intégration des informations sensitives et des voies motrices, ainsi que de régulation de la conscience, de la vigilance et du sommeil.

À partir de la jonction entre la racine nerveuse et la moelle épinière (poste à péage #2), les fibres, selon leur type et leur destination, s'organisent et empruntent des voies quelque peu différentes. Il existe à ce point de redistribution une complexité qu'il n'est pas nécessaire de décrire ici. Cela n'ajouterait pas à l'objectif poursuivi par ce livre.

80 à 90 % des messages douloureux empruntent une autoroute à deux voies à partir du poste à péage # 2. Dans un contexte d'évolution de l'espèce humaine, on distingue une voie plus ancienne et une récente (relativement) :

La voie plus ancienne :
Si vous désirez impressionner encore une fois, cette voie s'appelle « le faisceau paléospinoréticulothalamique ».

Ce faisceau est composé de fibres nerveuses à conduction plutôt lente et correspond à un système phylogénétiquement ancien. De plus, il ne présente pas des caractéristiques qui permettent de bien discerner la localisation précise de l'origine des douleurs. Il permet cependant le codage de l'intensité des stimuli douloureux et ultimement des comportements que nous adoptons face à la douleur.

Sur sa route vers le thalamus, ce faisceau fait de nombreux relais sur son chemin notamment dans le tronc cérébral, ce qui contribuerait à la mise en « éveil » du système nerveux central.

Certains de ces relais nerveux se font également avec des nerfs crâniens. Ces nerfs émergent directement du cerveau et du tronc cérébral (par opposition aux nerfs spinaux qui émergent de la moelle épinière). L'Homme possède 12 paires de nerfs crâniens. Les nerfs crâniens qui sont influencés par cette voie de « transport » des messages douloureux sont :

✓ Le nerf oculomoteur qui contrôle la mobilité oculaire
✓ Le nerf trijumeau qui assure un rôle moteur pour les muscles de la mastication et sensitif pour la surface du visage
✓ Le nerf glossopharyngien qui contrôle la gorge, les glandes parotides, le pharynx, et les sensations de l'oreille moyenne et externe ainsi que la gustation
✓ Le nerf vague qui est une voie très importante de la régulation végétative (digestion, fréquence cardiaque, etc.), mais aussi du contrôle sensorimoteur du larynx et donc de la phonation

Ces interconnexions expliquent en partie les réactions du système nerveux autonomes qui se manifestent dans les cas de douleurs importantes comme l'accélération du rythme cardiaque, de la respiration ou encore l'augmentation de la pression sanguine.

La voie plus récente (néospinothalamique) :
Ce réseau n'existe que chez les mammifères supérieurs et l'humain. Il est formé de fibres nerveuses à conduction rapide et par l'entremise des différents relais que nous décrirons ci-après, il permet la localisation consciente des sensations douloureuses (principalement aiguës), ainsi que la capacité d'analyse qualitative de ces dernières, comme la nature, la durée et la topographie. Puisque cette voie n'offre que peu de relais le long de son parcours, la conduction est donc directe et rapide vers le thalamus.

Comme je vous le disais précédemment, la plupart des informations nociceptives (environ 90 %) transitent via ces deux voies. D'autres faisceaux ont été identifiés chez les carnivores et les singes, mais pas de façon consistante chez les humains. La transmission de la douleur révélera encore des secrets dans le futur.

Dernières autoroutes vers les destinations finales : postes de péage au cerveau

Les informations qui ont été acheminées au thalamus ne sont pas encore arrivées à destination. En fait, le thalamus agit comme une gare de triage qui répartira les messages sensitifs et les guidera vers des destinations finales. Pour cette raison, nous ne pouvons parler d'une seule autoroute, mais bien de plusieurs voies.

Les structures cérébrales impliquées dans les mécanismes de transmission et de perception des signaux douloureux sont complexes et plus obscures que ceux décrits précédemment.

À partir du thalamus, les informations nociceptives sont transmises vers le cortex (la portion supérieure du cerveau). Il faut cependant noter qu'il n'y a pas une zone précise et unique d'intégration, de discrimination et de mémorisation de la douleur. Les techniques modernes de marquage, les techniques d'imagerie par résonance magnétique (IRM) et la tomographie par émission de positrons (TEP) ont permis de discerner des circuits impliquant l'hypothalamus, des zones spécifiques du cortex et le système limbique.

Le lobe pariétal

Cette zone est située sur la partie latérale du cerveau, approximativement juste en haut de vos oreilles. Elle comporte une partie appelée cortex somatosensoriel (ou somesthésique) du lobe pariétal. Cette zone représente la topographie de votre corps, mais avec des formes disproportionnées.

Chaque espace de cette zone correspond à une surface du corps, mais les portions du corps qui possèdent plus de sensibilités comme les mains ou les pieds occupent une surface plus étendue dans cette zone. Il en résulte une image cérébrale du corps qui est disproportionnée et qui ne reflète pas la réalité. Cette zone s'appelle *l'homonculus sensitif.*

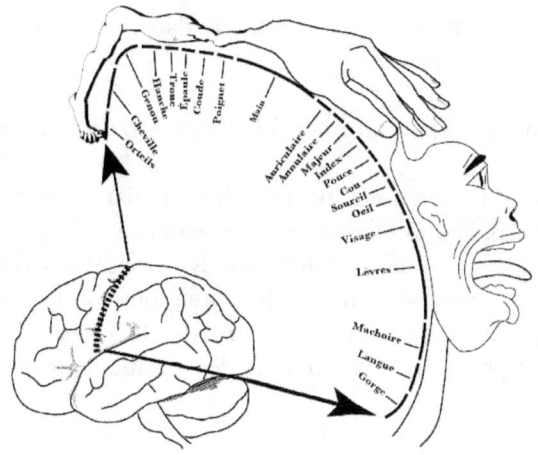

Figure 2 : Homonculus sensitif

Les informations douloureuses provenant du thalamus y sont transmises et c'est ainsi que vous pouvez localiser la source des douleurs qui vous affligent.

Le lobe frontal
Tant que la douleur n'a pas atteint le lobe frontal, la douleur n'est ressentie que sous la forme d'une douleur brute alors uniquement décodée par le thalamus. Le lobe frontal permettra d'interpréter cette douleur en fonction de l'expérience personnelle.

En effet la douleur est subjective et perçue tout à fait différemment suivant la culture, l'éducation, le sexe, l'âge, l'expérience douloureuse et un certain nombre d'autres paramètres sociologiques.

À partir du thalamus, les messages douloureux sont également projetés vers la région ou cortex préfrontal du lobe frontal (juste sous votre front). Cette zone est traditionnellement décrite comme étant responsable de l'aspect « souffrance » de la douleur et des émotions qui l'accompagnent. Si les stimuli nociceptifs ne pouvaient se rendre au cortex frontal, vous sentiriez la sensation douloureuse, mais pas la souffrance qui y est associée.

Le système limbique

Le système limbique représente un groupe de structures du cerveau impliqué dans le comportement et spécifiquement dans des émotions comme l'agressivité, la peur et le plaisir.

De plus, le système limbique contribue à la formation de la mémoire.

Ainsi, les projections des messages nociceptifs du thalamus vers ces structures jouent un rôle dans l'apprentissage et la mémorisation des sensations de douleurs. L'emmagasinage de ces informations et sensations vous permet de reconnaître, même inconsciemment, les situations et les contextes qui risquent de vous placer dans des situations de douleurs. Il assure donc l'adoption de comportements adaptés à des stimulations potentiellement douloureuses.

C'est de cette façon que bien souvent, sans même vous en apercevoir, vous adoptez des comportements d'évitement ou de fuite de certaines situations qui risquent d'éveiller des douleurs.

Cette anticipation est évidemment positive et protectrice, mais dans certaines situations de douleurs chroniques, elle risque de vous plonger dans un cercle vicieux.

L'hypothalamus

Malgré sa petite taille (grosseur d'une amande), l'hypothalamus est une partie importante du cerveau, car il contribue à la régularisation d'un bon nombre de fonctions métaboliques. Comme son nom le suggère, l'hypothalamus est situé juste en dessous du thalamus, au cœur même du cerveau.

L'une des fonctions les plus importantes de l'hypothalamus est d'assurer la liaison entre le système nerveux et le système endocrinien par le biais d'une glande endocrine : l'hypophyse. Il est en effet impliqué dans la régulation de grandes fonctions comme la faim, la soif, le sommeil ou la température corporelle. Il est aussi impliqué dans le comportement sexuel et les émotions.

Il est donc aisé de déduire que des stimuli douloureux intenses ou de longues durées auront un effet sur ces fonctions et produiront entre autres, une augmentation des hormones de stress ou encore des irrégularités du système nerveux autonome.

Le striatum

Le striatum est une petite structure nerveuse qui se situe au niveau du cerveau, juste sous le cortex cérébral. Il intervient principalement dans l'exécution des mouvements automatiques ainsi que dans le contrôle de la douleur.

Les projections du thalamus vers le striatum seraient à l'origine des réponses automatiques et semi-automatiques observées après une stimulation douloureuse.

Tous ces terminus de destination des messages douloureux vous permettent d'identifier l'origine du mal et d'y réagir. Aussi, c'est à travers cette complexité que la douleur devient une expérience émotive et unique à chacun d'entre nous. Vous percevez vos douleurs de façon différente; vous y réagissez singulièrement.

Donc, lorsque vous partagez *votre* perception de *vos* souffrances, nul ne peut vous dire qu'il « comprend » puisque votre expérience est assurément différente de la sienne!

LE CONTRÔLE INTERNE DE LA DOULEUR

Comme je le mentionnais précédemment, s'il n'y avait pas de mécanismes de régulation ou de modulation des sensations douloureuses, vous ne ressentiriez que douleur à l'état brut, sans filtre ou modulation, et vous deviendriez psychologiquement instable.

Il existe donc des dispositifs internes de contrôle de la douleur.

Le plus connu est celui qui est localisé à l'entrée de la moelle épinière, à la jonction avec les racines nerveuses. Nous en avons parlé plus haut; il s'agit de la *théorie du portillon*.

Si vous vous souvenez, il existe une certaine forme de compétition entre les messages sensitifs qui sont acheminés par les récepteurs du toucher (proprioception) et de la vibration et ceux de la douleur. Si les premiers sont plus importants en intensité que les seconds, les messages douloureux ne franchiront pas la porte (portillon) à la moelle épinière (le 2e poste de péage).

Ce lieu de modulation de la douleur restreint l'affluence des messages douloureux qui se rendent vers les centres supérieurs, notamment le thalamus.

Il est intéressant d'observer que votre corps a intégré ce mécanisme de modulation de la douleur et l'utilise régulièrement par des gestes automatiques.

Par exemple, si vous frappez votre coude contre le mur, le premier « réflexe » que vous allez avoir sera de frotter vigoureusement la zone de douleur avec votre main. De cette façon, vous stimulez des récepteurs du toucher qui entreront directement en compétition avec les messages de douleur.

Autre exemple. Vous vous brûlez la main, votre réaction immédiate sera de la secouer vigoureusement. Ainsi, vous activez des récepteurs de vibration qui (vous connaissez la suite, mais je dois tout de même compléter ma phrase!) entreront directement en compétition avec les messages de douleur.

Cette connaissance a mené à l'invention de quelques modalités thérapeutiques qui sont couramment utilisées de nos jours. La neurostimulation électrique transcutanée, ou TENS en anglais (*Transcutaneous Electrical Nerve Stimulation*), en est un bel exemple.

Avec cette technique, on emploie typiquement un courant électrique de faible voltage. Les électrodes, généralement au nombre de deux ou quatre, sont fixées sur la peau près de la région douloureuse ou, suivant les cas, le long du trajet d'un nerf spécifique ou à d'autres emplacements stratégiques. Le sujet est invité à ajuster le neurostimulateur de manière à trouver l'intensité, la fréquence et la durée des pulsations qui lui procurent le meilleur soulagement tout en causant le minimum d'inconfort.

Quoique les mécanismes d'action de cette thérapie ne soient pas complètement élucidés, les chercheurs pensent qu'à un certain réglage (intensité, fréquence et durée), l'activité des mécanorécepteurs engendre une compétition avec les messages nociceptifs qui bloque la transmission de la douleur.

Aussi, au niveau cérébral, il est justifié de penser qu'il existe des mécanismes d'inhibition de la douleur. Partant du principe qu'initialement la douleur sert un objectif de protection et de préservation du corps, il serait légitime de déduire qu'à partir du moment où la source d'agression est éliminée et que la guérison est entamée, le cerveau s'attarde à moduler le signal douloureux.

Effectivement, toutes les structures supérieures (énumérées ci-haut) qui participent à la transmission, à l'intégration et à la perception des messages douloureux contribuent également à moduler inférieurement la douleur.

Le tronc cérébral représente à lui seul un élément important à l'origine de ces circuits de modulation de la douleur. La stimulation de zones précises dans cette région du cerveau entraînerait la libération de substances endorphines (molécule analgésique 200 fois plus puissante que la morphine) ainsi que la transmission de messages inhibiteurs vers la portion arrière de la moelle épinière (le portillon ou le poste à péage #2).

Un autre système d'inhibition de la douleur prend également son origine dans le tronc cérébral. Il s'agit du *contrôle inhibiteur diffus nociceptif (CIDN)*. La particularité de ce système est qu'il fait appel à l'effet inhibiteur de la stimulation nociceptive sur les autres circuits douloureux. Les deux seules conditions à cet effet inhibiteur :

1) Le signal douloureux doit être plus intense que ceux des autres circuits;
2) Les autres signaux douloureux qui subissent l'effet inhibiteur doivent être situés dans un autre secteur.

Voici un exemple qui vous convaincra.

Vous souffrez de douleur arthritique au genou droit qui vous fait boiter en permanence. Nous sommes à l'automne et vous êtes à corder du bois que vous venez d'acheter. En empilant les billots, vous échappez l'un d'eux sur les doigts de votre main. La douleur est si intense que vous « oubliez » les douleurs à votre genou droit, si bien que devant cette douleur intense, vous sautez sur place et ce, sans aucune restriction.

Avec cette simulation, vous venez de comprendre le mécanisme de *contrôle inhibiteur diffus nociceptif.*

Il existe d'autres circuits de modulation de la douleur, mais l'objectif n'est pas de faire de vous des spécialistes, mais plutôt de vous exposer aux mécanismes principaux de contrôle de la douleur de votre corps.

Dans le prochain chapitre, nous allons distinguer les mécanismes générateurs de douleurs ainsi que les types de douleur.

CHAPITRE 3

LES MULTIPLES FACETTES DE LA DOULEUR

De la douleur nous ne pouvons qu'espérer une chose : qu'elle cesse. Rien au monde n'est pire que la douleur physique. Face à la douleur, il n'y a pas de héros.

George Orwell

Tout comme votre personnalité est, et a été influencée par différents facteurs, comme le temps (votre âge) ou vos expériences passées, il en est de même pour vos douleurs… elles possèdent une personnalité qui leur est propre.

Dans l'évaluation de la douleur, il faut donc considérer le facteur temps.

Une douleur qui se manifeste seulement sur quelques jours, à part du désagrément temporaire, ne représente habituellement pas une source d'inquiétude marquée. Par ailleurs, un mal qui s'incruste et s'installe sur des mois, voire des années, représente assurément un problème tout autre.

Temporellement, la douleur peut être qualifiée d'aiguë ou de chronique. Même si le critère est relatif à la durée du mal, une distinction majeure se cache derrière les deux types de douleur.

Même si elle peut s'avérer intense, la douleur aiguë est transitoire et de courte durée. Elle se dissipe rapidement si on supprime la cause ou si la guérison est amorcée. Vous pouvez compter sur la douleur aiguë pour préserver l'intégrité de votre corps, car elle représente un système d'alarme fiable.

De son côté, la douleur chronique prend une tout autre signification. Par définition, cette douleur persiste au-delà de 3 mois (certains auteurs parlent de 6 mois) et se présente de façon continue ou intermittente. Plusieurs, et vous faites peut-être partie de ce groupe, pensent que lorsqu'on parle de douleurs chroniques, il s'agit d'un problème incurable, irréversible.

J'insiste vigoureusement; bannissez cette association de votre tête, elle est FAUSSE.

L'origine du mot « chronique » peut être retracée à trois sources (grecques et latines) qui font référence au temps :

i.   Le mot est dérivé du grec (χρόνος), signifiant le temps
ii.   Dans la mythologie grecque, *Chronos* (en grec ancien *Khrónos*) est un dieu primordial personnifiant le <u>Temps</u> et la <u>Destinée</u>. Il semble qu'il y ait un lien fort entre ce point et le précédent (i)
iii.   Du latin *chronicus*, qui signifie « qui dure longtemps »

Donc, à chaque fois que vous entendez le qualificatif « chronique », oubliez les concepts de fatalité, ramenez-vous à la définition de base : le problème est installé depuis longtemps (plus de 3 mois).

Deux raisons expliquent la persistance des douleurs chroniques.

Dans un premier temps, elles peuvent exprimer le fait qu'un problème sous-jacent est lui-même chronique soit par une volonté de guérison ininterrompue dans le cas d'une maladie évolutive ou par l'entremise d'un cercle vicieux qui s'est installé et qui perpétue des micro-blessures à répétition.

L'autre situation survient lorsque les patrons neurologiques de douleur laissent une empreinte profonde au cerveau. Ainsi, la source de la douleur n'est plus présente, mais la perception de cette dernière persiste. Cette situation est classique dans les cas de la *douleur fantôme*. Une personne qui doit se faire amputer un membre, une jambe par exemple, pourrait ressentir les douleurs à sa jambe même après l'amputation.

Dans cette dernière situation, la douleur chronique ne joue plus le rôle de système d'alarme, mais devient elle-même la maladie. Ainsi, l'approche thérapeutique doit faire appel à plusieurs intervenants pour avoir du succès.

Il est dommage que les chercheurs et les cliniciens ne fassent pas toujours la distinction entre une douleur chronique qui découle d'une source encore active et celle qui est devenue « maladie ». La majorité des ouvrages véhiculent la notion que la douleur chronique est toujours la maladie elle-même alors qu'il existe parfois des raisons sous-jacentes de la ténacité du mal.

Il faut toutefois admettre que les conséquences à moyen et long terme de la douleur chronique, quelle qu'en soit la raison, sont dramatiques. Les ramifications des effets de la douleur sont si étendues que je vais y consacrer un chapitre entier.

LES 4 NIVEAUX DE TRANSCODAGE* DE LA DOULEUR

Contrairement à ce qui a été imaginé dans l'histoire, nous savons aujourd'hui que la douleur s'exprime à travers de multiples modalités. La douleur présente donc un caractère multidimensionnel, ce qui en fait à la fois un langage complexe et élaboré.

À partir du moment où le stimulus douloureux est transmis du thalamus vers les différentes parties du cerveau, un transcodage de cette information s'opérera en 4 niveaux distincts :

1) Transcodage sensoriel : Il s'agit de la sensation physique qui vous permet de quantifier et de qualifier le message douloureux : localisation, intensité, durée et nature (aiguë, lancinante, écrasement, brûlure, etc.). En terme plus simple, c'est ce que vous sentez.

2) Transcodage émotionnel : Comme son nom l'indique, le langage dans lequel le message douloureux est traduit est émotionnel. C'est ainsi qu'une douleur se transforme en souffrance et n'est plus perçue uniquement comme un stimulus physique, mais en un aspect désagréable. Lorsque la douleur enclenche des réactions émotives vives et/ou de longue durée, l'émotion peut se manifester en anxiété, voire même en dépression. Pour faire référence au chapitre

---

* Action de transcrire des données d'un code à un autre.

précédent, ce transcodage s'effectue principalement au niveau du système limbique.

3) Transcodage cognitif : Le message douloureux a atteint les parties supérieures de votre cerveau et vous êtes en mode analyse et association. D'un côté, rapidement votre cerveau tentera de faire des associations avec les données déjà accumulées sur le sujet. Par exemple, si votre père est décédé subitement d'un infarctus et que vous ressentez pour la première fois une douleur à la poitrine, l'association rapide que fera votre cerveau vous mettra dans un état différent que si vous aviez déjà eu ce genre de douleur et qu'il s'agissait d'une simple douleur intercostale apparue suite à un effort physique.

En plus de ces associations rapides que votre cerveau fera automatiquement, vous serez également en mode réflexion. Vous tenterez de donner un sens à cette douleur. Encore une fois, cette analyse sera influencée par divers facteurs comme votre histoire, vos expériences douloureuses passées, votre entourage socioculturel.

Cette réflexion, associée à la crainte d'être frappé d'une maladie grave amplifiera assurément la douleur.

Vos conclusions auront une influence sur la perception de votre mal. Si vous fixez votre attention sur le mal, vous aurez tendance à en augmenter l'importance alors que si vous faites une activité qui occupe votre esprit ou si vous être distrait par d'autres événements, l'inverse se produira.

4) Transcodage comportemental : Il s'agit ici des comportements que vous adoptez face à la douleur. Ces manifestations peuvent être verbales sous forme de plaintes, de lamentations, de frustrations ou de demandes d'aides ou d'interventions. Elles peuvent également prendre la forme de manifestation physique. Dans ce cas, nous observerons des mimiques communiquant la douleur de façon non verbale ou encore de posture pour la contrer (posture antalgique).

Aussi, selon les apprentissages antérieurs, le contexte familial et la culture, des actions pour soulager ou trouver des solutions seront prises. De plus, des réactions de fuites et d'isolement pourraient également faire partie des comportements choisis.

En résumé, la douleur se traduira en :

1. Une sensation,
2. Une émotion,
3. Une réflexion (ou une association),
4. Une action/réaction.

Malgré le fait que nous pouvons isoler 4 niveaux de transcodage distincts, il faut garder en mémoire que chacun d'eux se manifeste simultanément et que l'individualité de chacun fait que nous exprimons et réagissons différemment à des stimuli apparemment identiques.

Pour toutes ces raisons, vous comprenez dorénavant pourquoi nous pouvons affirmer que vos douleurs, chacune d'elles, possèdent une personnalité unique, un caractère exclusif.

DOULEUR VS SOUFFRANCE

Maintenant que nous comprenons le concept de transcodage des stimuli douloureux, il est approprié d'apporter une distinction entre douleur et souffrance.

Dans notre langage quotidien, et même dans celui des professionnels de la santé, les mots douleurs et souffrances sont souvent utilisés de façon interchangeable. Il n'y a pas d'offense impardonnable à le faire, mais puisque nous étudions le sujet de la douleur, il convient de préciser la nature des deux phénomènes qui sont, comme vous le constaterez, à la fois différents et interdépendants.

La douleur représente davantage la résultante du transcodage sensoriel. Une stimulation des récepteurs de douleurs suffisamment importante pour franchir les différents « postes de péage » aboutit dans le lobe pariétal de votre cerveau. Vous pouvez donc ressentir et localiser l'endroit où vous avez mal.

La douleur est donc la sensation brute ressentie.

La souffrance, quant à elle, est le fruit de l'interprétation que vous faites de la douleur brute. Ainsi, selon vos expériences passées, votre culture et la signification que vous donnez à cette douleur, la « personnalité de la souffrance » variera grandement. La souffrance est le fruit des transcodages émotionnels et cognitifs.

L'interaction entre ces trois zones du cerveau, la somme des transcodages dictera comment vous vous comporterez face à la douleur (le quatrième transcodage).

La souffrance est donc la résonance intime de la douleur et c'est pour cette raison que chaque personne qui souffre, souffre différemment.

Les avancées scientifiques qui nous ont permis d'explorer les confins les plus profonds de l'être humain nous incitent à voir le corps comme une machine. La vision mécaniste du corps s'est imposée malgré le développement parallèle de la psychologie. Afin de nous faire une représentation plus juste de l'individu, nous devons adopter une image, à tout le moins bidimensionnelle de l'être humain : le corps physique et le psychisme qui englobent les aspects émotifs et cognitifs. Sans cette représentation dualiste, il est impossible de comprendre et de soigner adéquatement la douleur et la souffrance.

Tout comme il est impossible de séparer le corps et l'esprit, il est prétentieux d'imaginer un clivage entre la douleur et la souffrance. Les deux se mélangent et s'alimentent mutuellement.

Il est toutefois nécessaire de comprendre la nature de la souffrance puisqu'elle représente l'aspect individuel et singulier de la douleur. La souffrance émerge de l'incompréhension, de l'étranger. Lorsque la douleur ne peut être expliquée et comprise, l'interprétation de la situation enclenchera la souffrance.

Prenons deux exemples.

Vous vous cognez le petit orteil sur la patte de la table de cuisine. Vous avez assurément mal, mais cette douleur n'engendrera pas tellement d'incompréhension puisque la douleur s'explique aisément. La douleur n'est pas étrangère à d'autres situations que vous avez vécues auparavant. Votre souffrance sera limitée.

Pour un quatrième matin de suite, vous vous levez avec un mal de ventre tenace et qui persiste jusqu'à l'heure du dîner. Vous tentez d'analyser ce que vous avez mangé le soir précédent ou de porter une attention à votre régularité intestinale, sans explication. Si vous êtes une femme, vous évaluez la possibilité que vous soyez enceinte ou encore vous investiguez votre cycle menstruel.

Après toutes ces analyses, vous avez éliminé les possibilités connues et explicables. L'incompréhension s'installe devant ces symptômes qui vous sont étrangers. Votre cerveau a cherché dans votre « base de données » des situations similaires, soit par expérience personnelle ou par des connaissances acquises. Puisqu'il n'a rien trouvé, une émotion de crainte ou d'angoisse s'installe. Vos douleurs sont désormais accompagnées de souffrances.

Ce dernier exemple est particulièrement intéressant puisqu'il met en lumière la façon de « penser » de votre cerveau et comment de simples paroles peuvent avoir un effet significatif sur la souffrance. Lorsque le cerveau est confronté à une situation nouvelle, une douleur par exemple, il tente d'associer cet événement à une expérience antérieure similaire ou encore de tenter de l'expliquer en se servant de connaissances théoriques emmagasinées, c'est-à-dire par l'intellectualisation de la sensation. Et c'est précisément cette dernière modalité que les « docteurs modernes » ignorent fréquemment.

Bien souvent, les cliniciens, tels des mécaniciens du corps, tentent de réparer (soigner) le corps physique et omettent de « prendre soin » de l'aspect psychologique de l'individu dans sa globalité.

L'autre jour, j'étais chez ma coiffeuse pour ma coupe de cheveux mensuelle. Pendant la séance, nous parlions de la fracture au pied qu'elle avait subie quelques mois auparavant. Déjà elle n'avait plus de plâtre ni de béquilles et elle pouvait se déplacer sans aide. Elle s'inquiétait parce qu'elle ressentait toujours de la douleur. Les intervenants qu'elles avaient consultés lui disaient que sa fracture avait bien guéri et que tout allait rentrer dans l'ordre bientôt. Mécaniquement, tout était sous contrôle, mais pour Lana, l'inquiétude liée à la douleur était pourtant bien présente.

Comme nous venons de la voir, cette incompréhension teintait sa douleur d'une souffrance qui aurait bien pu être calmée par des explications. Après que Lana eut partagé ce que je percevais comme une inquiétude, je lui ai expliqué qu'il était normal, dans un processus de guérison, qu'elle ait toujours de l'inflammation et de la douleur au pied. De plus, je lui ai donné quelques conseils pour calmer cette douleur après ses journées de travail. Instantanément, j'ai ressenti un apaisement immédiat et je suis convaincu que, même si la douleur était toujours présente, la souffrance était grandement diminuée!

Si par des explications logiques, simples et concises, le patient a une meilleure compréhension de son problème et de la source de ses douleurs, la souffrance en sera pratiquement toujours atténuée.

La douleur est presque toujours accompagnée de souffrances, mais pas nécessairement l'inverse puisqu'une personne pourrait souffrir psychologiquement et ne pas avoir de douleur physique. Sa douleur sera davantage un mal de vivre résultant d'une déchirure émotionnelle.

Il est intéressant de constater que la douleur est souvent, si ce n'est pas toujours, associée à une déchirure. Cette déchirure est d'ordre physique, elle est liée aux blessures infligées au corps soit par une force extérieure comme dans le cas d'un accident ou par une force intérieure lorsqu'une invasion ou quand une pathologie s'installe. C'est ainsi que le système d'alarme est déclenché.

Dans le cas de la souffrance, une rupture est aussi présente. Cette déchirure peut se manifester dans la perte de confiance de notre corps face à une douleur qui persiste. Dans un premier temps, l'incertitude liée à la douleur génère de l'inquiétude et plus la situation perdure, plus elle réveille la notion de finalité de la vie. La souffrance s'installe et pousse à l'introspection, ce qui crée évidemment un éloignement, un isolement avec l'environnement et, bien sûr, dans les relations humaines.

Si l'introspection n'apporte pas de réponses rassurantes (et c'est malheureusement bien souvent le cas), un cercle vicieux s'enracine. La rupture avec l'entourage s'amplifie, ce qui contribue à alimenter la souffrance.

Autant la douleur peut subjectivement se quantifier sur une échelle de 0 à 10, autant la souffrance se gradue à un autre niveau. Elle peut passer d'un simple agacement à une fracture du soi, mener à la dépression et même au suicide.

Au cours de ma carrière, j'ai pu identifier 5 phases de l'évolution de la souffrance ainsi que des émotions qui y sont caractéristiques. Puisque la souffrance demeure un phénomène très individuel, il y a certes des patients qui ne traversent pas ces phases de façon linéaire, mais j'ai pu observer sur des milliers de patients que la majorité vit ces phases successives.

Lorsque la douleur apparaît, il y a évidemment la phase de conscientisation où le patient réalise qu'il a une douleur. Selon l'ampleur de la douleur et son origine, la souffrance variera d'agacement à inconfort jusqu'à l'handicap (temporaire à permanent). La situation amène le patient à se questionner, sur la nature, l'origine, la gravité des dommages sous-jacents. Évidemment, dans la première phase, rarement la personne ne consultera, ce qui mènera souvent à de l'incompréhension et, devant l'absence de réponse, à de l'incertitude.

Devant la persistance de la douleur, un processus d'introspection s'installe où de plus en plus de questions sans réponse s'accumulent. L'inquiétude s'installe ainsi que l'impatience et l'insécurité.

Malgré les interventions et les traitements, la douleur persiste et mine l'espoir du patient à retrouver sa liberté d'avant la douleur. Une déchirure dans le temps s'effectue où une nouvelle identité se forme; la personne d'avant la douleur et la personne maintenant. Évidemment, ce dédoublement d'individualité créé un stress important qui rend le patient irritable et engendre anxiété et angoisse.

Comme nous le disions précédemment, la personne qui souffre depuis longtemps réalise les limites de la vie sur terre ainsi que la finalité de la sienne. À ce moment, l'instinct de survie peut surgir et pousser la personne à poursuivre d'autres démarches afin de trouver une solution. Le patient fait face à un carrefour où d'un côté il a l'option de résister au laisser-aller et opter de se battre ou, il choisit l'autre avenue : se résigne et abandonne la lutte.

S'il choisit la dernière option, il baisse toute garde et il est envahi par une tristesse profonde puis à la dépression. Il n'est plus l'ombre de lui-même et une fracture du moi est manifeste.

L'évolution de la souffrance traverse des phases qui s'apparentent à celle du deuil. Nous allons en parler plus en détail au chapitre 7. Mais en attendant, en voici un bref aperçu.

Les 5 phases de l'évolution de la souffrance :

1. **Banalisation** : amorcée par la prise de conscience, le début du questionnement et l'ignorance des symptômes. Néanmoins, des émotions telles l'incompréhension et l'incertitude s'installent.

2. **La réaction ou la révolte** : la persistance du mal génère de l'impatience et de l'insécurité qui mène à des réactions de frustration, de colère et même de révolte.

3. **Recherche de solutions** : La tension monte d'un cran et on voit apparaître de l'anxiété et de l'angoisse. L'espoir s'effrite et devant la peur, le patient passe à la recherche plus active de solution.

4. **Abandon, dépression** : Devant la persistance de la douleur, la personne souffrante perd confiance en ses capacités de s'en sortir. S'en suit une perte de confiance en son corps, en soi et en autrui. La frustration et la révolte cèdent souvent la place à l'abandon.

5. **Acceptation ou résignation** : Il s'agit d'une étape carrefour pour le patient qui accepte la situation, se bat ou s'adapte, ou encore se résigne passivement. Cette résignation se caractérise par une grande tristesse, une perte du goût de vivre et une fracture du soi.

La douleur demeure toujours une douleur, mais parfois la souffrance pourra représenter du plaisir ou de la réalisation de soi. Par exemple, le masochiste qui tire de la douleur une jouissance ou encore l'athlète qui associe la douleur de son entraînement à de meilleures performances futures.

Aussi, la souffrance peut apporter son lot de *gains secondaires positifs* et, par le fait même, favoriser la résistance aux traitements et à la guérison.

Par exemple, Ginette est mariée à Gilbert depuis 17 ans. Comme dans la plupart des couples, Gilbert porte de moins en moins de petites attentions douces à sa Ginette. Non pas qu'il ne l'aime plus, mais la routine combinée aux préoccupations quotidiennes a contribué au déclin de ces délicatesses. Il y a 3 ans, Ginette a été frappée d'un mal de dos violent qui l'a handicapée pour quelques mois. Gilbert s'est porté au secours de Ginette en prenant sur lui d'effectuer les tâches ménagères et en dorlotant sa douce.

Depuis cette crise importante, Ginette souffre d'un mal de dos lancinant, mais qui ne l'empêche pas de vaquer à ses occupations courantes. Il lui arrive cependant de revivre des épisodes de douleurs plus intenses où elle perd ses moyens et, à chaque fois, Gilbert vient à sa rescousse avec toujours autant d'attention. Les délicatesses de Gilbert en ces moments de crises rappellent à Ginette l'attention des premiers moments de leur fréquentation. Elles représentent un *gain secondaire positif* à la souffrance qu'elle éprouve. Dans ces circonstances, il est peu probable que Ginette se débarrasse de ses souffrances et notons qu'il ne s'agit pas d'une décision consciente!

Il y a quatre caractéristiques qui définissent la souffrance et vous pouvez les retenir en pensant aux 4 S :

1. Singularité : La perception de la souffrance, sa personnalité, est originale et exclusive à chaque individu. Jusqu'à un certain point, la personne qui souffre de façon chronique, s'identifie à sa souffrance et en fait une partie de sa nouvelle personnalité.

   Il est intéressant de constater que dans un contexte où la personnalité de celui qui souffre se fond dans un « groupe de fusion » (selon l'expression de Jean-Paul Sartre) et qu'ainsi il s'identifie davantage à la communauté, la perception de la souffrance sera altérée. Par exemple, au combat, le bataillon a des objectifs précis et dans le feu de l'action, c'est la « personnalité du groupe » qui prime. Ainsi, la souffrance individuelle de chacun des soldats est subjuguée.

2. Signification : La singularité de la souffrance est déterminée par la signification que l'on donne à l'expérience. Si l'expérience de la douleur est interprétée comme étant une punition, une rédemption, un plaisir, une jouissance, un signe de réalisation de soi, une malchance ou encore une bénédiction, la souffrance prendra des teintes différentes.

Puisque le transcodage cognitif joue un rôle important dans l'expérience de la souffrance, il est évident que la « couleur » de cette dernière peut être modifiée par nos pensées. Deux situations nous fournissent des exemples frappants.

L'hypnose nous offre une preuve évidente que le contrôle de la pensée représente un agent puissant dans la perception la douleur et de son expérience.

L'autre situation découle directement de l'hypnose et relève de l'autosuggestion. Par exemple, certaines personnes sont allergiques à l'anesthésie locale comme celle pratiquée dans les cliniques dentaires. Afin de pouvoir recevoir des soins sans douleur, des patients pratiquent l'autosuggestion ou l'autohypnose. Ils peuvent donc subir des interventions dentaires sans la moindre souffrance.

3. Séquelles : La conséquence directe d'une douleur chronique sera la perte des capacités physiques, intellectuelles, sociales et même spirituelles. Dans le chapitre 4, nous aborderons les séquelles associées à ces pertes de capacités sur les différents aspects de nos vies.

4. Secousses : Évidemment, de telles séquelles sur les capacités de l'individu créeront des secousses qui seront ressenties aussi bien dans l'entourage immédiat que dans des cercles sociaux éloignés. Je vais consacrer un chapitre entier sur ces séquelles et secousses.

Bien que nous ayons fait une distinction majeure entre l'expérience de la douleur et celle de la souffrance, il faut bien comprendre que d'un point de vue clinique, les deux modalités sont intimement inter reliées. C'est dans l'interprétation du langage et dans les pistes d'intervention que les deux réalités doivent être abordées.

LE RÔLE DU DOCTEUR

Traiter une douleur, surtout si elle est chronique, ne se résume pas uniquement à une simple intervention pour la soulager. Une compréhension profonde est impérative afin de prendre, avec le patient, une décision clinique éclairée.

Plusieurs historiens croient que la raison qui explique l'apparition des guérisseurs, sorciers, chamans, docteurs et autres intervenants est la douleur. Or, au fils du temps, avec les connaissances de plus en plus élaborées du corps humain, nous avons relégué cette manifestation physique au simple rang de symptômes qu'il faut camoufler. Certes, il faut la gérer, la soulager, mais en insistant sur le respect des informations qu'elle nous offre.

Il faut amplifier notre respect face à la douleur. Nous devons lui redonner ses lettres de noblesse.

Maintenant que nous la connaissons mieux, nous devons utiliser les secrets qu'elle nous a révélés et nous en servir positivement.

Nous ne pouvons pas prendre la douleur à la légère. Il s'agit d'un mécanisme d'avertissement important qui possède un langage qu'il faut décoder et traduire afin d'être en mesure de proposer la meilleure intervention pour le patient. Et il y a une gradation d'interventions.

Faut-il se rendre chez son médecin à la moindre douleur? Bien sûr que non! En général, du repos et des trucs simples qui procurent au corps un environnement sain de guérison suffiront.

Faut-il opter pour la solution extrême dès la première intervention? Évidemment que non! Se diriger vers une clinique de douleur pour une épidurale ou des injections de morphine semble exagéré pour une intervention initiale visant à soulager une douleur. Évitez de sortir l'artillerie lourde pour éliminer un moustique!

Faut-il négliger une douleur qui persiste et dont vous ignorez la signification ou la provenance? Encore une fois, non! Puisque la douleur représente un signal d'alarme, il est donc indiqué, a priori, d'en comprendre le message.

Pour favoriser une reprise en charge autonome de votre corps (auto guérison) et un soulagement naturel de vos douleurs (désactivation naturelle du système d'alarme), il y a donc un rationnel clinique à adopter. Cette stratégie repose sur une gradation des interventions thérapeutiques, de la moins invasive vers celles qui perturbent le plus l'intégrité de l'organisme.

CHAPITRE 4

LES RÉPERCUSSIONS DU MAL

Alors que la douleur devient chronique, la composante sensorielle devient moins importante et les aspects émotionnels et comportementaux prennent de plus en plus d'importance… La douleur refaçonne vos comportements. Elle modifie comment vous interagissez avec le monde. Cela signifie que votre cerveau réagi différemment avec le temps.

Jodie Ann Trafton, PhD, Université Stanford

Les chapitres précédents se voulaient plus « académiques » pour que vous puissiez comprendre les mécanismes de la douleur. Dans celui-ci, je vous fais plonger de l'autre côté du miroir, dans la face intime de la souffrance.

Si vous souffrez en silence, il vous paraîtra que j'ai pénétré vos pensées, vos émotions les plus profondes et votre vie. Si vous vivez avec un proche qui souffre, vous découvrirez peut-être aussi des aspects de sa vie qui vous échappaient.

Et le plus chavirant, c'est que collectivement, la souffrance a pris des proportions titanesques au point que, paradoxalement, nous ne lui accordons pas toute l'attention qu'elle mérite… et surtout à laquelle la personne affectée serait en droit de recevoir. La douleur est si répandue qu'elle fait partie de notre quotidien, que vous souffriez vous-même ou que vous en soyez témoin, elle est devenue la « normalité », un élément faisant partie de notre vie de tous les jours.

L'ampleur du problème est tellement étendue que, socialement, nous prenons la douleur à la légère. Nous la considérons importante, désolante et même tragique lorsque son nom est dérivé du Latin. Une *lombosciatalgie chronique* attire plus la sympathie qu'un mal de dos qui irradie dans la jambe! Ou encore, une *céphalalgie récurrente* semble plus prioritaire qu'un mal de tête.

Il en est également de même si vous mentionnez que vous souffrez de fibromyalgie. Il est possible que votre interlocuteur conclût que votre mal est psychologique, ou que vous vous « lamentez pour rien ». Or, si vous aviez plutôt utilisé l'expression médicale « *syndrome polyalgique idiopathique diffus* », on vous aurait sûrement plaint!

Et l'idée n'est pas de vous prendre en pitié, mais bien de tenter de comprendre ce que les personnes qui souffrent vivent quotidiennement. Et comme nous le verrons dans ce chapitre, la douleur n'est pas qu'un problème individuel, elle nous affecte tous, elle affecte toute notre société.

« *J'ai mal* » est devenu une expression courante qui, dans la conscience populaire, évoque pratiquement la même émotion que « *j'ai faim* ». En occident, à part quelques exceptions, nous ne souffrons pas de la faim chronique; nous ne connaissons pas la famine et puisque cette réalité nous est lointaine, nous n'associons pas la faim à un problème de société.

Partager le fait d'avoir mal à son entourage peut parfois être pris à la légère et même considéré comme étant banal, mais dans beaucoup plus de cas qu'on ne peut l'imaginer, il s'agit d'une déclaration de détresse!

Bien sûr, une douleur aiguë est fréquemment accompagnée d'un langage corporel qui communique aux proches votre besoin de réconfort. Et dans ces cas, nous savons généralement quelle décision prendre.

C'est lorsque la douleur s'installe sur des mois et qu'elle devient chronique que les impacts les plus profonds se font sentir, et ce, à tous les niveaux.

Malgré des moyens de communication de plus en plus élaborés et faciles à utiliser, nous sommes néanmoins plus que jamais isolés, solitaires. Nous sommes beaucoup plus informés sur ce que nos proches et « amis » font, mangent ou achètent, mais nous ne savons pas comment ils se sentent. Au cours des dernières décennies, nous avons changé notre représentation mentale de la société.

Auparavant, la société était un écosystème intégré dans lequel chacune des composantes était en symbiose, en communion. Les rapports humains étaient plus authentiques et nous partagions davantage ce que les membres de notre « communauté » vivaient. La sympathie et l'empathie ont fait place à plus d'indifférence et d'individualité.

Notre nouvelle conception inconsciente de la société ressemble davantage à un ensemble d'individus abondamment connecté planétairement. Cependant, nous avons perdu la dimension humaine nécessaire à la compréhension intrinsèque de notre communauté immédiate. Nous communiquons électroniquement avec des personnes à des milliers de kilomètres. Malheureusement, bien souvent, nous connaissons beaucoup de personnes superficiellement et peu intimement.

Bien que je ne sois pas un sociologue, je pense que cette observation explique pourquoi les personnes qui souffrent se sentent isolées. Notre vie est rapide et lorsque notre corps le permet, nous vivons à fond de train, à des vitesses qui compromettent l'authenticité dans les relations humaines.

Par conséquent, lorsqu'on voit une personne diminuée par la douleur, nous ne saisissons pas véritablement les impacts sur sa famille, ses proches et ultimement sur nous tous.

Nous voyons la pierre qui entre dans l'eau, mais nous ne voyons pas les centaines de vagues que le choc provoque.

Lorsque la douleur s'invite et s'installe, la réverbération des impacts diffuse sur un territoire étendu. L'onde de choc interfère avec l'individu premièrement et telle une infiltration insidieuse, elle corrompt la famille, l'entourage immédiat et ultimement la société. Tels des cercles concentriques, le territoire du fléau s'élargit exponentiellement.

LA CONCENTRICITÉ DES IMPACTS DE LA DOULEUR

J'ai identifié 4 catégories d'impacts qui contaminent 6 cercles sociaux.

Les impacts se regroupent ainsi :

1. Les impacts physiques : Il s'agit de la conséquence évidente que nous reconnaissons tous. Le mal de dos ou le mal de tête qui fait

souffrir. La fibromyalgie qui vous dérobe de l'énergie qui serait mieux investie ailleurs.

2. Les impacts mentaux (cognitifs) : La douleur affecte tout l'aspect mental que ce soit au niveau de la mémoire ou de la capacité à interpréter des événements ou des concepts.

3. Les impacts relationnels : La douleur devient souffrance lorsqu'elle se lie avec les émotions qu'elle génère telles la peur, l'insécurité, l'irritabilité, etc. Conséquemment, elle fait des ravages dans les relations avec l'entourage qu'il soit immédiat autant qu'élargi.

4. Les impacts financiers : Vivant dans une société où l'argent est interprété comme jouant un rôle primordial sur notre qualité de vie, nos choix et l'économie des pays, les conséquences de la douleur sur cet aspect ne sont pas à négliger.

Et ces impacts se font ressentir dans les cercles sociaux suivants :

1. L'individu, la personne qui souffre
2. Sa famille immédiate
3. Sa famille élargie et les amis
4. Le milieu de travail
5. La communauté immédiate
6. La société

La Concentricité des Impacts de la Douleur©

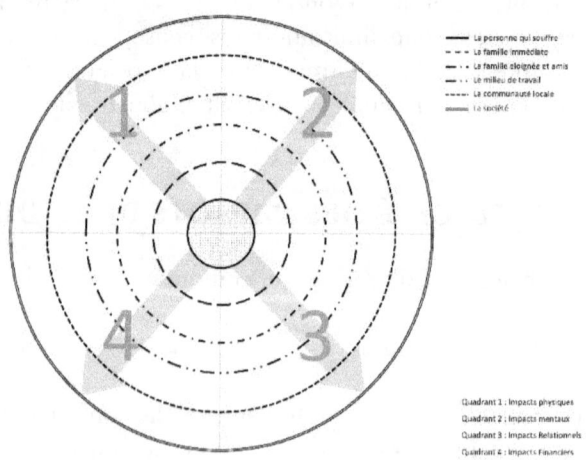

Figure 3 : La concentricité des impacts de la douleur

Évidemment, cette compartimentation n'est qu'intellectuelle puisque dans la réalité, selon l'angle avec lequel nous observons le problème de la douleur, des éléments différents seront mis en évidence. De plus, la « personnalité », les caractéristiques et l'environnement de chacun des cercles sociaux procureront une teinte spécifique aux impacts.

Il faut bien comprendre qu'il existe aussi des champs d'interférence produite par la « collision » des ondes de choc générées par chacun des individus qui souffrent.

Pour apprécier la complexité des impacts de la douleur et le concept de « champ d'interférences », je vais faire un bref et simple retour sur une notion que vous avez probablement apprise dans vos cours de physique. Pour ce faire, prenons un exemple que nous connaissons tous; lancer une pierre à l'eau.

Lorsque cette pierre touche l'eau, une première onde de choc, immédiatement située autour de la pierre, se forme. Une réaction en chaîne est alors déclenchée et nous voyons apparaître des cercles concentriques de plus en plus larges à partir du point d'impact de la pierre. Ce sont des ondes de choc.

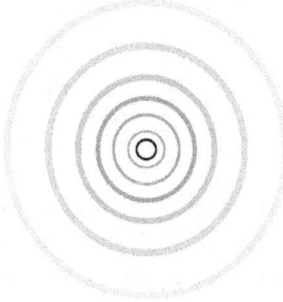

Figure 4 : Cercles concentriques formés à partir d'une première onde de choc

Maintenant supposons que vous êtes 2 personnes à lancer chacune une pierre dans le même étang. Supposons que vos projectiles frappent l'eau sensiblement au même moment et qu'il n'y a qu'une distance de quelques mètres qui les séparent. À un certain moment, les deux ondes de choc se croiseront et se superposeront; c'est qu'on appelle un champ d'interférence.

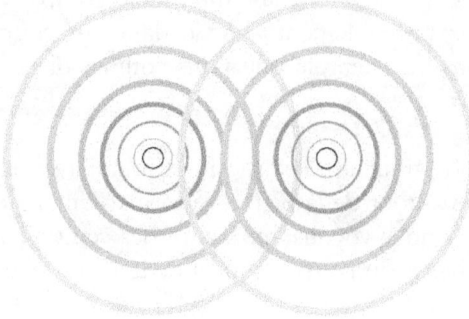

Figure 5 : Champ d'interférence issu de la superposition de deux ondes de choc

Imaginez maintenant que dans un étang grand comme la province ou même le pays, chacun des individus qui souffrent génère ce type d'ondes de choc. Les champs d'interférence résultants entraînent des conséquences incommensurables!

Notre conception individualiste de la société nous empêche de saisir les impacts de la douleur sur la vie d'autrui et c'est peut-être une des nombreuses raisons qui expliquent notre indifférence collective au phénomène de la douleur. Pourtant, comme nous venons d'en faire une démonstration simplifiée, il existe bel et bien une superposition des impacts de la douleur sur nos vies. Que vous soyez confronté à la douleur, directement ou indirectement, et même si vous pensez être épargné, la douleur nous concerne tous. Il s'agit d'un problème de société qui affecte, comme je vous en ferai la démonstration, tous les aspects de notre société.

Au Canada, c'est 20 % de la population qui ressent de la douleur quotidiennement[1].

LES IMPACTS

Évidemment, il est pratiquement impossible d'énumérer l'ensemble des conséquences de tous les types de douleur. Conforme à la mission de ce livre, je vais concentrer mes efforts aux douleurs axiales et ses ramifications, c'est-à-dire les douleurs qui affectent la colonne vertébrale, les maux de tête et la fibromyalgie. Et encore là, les effets collatéraux de la douleur sont tellement ramifiés, profonds et subtils qu'il est impossible d'en faire une nomenclature complète.

Le groupe des trois (« The Big 3 »)

Trois catégories de conditions ont été retenues pour ce livre et ce n'est pas au hasard qu'elles ont été sélectionnées. Elles ont été choisies premièrement parce qu'elles peuvent prendre leur origine, en totalité ou en partie, à la colonne vertébrale, l'axe central du corps. Ensuite, ces conditions représentent celles qui sont les plus rencontrées dans les cabinets professionnels. Les trois catégories et les conditions associées sont :

1. Les douleurs vertébrales

Nous parlerons ici des affections d'origine mécanique de la colonne vertébrale. Les douleurs causées par un cancer ou une infection ne seront évidemment pas abordées. De plus, les douleurs collatérales qui sont causées par une dysfonction de la colonne vertébrale sont également considérées, comme la douleur sciatique.

Les deux principales affections de la colonne vertébrale sont :

a)   Douleurs au bas du dos :

Cette condition est une véritable épidémie. Il est estimé que plus de 90 % des douleurs lombaires sont d'origine mécanique et la plupart prennent leur origine au niveau du disque intervertébral. On estime, qu'à tout moment, c'est environ 40 % de la population qui souffrent d'un mal de dos et que durant une vie entière c'est 80 % de population qui en aura été victime. Pire encore, selon les études, la lombalgie chronique, celle qui s'installe sur plus de 3 mois, frappe entre 5 à 15 % de la population dans les pays industrialisés[2].

Même si nous avons banalisé le mal de dos chronique, il n'est demeure pas moins qu'il occupe une place prépondérante dans le profil médicosocial des pays industrialisés :

✓ Il y a plus de personnes qui souffrent de maux de dos chroniques que de patients affectés du diabète[3]
✓ Il y a plus de personnes qui souffrent de maux de dos chroniques que de patients affectés de maladies cardio-vasculaires[4]
✓ Il y a plus de personnes qui souffrent de maux de dos chroniques que de patients aux prises avec le cancer[5]
✓ Selon une rigoureuse étude effectuée en Caroline du Nord, il a été observé que la prévalence de maux de dos chroniques aurait plus que doublé entre 1992 et 2006. Chez certains groupes, l'augmentation atteignait 226 %[6]

b)   Douleurs au cou

Souvent négligées parce qu'on met plus d'accent sur les douleurs lombaires, les douleurs cervicales sont néanmoins accablantes et répandues.

✓ Au cours d'une vie, c'est entre 40 % et 70 % des gens qui vivront au moins un épisode de mal de cou[7]

✓ La plupart d'entre eux ne verront pas une disparition complète de leurs symptômes; 50 et 85 % de ces personnes noteront la présence de douleurs de 1 à 5 ans plus tard[8]

✓ Les maux de cou chroniques sont plus fréquents chez les femmes que chez les hommes. Une étude finlandaise révèle des statistiques troublantes : 13,5 % des femmes en sont affectées contre 9,5 % pour les hommes[9]

2. Les maux de tête et migraines

Il est question ici des maux de tête, dont l'origine peut-être retracée à une dysfonction vertébrale, notamment au niveau du cou. Il existe trois grandes catégories qui correspondent à ce critère; la céphalée de tension, la céphalée cervicogène et la migraine.

Selon une enquête de l'Organisation mondiale de la santé (OMS), la céphalée est un motif majeur de consultation médicale, avec un tiers des consultations en neurologie[10]. Selon le même organisme, les écoles de médecine ne consacrent malheureusement en moyenne que quatre heures aux céphalées au cours de la formation[11].

Cependant, comme c'est le cas pour plusieurs types de conditions, les professionnels aiguisent, durant leur carrière, leurs connaissances en fonction de leurs intérêts personnels, soit par des lectures exhaustives ou par des formations supplémentaires. Il s'agit pour vous de trouver le clinicien qui a développé le champ de pratique qui correspond à votre condition précise.

a) Les céphalées de tension

C'est la céphalée primaire la plus courante qui affecte jusqu'à plus de 70 % des personnes chez certaines populations. Lorsqu'elle est chronique, c'est 1 à 3 % des adultes qui sont touchés. Les femmes sont plus touchées dans une proportion de 3 pour 2. Toujours selon l'OMS, le mécanisme d'apparition pourrait être lié à des problèmes musculo-squelettiques cervicaux[12], d'où l'appellation fréquente de *céphalées cervicogéniques ou cervicogènes*.

b) Les migraines

Sans diminuer l'importance des autres conditions, la migraine représente une condition particulièrement débilitante. Se basant sur le nombre d'années de vie en santé perdues, elle a même été classée parmi les 20 affections les plus invalidantes[13]. Malgré le fait que des dysfonctions cervicales peuvent être à l'origine des migraines, cette condition est toutefois multifactorielle et une stratégie plus globale doit être envisagée dans bien des cas.

3. La fibromyalgie

La prévalence totale de cette condition représente 2,0 % de la population avec une prédominance chez la femme (3,4 % contre 0,5 % chez les hommes)[14]. Transposé à la population canadienne, il y aurait donc environ 700 000 personnes qui sont touchées dont 600 000 femmes!

Au cours des prochaines pages, je vous dresserai un tableau des impacts de la douleur. Comme précédemment mentionné, j'ai classifié les impacts en 4 grandes catégories (physiques, mentales, relationnelles/émotionnelles et financières). L'humain était holistique, vous constaterez une superposition des impacts et un débordement dans les autres catégories.

À titre d'exemple, parmi les impacts physiques de la douleur, il y a le sommeil difficile, non réparateur et même parfois inexistant. Assurément, l'excès de fatigue engendré abaisse le seuil de douleur, et par le fait même, contribue à ce que la personne souffre davantage. Cet état de fait diminue les performances au travail (impact financier), rend la personne plus irritable, ce qui a pour effet de nuire à ses relations interpersonnelles.

Dans la prochaine démarche, je tenterai de catégoriser les impacts, mais je vous prie de garder la globalité de l'humain en toile de fond.

Les impacts physiques

Lorsqu'on pense à la douleur et qu'on tente d'en imaginer les conséquences, inévitablement, l'aspect physique surgit à notre esprit. Cependant, si nous ne sommes pas touchés de près ou de loin par la douleur, la liste des impacts s'avérera courte.

La personne qui souffre constamment depuis une certaine période de temps verra son corps affecté. Parfois les impacts se manifestent immédiatement et plus la douleur persiste, plus l'ensemble des fonctions du corps s'en voit perturbé.

De façon générale, les douleurs qui touchent l'axe central du corps provoqueront des phénomènes de compensation qui affecteront, subtilement et parfois grossièrement, la posture. Ces modifications de la posture entraînent des dépenses d'énergies supplémentaires qui taxent le corps à la longue. Une mauvaise posture, qu'elle émane d'habitudes inadéquates ou de compensations, impose au corps une consommation jusqu'à 20 à 30 % d'énergie additionnelle[15] [16].

La définition d'une posture adéquate repose sur l'économie d'énergie. Par exemple, en position debout, la posture idéale est celle qui permet à votre corps de maintenir la position verticale tout en utilisant un minimum des réserves énergétiques.

Or, si votre posture est perturbée, votre corps devra procéder à des micros ajustements musculaires constants qui auront comme conséquence directe : une dépense d'énergie supplémentaire. Cette allocation d'énergie au maintien de votre posture se fera inévitablement au détriment d'autres fonctions de votre organisme et à la longue, vous en ressentirez les effets.

Par exemple, les personnes qui souffrent de douleur chronique expriment une fatigue constante. La perte d'énergie liée à une posture compensatoire déficiente explique certainement une partie de cette apathie.

Mais les conséquences de ces pertes énergétiques atteignent des dimensions beaucoup plus profondes que la « simple » sensation de fatigue. Par exemple, il a été démontré que les fonctions du système immunitaire d'une personne qui souffre de douleurs chroniques non contrôlées sont compromises au point où la croissance de tumeurs est favorisée et les capacités de guérison altérées[17].

Évidemment, ces douleurs constantes exigent des interventions plus importantes. Les personnes aux prises avec des douleurs chroniques consomment en général davantage de médicaments destinés à soulager la douleur, comme les analgésiques, les tranquillisants, les antidépresseurs et les opiacés. Cette consommation est de deux à quatre fois plus élevée chez les personnes souffrant de douleurs chroniques[18].

Nous ne pouvons passer sous silence les effets secondaires de ces médicaments et de leur interaction sur le corps à long terme.

De plus, il a été démontré que, comparés à un groupe contrôle (personnes sélectionnées au hasard), les patients qui souffrent de lombalgies chroniques sont plus frappés par les problèmes suivants[19,20] :

- Maux de cou
- Douleurs dorsales (entre les omoplates)
- Douleurs aux pieds à l'effort
- Migraines
- Maux de tête
- Trouble de sommeil
- Anxiété
- Dépression

Le même phénomène est également observé chez les personnes aux prises avec des douleurs cervicales chroniques. Une affection cervicale (surtout si elle provient d'un traumatisme) qui s'aggrave possède le potentiel de provoquer les conditions suivantes[21] :

- Douleurs, perte de sensibilité et/ou de coordination dans les bras et les mains
- Maux de tête et migraines
- Dorsalgie (douleur au dos et à la poitrine)
- Trouble de sommeil
- Acouphène
- Trouble de vision (vision embrouillée)
- Anxiété
- Stress

Comme vous pouvez le constater, une condition douloureuse ne se présente rarement seule.

Dans le cas des fibromyalgiques, plus de la moitié d'entre eux souffrent également de migraines or de maux de tête constants[22].

Évidemment, les répercussions de la douleur sur d'autres fonctions du corps perturbent votre santé en général et votre qualité de vie, et ce, en commençant pour la qualité du sommeil. Et bien sûr avec toutes les conséquences que cela entraîne.

Et dans votre quotidien, comment ces impacts physiques ont-ils altéré votre vie?

- Combien d'invitations à souper avez-vous dû décliner à cause de la douleur?
- Combien de matchs sportifs, de représentations ou de sorties scolaires de vos enfants avez-vous évités?
- Depuis quand vous ne pouvez plus pratiquer votre sport favori avec l'intensité d'antan?
- Quels travaux ménagers avez-vous reporté ou délégué parce que vous ne pouviez les faire?
- Combien de plans de vacances avez-vous modifiés?
- Combien de fois avez-vous espéré que votre voisin/ou un ami ne vous demande pas de l'aider?
- Vos relations sexuelles sont-elles affectées par vos douleurs?
- Etc.

Les douleurs persistantes, le sommeil non réparateur (ou inexistant) et les effets collatéraux affectent assurément toutes les facettes de la vie. Les répercussions, les ondes de choc émanant des perturbations physiques contribueront à générer des impacts plus insidieux à des niveaux plus profonds.

Parmi les conséquences physiques de la douleur constante qui débordent sur des aspects plus intimes de l'individu est la détérioration de la portion cognitive du cerveau. En effet, des chercheurs ont observé que le cerveau de patients qui souffrent de maux de dos chroniques présente moins de matière grise. Normalement, la matière grise rétrécit de 0,5 % par année. Les chercheurs de l'étude dont il est question ont mesuré que si vous souffrez de maux de dos chroniques depuis plus de 6 mois, la perte sera de l'ordre de 5 à 11 % par année[23]!

Les impacts mentaux

La douleur embrouille les pensées et diminue vos capacités. Vous l'avez peut-être remarqué. Et si ce n'est pas le cas, de deux choses l'une : soit la perte de vos capacités s'est échelonnée sur une longue période et vous l'avez associée au « vieillissement normal » ou bien, vous n'avez tout simplement pas été touché... et c'est bien tant mieux!

Voici donc l'explication :

Je relatais plus haut l'étude qui démontre une perte de matière grise chez des personnes qui souffrent de douleurs persistantes, notamment de maux de dos chroniques.

La matière grise du cerveau est composée d'un type de cellules particulières que l'on retrouve principalement en périphérie. Elles forment le cortex (*écorce en grec ancien*) cérébral.

Le cortex représente la zone de votre cerveau qui intègre les informations sensorielles provenant de votre corps, les analysent et « décident » des actions conscientes et inconscientes à prendre. Comme nous l'avons vu au chapitre précédent, le cortex est l'une des destinations des messages douloureux. Cette partie du cerveau est aussi responsable de notre pensée logique, de notre mémoire, de nos apprentissages et de nos mouvements.

Ainsi, la matière grise du cortex est l'un des éléments de différenciation entre les autres mammifères et l'humain. D'ailleurs, la stimulation neurologique générée à partir de la colonne vertébrale associée à la station debout aurait été un élément déterminant de l'évolution de la matière grise (et du cortex cérébral) chez l'espèce humaine.

Ce fait a d'ailleurs pu être vérifié chez les astronautes qui font de longs séjours en apesanteur. En effet, en l'absence de stimulation sur la colonne vertébrale, ces derniers éprouvent des difficultés de concentrations et cognitives.

Revenons à l'étude et faisons des liens maintenant.

Il semble donc que les patients qui souffrent de maux de dos chroniques subissent une détérioration plus marquée et rapide de leur cortex cérébral. Ces pertes de matière grise qui varient entre 5 et 11 % par année représentent un « taux vieillissement cérébral » 20 fois plus accéléré que chez des personnes qui ne sont pas affectées de douleurs chroniques.

L'étude a également révélé que plus la douleur est intense, plus les dommages à la matière grise étaient étendus et ce, surtout au niveau du lobe frontal. Cette partie du cerveau humain est le siège de la pensée logique, de la mémoire, des apprentissages et des mouvements. La douleur chronique pourrait donc être la cause de difficultés de mémorisation et de difficultés à exécuter des tâches complexes nécessitant de la concentration et des modifications au niveau de la démarche[24].

J'entends souvent dire de la part de patients : « je vais perdre la tête avec ces douleurs! ». Peut-être l'avez-vous déjà vous-même dit!

À la lumière des faits, cette affirmation renferme assurément une part de vérité.

Et ces pensées embrouillées engendrent parfois une lecture faussée, amplifiée et même inadéquate de la réalité. Par exemple, lorsque des douleurs persistent sur une période que vous jugez plus longue que « normale », un dialogue interne s'amorce et bien souvent, sous la forme de questions telles :

- Est-ce normal?
- Est-ce grave?
- Est-ce je vais rester comme ça pour le reste de ma vie?
- Est-ce que je devrais en parler à ma/mon partenaire?
- Quelles activités je devrais couper pour ne pas que ça empire?
- Quelles raisons je vais donner pour ne pas à avoir à participer à ça?
- Si je ne peux pas faire telle ou telle chose, est-ce que les gens pensent que je suis fainéant?

Et plus vous être préoccupé et que vous alimentez votre esprit avec de telles questions, plus des émotions de crainte, d'inquiétude, de peur, de perte de confiance en vos capacités physiques vous envahiront. Un stress mental s'installe et perturbe davantage vos pensées et affecte votre mémoire.

Devant la constatation que vos capacités, autant physiques que mentales, diminuent, vous êtes porté au découragement et graduellement vous vous isolez.

Au niveau de la famille immédiate, les répercussions sont instantanées. Selon l'ouverture des communications que vous entretenez avec votre conjoint(e) et vos enfants, vous êtes tourmenté à savoir si vous devez leur dévoiler l'état réel de vos douleurs et surtout, l'effet qu'elles ont sur vos capacités mentales.

Si vous n'êtes pas totalement transparent avec eux, ils s'inquiéteront en constatant les changements dans votre comportement. Sans porter de jugement stéréotypé, par expérience, j'ai constaté que les hommes ont tendance à intérioriser les modifications cognitives qu'ils réalisent alors que les femmes ont généralement la réaction inverse.

D'ailleurs une étude faisait état que 30 % des personnes qui souffrent estiment que leur famille ne sait pas à quel point la douleur les perturbe[25].

Évidemment, au niveau de la famille élargie et des amis, les implications des impacts seront proportionnelles à la proximité des relations que vous entretenez avec eux. Mais disons que comme dans le cas des impacts physiques, vous avez probablement tendance à l'isolement et à inventer de multiples raisons pour éviter des activités ou sorties qui dévoileraient vos nouvelles faiblesses.

Qu'elle soit consciente ou non, cette diminution de vos capacités mentales a très certainement des répercussions sur la qualité de votre travail, surtout si vos activités professionnelles requièrent précisions de mouvements, mémoire et concentration.

La relation avec les collègues de travail s'en trouvera probablement affectée non pas parce qu'ils constatent d'emblée une modification de votre rendement, mais parce que vous craignez qu'ils s'en aperçoivent.

L'impact le plus grave cependant demeure dans l'atténuation de votre potentiel humain et l'expression diminuée de vos talents. Certes, votre employeur ne peut profiter pleinement de ce bagage, mais la répercussion majeure se manifeste à un niveau supérieur.

Je pense que chacun d'entre nous a un rôle à jouer dans la toile sociale dans laquelle nous évoluons. Pour certain d'entre nous, la toile prend une dimension familiale, pour d'autres la toile sera plus étendue en terme de champs d'action. Cependant, le rôle de chacun a une importance capitale pour le bien commun. Quel que soit notre niveau de participation à la toile, l'expression de notre potentiel et de nos talents doit être optimale afin que notre contribution ait un impact maximal.

Or, la personne qui est diminuée par des douleurs constantes ou récurrentes, ne pourra contribuer dans sa pleine mesure et c'est toute la communauté et ultimement la société entière qui en sera affectée.

Je lis dans vos pensées et vous vous dites que j'exagère en parlant de la société qui est affectée par vos douleurs.

En fait, je n'affirme pas que le fait que vous (et vous seul) souffriez chambardera l'équilibre de notre société. Il s'agit d'un effet cumulatif composé de toutes les personnes qui ne peuvent exprimer leurs talents parce qu'elles sont diminuées par la douleur. Il faut cependant comprendre qu'à l'échelle de l'individu, vous et moi, nos actions ont des conséquences surprenantes et insoupçonnées.

Pour bien saisir, appuyons-nous sur la métaphore de papillon utilisée pour expliquer la théorie du chaos. Je n'entrerai pas dans les détails de cette théorie, mais en revanche, je vais élaborer sur la métaphore, car sa compréhension vous aidera à saisir mon affirmation précédente.

En 1972, lors de la conférence présentée à l'*American Association for the Advancement of Science,* le météorologue Edward Lorenz, en abordant le thème de la prédictibilité, pose la question suivante : le battement d'ailes d'un papillon au Brésil peut-il provoquer une tornade au Texas?

En fait ce que Lorenz désirait démontrer, c'est qu'en météorologie, la moindre modification des conditions initiales de l'atmosphère peut affecter les prédictions au point où elles s'avéreront complètement faussées. Depuis cette affirmation, les mathématiciens ont élaboré des théorèmes pour quantifier les changements infinitésimaux qui provoquent des modifications extrêmes d'un système.

Si le battement d'un papillon peut modifier la météo à des milliers de kilomètres, un talent sous-exprimé n'a-t-il pas le potentiel de modifier certains aspects de la société?

Les impacts émotionnels/relationnels

Les impacts émotionnels et relationnels ont été rassemblés pour ne former qu'une seule catégorie. À la lumière des observations, il devenait de plus en plus évident que ces deux impacts étaient intimement liés.

D'ailleurs selon le sociologue David Le Breton, la douleur transforme les relations interpersonnelles[26].

Une relation, par définition, représente le rapport qu'entretiennent des êtres humains. Or, plus la relation est authentique, plus les émotions dicteront la qualité de ces rapports. En fait, les émotions, si elles ne sont pas partagées, auront l'effet inverse. En effet, le mécanisme de protection se dressera comme un mur et annihilera la relation rendant la communication qu'un simple échange de mots.

Par exemple, les personnes affectées par des douleurs chroniques obtiennent peu de soutien de la part de leur famille ou même des professionnels de la santé. Elles sont parfois rejetées par leurs proches qui perdent patience devant une condition douloureuse invisible et apparemment sans fin[27].

Selon une étude canadienne, 70 % des migraineux affirment que la condition cause des difficultés dans leurs relations[28]. Pour cette même condition, une autre étude, américaine cette fois, révèle que 59 % doivent s'abstenir de participer à des rencontres sociales ou familiales[29].

En général, les répercussions de la douleur chronique sont ravageuses. Dans la vie des personnes atteintes, la douleur a un effet direct sur le fonctionnement, le sommeil, l'humeur et les relations familiales et interpersonnelles[30].

L'effet sur le sommeil est souvent négligé dans notre analyse des séquelles de la douleur chronique, pourtant, les répercussions peuvent s'avérer majeures sur la santé mentale. Dans une étude sur la douleur neuropathique chronique (comme dans le cas de sciatalgie (jambe) ou de brachialgie (bras) par exemple), près de 90 % des sujets souffraient de troubles du sommeil qui, dans plus de la moitié des cas, se doublaient d'anxiété[31].

La coexistence d'un mal de dos chronique et d'une dépression chez une personne représente une combinaison qui peut mener à des conséquences... désastreuses! Selon une étude portant sur près de 120 000 Canadiens[32], *1,8 %* de la population souffriraient à la fois d'une dépression majeure et d'un mal de dos chronique. C'est phénoménal!

Une personne qui souffre de maux de dos chroniques a 6,2 fois plus de chance de souffrir d'une dépression qu'une personne saine physiquement[33].

Chez les fibromyalgiques, les probabilités de souffrir d'une dépression majeure sont, quant à elles, 3,4 fois supérieures[34], et chez les personnes qui souffrent de migraines ou de céphalées sévères, elles sont 3 fois plus importantes[35].

Ces conditions ont certes un impact majeur sur la qualité de vie de personnes affligées et les études ne manquent pas de le souligner également. Les patients qui souffrent de douleurs chroniques jouissent de la pire qualité de vie même en les comparant à d'autres affections chroniques telles les maladies pulmonaires et cardiaques[36].

Sur une échelle de 0 à 10 (0=qualité de vie absente et 10= qualité de vie parfaite), les patients atteints de fibromyalgie quantifient leur qualité de vie en moyenne à 4,8[37].

Il est donc aisé d'imaginer que pour ces personnes, il est difficile d'entretenir des relations, maintenir un travail ou encore d'apprécier simplement la vie. Il n'est donc pas surprenant d'apprendre que le taux de suicides et de mortalités par traumatisme est supérieur chez les fibromyalgiques[38].

Le phénomène n'est malheureusement pas unique aux personnes affectées par la fibromyalgie. Devant l'impuissance des professionnels et l'incrédulité de l'entourage, les personnes aux prises avec une douleur chronique peuvent voir leur vie basculer les plongeant dans l'isolement et la détresse. Malheureusement, certaines personnes atteintes de douleur chronique finissent par mettre fin à leurs jours[39].

Évidemment, les précédentes séquelles auront des conséquences sur une facette importante de la société dans laquelle nous évoluons, l'aspect financier.

Les impacts financiers

Nous évoluons dans une société où l'argent représente l'unité de base de nos activités commerciales. La monnaie est plus facile à échanger qu'un bœuf ou quelques objets de troc. Avec les avancées technologiques, l'argent est dorénavant virtuel, on voit de moins en moins sa couleur.

Au 21e siècle, la possession d'argent procure beaucoup plus pour l'humain qu'un pouvoir d'achat, il définit dans bien des cas le statut social, offre plus de choix et d'options aux individus et aux entreprises. Enfin, l'argent confère un sentiment de sécurité qui est non négligeable.

Alors que les impacts physiques, mentaux et relationnels sont plus difficiles à quantifier, les séquelles financières s'évaluent plus aisément.

Il est moins orthodoxe de réaliser les impacts négatifs pour la société de la sous-exploitation du talent lié au phénomène de la douleur que ne le sont les conséquences financières.

Les pertes de revenus et la diminution de la productivité représentent des conséquences directes pour les individus et les entreprises touchées par la douleur.

D'ailleurs, en soins de santé directe, les coûts liés aux douleurs chroniques sont plus élevés que pour le cancer, le diabète et le SIDA combinés[40].

Des statistiques compilées aux États-Unis révèlent que les coûts engendrés par les douleurs chroniques chez les adultes, incluant les dépenses en soins et les pertes de productivité, atteignent entre 560 et 630 milliards de dollars annuellement[41]. S'appuyant sur ces chiffes, il est estimé que les coûts occasionnés par les douleurs chroniques au Canada sont de l'ordre d'au moins 56 à 60 milliards de dollars par année[42].

Juste pour les maux de dos, les coûts directs et indirects (perte de productivité, indemnisation, etc.), la facture étasunienne est estimée entre 100 et 200 milliards de dollars[43] alors que pour les migraineux, une autre étude évalue la perte de productivité entre 5,6 et 17,2 milliards de dollars uniquement en perte de journée de travail[44].

Si nous analysons le problème dans une perspective plus individuelle, nous réalisons les séquelles profondes qu'il inflige aux personnes atteintes et à leur famille.

Les personnes qui souffrent de douleurs accablantes sont nettement désavantagées sur le marché du travail. Leur disposition à effectuer des activités liées au travail s'atténue et l'exécution de tâches élémentaires devient laborieuse ce qui mène à un faible taux d'emploi[45].

D'ailleurs, les statistiques qui contribuent à dresser un portrait économique des personnes atteintes de douleurs chroniques sont révélatrices[46].

- En 2007, la perte moyenne de revenu annuel était de 12 558 $ (tout près de 15 000 $ en dollars de 2016);
- 33 % ont déclaré avoir perdu leur emploi en raison de la douleur;
- 47 % ont déclaré avoir renoncé à certaines de leurs responsabilités professionnelles à cause de la douleur;
- 49 % ont déclaré que la douleur avait eu pour conséquence une perte de revenus.

Pour les fibromyalgiques, la situation est particulièrement tragique puisque, entre 30 et 40 % d'entre eux doivent changer d'emploi et parfois même l'abandonner[47].

La situation n'est guère plus reluisante si vous souffrez de migraines. En effet, 91 % manque du travail sur une base régulière ou ne peuvent fonctionner de façon optimale durant une attaque de migraine et 31 % n'ont pu se présenter à l'école ou au travail au moins une journée au cours des 3 derniers mois[48].

Cette conjoncture socioéconomique n'est pas sans provoquer de répercussions sur les entreprises. J'ai évoqué plus haut les coûts liés aux pertes de productivité que ce soit globalement pour tout type de douleurs chroniques, mais également pour les maux de dos, les migraines et la fibromyalgie.

À cela s'ajoutent d'autres faits troublants. Par exemple, un adulte qui souffre de fibromyalgie perd en moyenne 17 jours de travail comparativement à 6 pour un travailleur qui n'est pas affecté par cette condition[49].

Chez les femmes, qui sont les plus touchées par ce syndrome, la situation atteint un niveau dramatique. Celles qui sont hospitalisées en raison d'une affection professionnelle d'ordre musculo-squelettique sont 10 fois moins susceptibles de retourner au travail et il est 4 fois moins probable qu'elles puissent même travailler, et ce, un an après l'hospitalisation[50].

En ce qui concerne les personnes qui souffrent de migraines sur une base régulière, elles manquent en moyenne 2 journées de travail par année. Certes, bien souvent, elles se rendent sur les lieux de leur emploi, mais elles avouent elles-mêmes que la migraine amenuise leur productivité. Il a été évalué que la migraine est la cause de 36 millions de jours de repos forcé au lit et de plus de 21 millions de jours d'activités restreintes[51].

Aussi, plus du tiers (34.3 %) des migraineux font face à des difficultés et de la discrimination sur leur lieu de travail à cause de leur condition[52].

Les impacts de la douleur chronique sont dévastateurs et ce, à tous les niveaux. Les messages douloureux représentent donc une forme de langage qui dépasse la simple communication physiologique. Il s'agit d'un émetteur qui transcende les limites du corps physique.

Dans le prochain chapitre, il sera question du langage de la douleur et d'un nouveau modèle qui englobe tous les éléments qui influencent la perception des signaux douloureux.

2e PARTIE :

LE MODÈLE IDIOMATIQUE DE LA DOULEUR

CHAPITRE 5

LA DOULEUR PARLE UNE LANGUE BIEN À ELLE

Il y a de ces blessures qu'on ne voit pas sur le corps qui sont plus profondes et plus douloureuses que quoi que ce soit qui saigne!

Laurell K. Hamilton

Avouez qu'il vous serait plus facile de gérer vos douleurs si vous en connaissiez le langage.

Malheureusement, avec — ou à cause de —, notre conception mécaniste du corps humain, nous avons tendance à interpréter au premier niveau ses messages et par le fait même, à ne réagir qu'à ce niveau.

Ça fait mal là, on traite là!

De plus, nous ne faisons pas confiance à notre corps si bien que nous nous sentons souvent dans l'obligation d'agir sur le signe le plus évident.

Par exemple, vous éprouvez une douleur et votre docteur détecte un phénomène inflammatoire. Aussitôt, il est fort probable qu'il vous prescrive un médicament anti-inflammatoire qui aura pour effet d'interrompre un processus peut-être nécessaire dans les circonstances. Il est possible que l'intervention doive être dirigée ailleurs. Mais pour cela, il faut connaître le langage du corps, le langage intégré de la douleur.

N'allez pas conclure ici que je sois contre les anti-inflammatoires ou quelques formes d'interventions médicales. Ils sont très utiles dans maintes circonstances. Cependant, à d'autres occasions, il est parfois nécessaire de laisser travailler le corps et de diriger l'action à un niveau supérieur.

Prenons la situation suivante. Vous êtes au sous-sol de votre maison et vous apercevez une flaque d'eau sur le sol. Vous pouvez réagir de plusieurs manières. La plus facile; vous empoignez votre mope et vous essuyez l'eau. Il est cependant peu probable que votre action ne se limite qu'à ce geste. Vous allez vraisemblablement tenter de déceler d'où provient cette eau;

- Y a-t-il une fissure dans le béton?
- Est-elle le fruit d'une circonstance particulière où un excès de condensation aurait pu se former sur un tuyau juste au-dessus?
- Provient-elle d'une fuite d'un des tuyaux qui passent entre le plafond du sous-sol et le plancher du premier étage?
- La toilette et le bain situés juste au-dessus coulent-ils?
- Y aurait-il une infiltration d'eau qui proviendrait de la toiture?

Il y a de ces questions et de ces hypothèses qu'il convient de poser lorsqu'une situation survient.

Pour la douleur, le même schème de pensée devrait nous habiter.

Ce qui est d'autant plus facile, mais parfois beaucoup plus complexe parce que nous ne comprenons pas le langage, c'est que votre corps vous parle, il communique avec vous.

Et là, je ne parle pas de communication ésotérique, mais bien du langage corporel qui est propre à l'humain et à plusieurs espèces en situation de douleur.

Il faut que vous gardiez en tête que votre corps physique représente l'interface avec laquelle vous percevez l'environnement et y interagissez. Et ainsi, cette « interface » tente de vous fournir des informations sur votre monde. Il s'agit d'écouter, mais surtout de connaître ce langage.

Dans certaines situations, vous pouvez décoder rapidement le sens de la communication et nul besoin de vous poser de questions. Par exemple, vous vous promenez en forêt. Vos yeux vous situent dans l'environnement, votre nez perçoit la moindre odeur différente et vos oreilles vous rendent attentif à une multitude de bruits. De plus, votre peau vous informe de la température et… de la présence de moustiques!

Tout à coup, vos sens vous informent que, dans votre enthousiasme, vous venez de perturber un nid de guêpes. Le son d'un essaim de cet insecte semble se rapprocher de vous. À ce moment, votre corps vous parle. Le langage à ce niveau ne s'exprime qu'avec 2 choix : la fuite ou l'affrontement. Bien sûr, vous n'analyserez pas la situation bien longtemps et vous choisirez la première option.

Votre corps a communiqué avec vous. Bien sûr, dans l'exemple précédent, la communication est simple et évidente.

Qu'en est-il de la douleur maintenant? Il est accepté de tous qu'elle représente un signal conscient indiquant que quelque chose ne va pas. Cependant, connaissez-vous les mots, les formes, la grammaire que votre corps utilise pour communiquer le problème?

Et la nécessité de cette communication est facile à déduire. Votre corps est minimalement composé de deux dimensions : le physique et le psychisme. Ainsi, une communication devrait avoir lieu entre les deux « composantes ».

La perception d'une douleur est l'un de ces signaux qui portent à votre attention un problème. Si vous voulez apprendre le langage de la douleur, vous devez en connaître les règles « linguistiques ».

La connaissance de ces règles est d'autant plus importante lorsque la douleur a pris un caractère chronique puisqu'elle ne représente plus un signal d'alarme, mais une affection neurologique en soit.

LA COMMUNICATION

Avant d'amorcer notre exploration de la syntaxe du langage corporel de la douleur, il est approprié de bien comprendre ce qu'est une communication.

À cause de la complexité du sujet, les experts et les académiciens ont élaboré des dizaines de définitions différentes. En fait, selon Griffin[1], il n'y aurait pas moins de 120 définitions de ce qu'est la communication.

Le mot communication est dérivé du Latin *communis* qui signifie *à l'usage de tous* et du mot *communicare* qui pourrait se traduire par *partager*. La communication est donc définie par une *mise en commun et un partage* d'informations, de pensées, d'idées, de concept, d'émotions, etc.

Ces échanges se font généralement à l'aide du langage, qui lui se subdivise en 3 modes : le langage des mots, le langage corporel et la voix (intensité, modulation, silence, intonation, etc.).

Plusieurs modèles ont été proposés pour comprendre le processus de communication et s'est inspiré de certains de ces schémas que je me suis appuyé pour actualiser les règles de syntaxe du langage de la douleur.

LE LANGAGE PROPRE À LA DOULEUR

Traditionnellement, les différents éléments qui caractérisent la perception, les prédispositions et l'interprétation de la douleur étaient inventoriés de façon hétérogène, sans fil conducteur qui permet une vision holiste du phénomène. Par exemple, les facteurs socioéconomiques faisaient partie d'une liste alors que les modalités physiques de la douleur elle-même se retrouvaient dans une autre section.

Certes, les académiciens et les chercheurs considèrent l'ensemble du phénomène de la douleur, mais leurs recherches, de par la nature même du processus, isolent ces éléments.

En adoptant un modèle qui considère la douleur dans un contexte de communication, il est maintenant possible d'intégrer tous les constituants de la douleur dans une toile inclusive, encore davantage que dans le modèle biopsychosocial.

Cette matrice communicationnelle qui englobe l'ensemble des modalités liées à la douleur prend tout son sens lorsqu'on considère la bidimensionnalité de l'humain : le physique et le psychique. Dans une situation de non-agression et de maintien de l'intégrité du corps, il n'y a pas de nécessité de porter à la conscience des signaux douloureux.

Toutefois, dans une situation inverse, le stimulus douloureux doit franchir la porte de la conscience et c'est alors que vous ressentez le mal. Or, cet échange d'information entre votre corps et votre esprit représente la structure même d'une communication.

Au premier abord, il est facile d'aborder les douleurs aiguës et subaiguës selon ce modèle. En effet, ces douleurs sont décrites comme un signal d'alarme et, dans ce sens, une communication intense du corps. Toutefois, l'application du modèle pour des douleurs chroniques peut sembler a priori inadaptée puisqu'elles sont, à ce stade, considérées comme une maladie. Cependant, même si le signal douloureux est dorénavant imprégné dans les structures intrinsèques du système nerveux central, il n'en demeure pas moins que le corps tente, d'une façon permanente, de crier sa détresse.

De plus, la communication de la douleur ne se compose pas uniquement des modalités descriptives du phénomène et, à l'instar d'un échange entre deux humains, des considérations qui influencent entre autres la perception et l'interprétation du message doivent être prises en compte.

LE MODÈLE IDIOMATIQUE DE LA DOULEUR

La douleur représente une expérience personnelle, intime. La douleur, et plus précisément la souffrance, est nécessairement imprégnée de l'environnement social, de la culture et de l'entourage relationnel. La communication sera donc teintée de milliers d'éléments que le professionnel de la santé doit considérer, mais aussi le patient s'il désire comprendre et exprimer sa souffrance dans un langage compréhensible.

Pour tous ceux qui sont touchés de près ou de loin par la souffrance, ce langage doit être décodé, car il utilise une grammaire, un vocabulaire et une syntaxe qui lui est bien souvent propre. C'est un langage idiomatique, c'est-à-dire, selon la définition, un instrument de communication « linguistique » particulier à une langue, similaire à un dialecte.

Essentiellement, le modèle fait référence à 3 distinctions – le contexte, le message et l'expérience — qui façonne l'interprétation globale et l'expression de la douleur et 6 modalités qui exercent une influence sur son vécu : les prédispositions, les présuppositions, la perception, les expressions collatérales, l'interprétation et le comportement.

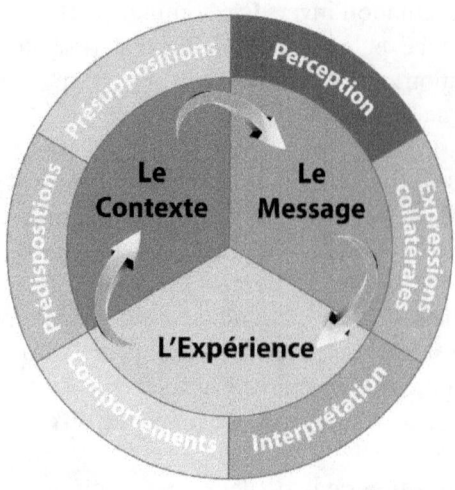

Figure 6 : Modèle Idiomatique de la Douleur

Avant de pouvoir articuler ce modèle, j'ai beaucoup jonglé afin d'intégrer les éléments qui contribuent à l'expérience de la douleur et toutes ses subtilités. Je suis dorénavant persuadé que le présent modèle remplit son mandat et qu'il facilite la compréhension de la souffrance. Évidemment, cette compréhension sera d'une aide incommensurable pour guider le patient ainsi que les cliniciens vers de meilleures stratégies

Le contexte

Tous les modèles de communication considèrent le contexte propre aux intervenants impliqués dans l'échange.

Il est évident qu'un Asiatique ne communiquera pas ses idées de la même façon qu'un Nord-Américain. Il utilisera des expressions qui sont propres à sa culture, des exemples locaux et un langage corporel inconnu de nous. Bien sûr, de nos jours avec la mondialisation et l'instauration du village global, ces différences sont de moins en moins marquées, mais elles demeurent.

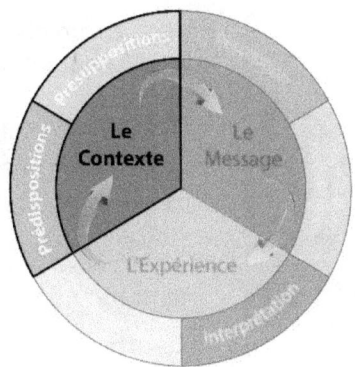

Ma conjointe est Iranienne. Elle vit au Canada depuis maintenant plus de 20 ans. Elle connaît donc nos codes de communication. Cependant, pour son père qui habite toujours à Téhéran, ces différences sont plus manifestes.

Je vous donne deux exemples.

Durant l'une de ses premières visites chez nous, je me demandais pourquoi il n'allongeait pas ses jambes avec les fauteuils inclinables qui meublent le salon. Ne pouvant l'inviter à le faire puisqu'il ne parle ni le français ni l'anglais, je demande à ma conjointe de lui mentionner. C'est alors que j'ai appris qu'il est impoli chez les gens du Moyen-Orient de présenter le dessous de leurs pieds aux étrangers. Il comprend dorénavant qu'il en est autrement ici et il se met volontiers à son aise lorsqu'il nous visite.

Autre signe corporel qui illustre bien les différences culturelles, issues du contexte particulier, dans la compréhension d'un message. Lorsque nous apprécions une intervention ou un repas, nous avons tendance à le manifester en levant le pouce vers le haut, avec les autres doigts refermés dans la paume. Or, ce signe, qui est chez nous positif, revêt un caractère insultant et déplacé en Iran.

Il est donc aussi essentiel de considérer le contexte dans la compréhension de la souffrance, surtout pour nous les professionnels de la santé.

Deux modalités caractérisent et jettent les bases de la perception et de l'expérience de la douleur : les prédispositions et les présuppositions.

Les prédispositions

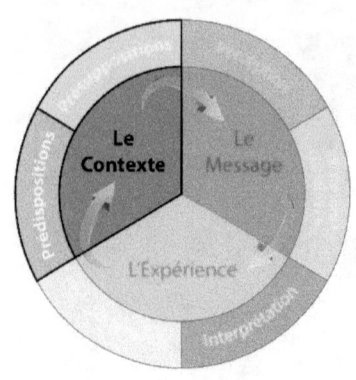

Il s'agit de prédispositions physiques ou psychologiques qui favorisent la manifestation et l'expression de conditions douloureuses. Plusieurs études ont mis en lumière ces déterminants :

1) L'âge

En premier lieu, il importe ici de considérer votre âge non pas comme un handicap, mais bien un facteur physiologique auquel personne n'échappe. Il est dommage de constater que plusieurs – et peut-être faites-vous partie de ceux-là – partagent la croyance que le fait de vieillir signifie inévitablement dépérir!

Force est d'admettre cependant qu'avec nos habitudes de vie déficientes et un déconditionnement physique, une grande majorité des personnes voient leurs capacités diminuer, ce qui les prédispose à des blessures et malaises.

2) Le sexe

Je ne parle pas de la fréquence ni de l'acte ici, mais tout simplement de la présence (ou de l'absence) du chromosome « Y ». Certaines affections douloureuses se manifestent davantage chez un sexe en particulier.

Par exemple, les femmes souffrent davantage de migraines[2] (70 % de tous les migraineux), de fibromyalgie[3] (7 fois plus que chez les hommes) et de maux de cou chroniques (13,5 % chez les femmes contre 9,5 % chez les hommes)[4].

Cependant, lorsqu'on observe la prévalence à d'autres manifestations douloureuses chez les hommes, on note que nous sommes plus susceptibles à la goutte, à la céphalée en grappe et à l'ulcère d'estomac[5].

Toutefois, de façon générale mesdames, contrairement à bien d'autres domaines, au niveau de la prévalence à la douleur chronique, vous êtes surreprésentées[6].

Au chapitre de la prévalence à la douleur, nous avons certes eu notre période d'égalité, soit avant l'adolescence. Dès cette période cependant, vous êtes davantage touchées par les douleurs associées à certains problèmes de santé comme pour les affections musculo-squelettiques[7].

Maintenant la question qui vous brûle les lèvres... ou les neurones : les hommes et les femmes possèdent-ils la même tolérance à la douleur?

Probablement à cause de l'expérience de l'accouchement dont nous, les hommes, avons la « chance » d'être exemptés, car elle semble d'une douleur extrême, nous interprétons que les seuils de douleur et de tolérance chez la femme sont supérieurs. Or, étonnamment, les récentes études démontrent plutôt l'inverse; la femme perçoit plus rapidement la douleur et sa tolérance à cette dernière est inférieure, notamment lorsqu'elle est associée à une atteinte musculaire ou articulaire, qu'elle est inexpliquée ou dans des cas de fibromyalgie[8].

Les raisons qui expliquent ces différences ne sont pas encore bien élucidées, mais il semble que le sexe et le genre soient mis en cause. Dans ce cas-ci, le *sexe* se définit comme étant l'ensemble des différences biologiques entre les hommes et les femmes : la génétique (notre fameux chromosome « Y » entre autres) et le système endocrinien (les hormones sexuelles).

Quant au *genre*, il représente les rôles, les comportements, les attributs sociaux que la société considère relevant de l'homme ou de la femme.

Selon les études, le taux d'estrogènes fournirait une explication plausible quant à ces différences. Le seuil de douleur est à son plus bas chez la femme lors des menstruations et alors que le niveau d'estrogènes est inférieur. Plus tard dans le cycle, alors que le taux de cette hormone est supérieur et que la progestérone est à son plus bas, le seuil de douleur est alors comparable à celui des hommes. Également, un taux élevé de testostérone déclencherait une quantité supérieure d'endorphine, ce qui favoriserait la tolérance à la douleur chez les hommes.

Face à la douleur, l'attitude des femmes est également différente de celle des hommes. Les femmes vont volontiers exprimer leur douleur, car elles considèrent qu'elle représente un signe de maladie et ne chercheront pas uniquement le soulagement, mais une explication ainsi que de l'aide. Quant à l'homme, il aura tendance à minimiser et même cacher sa douleur et si elle s'avère chronique, l'homme sera davantage porté à l'anxiété.

Cette approche plus holistique et intégrée face à la douleur des femmes leur procure une capacité naturelle de gérer la souffrance[9].

Deux autres faits intéressants avant de passer à un autre déterminant.

La conjointe d'un homme qui souffre de douleurs chroniques aura tendance à s'investir dans la problématique, par mesure de support, mais également pour l'aider à trouver une solution. Elle ira même à mettre de côté sa vie sociale devant l'épreuve. L'inverse n'est cependant pas vrai. La femme affectée de douleurs chroniques ne retrouvera pas le même support chez son homme. Il continuera à mener sa vie comme à l'habitude[10].

Dans un contexte de recherche, l'homme a tendance à minimiser l'expression de sa douleur si l'expérimentateur est une femme[11,12,13]. Peut-être veut-il préserver une image solide, forte et résistante? La culture et la biologie jouent assurément un rôle dans ce comportement. Il est donc permis d'extrapoler et d'imaginer que le même comportement se produit face à un docteur féminin.

3) **Les traumatismes antérieurs**

Nul besoin de s'appuyer sur de complexes théories pour comprendre que les traumatismes antérieurs peuvent avoir des séquelles futures et ainsi favoriser l'apparition de syndromes douloureux. Ces traumatismes peuvent prendre la forme d'accidents de travail, d'accidents de sports, d'automobile et d'abus physiques ou psychologiques.

Voici quelques exemples :

Le mécanisme d'apparition de la céphalée de tension – qui affecte 3 femmes pour 2 hommes – semble lié au stress ou à des dysfonctions de la colonne cervicale[14]. Le cou est typiquement sensible aux traumatismes et il constitue une structure qui est particulièrement ébranlée lors d'accidents.

Bien que les causes exactes et les facteurs de risque de la fibromyalgie ne soient pas encore complètement connus, certains éléments semblent se démarquer. Les études révèlent que l'apparition de la maladie est souvent associée à des événements à haute teneur en stress ou traumatiques comme c'est le cas lors d'accidents d'auto[15]. Des blessures à répétitions ont également été identifiées parmi les fibromyalgiques[16].

Bien que la plupart des patients qui souffrent de maux de dos chroniques peuvent rarement identifier un unique traumatisme déclencheur, il est généralement admis qu'une série de microtraumatismes répétitifs auraient contribué à blesser les structures vertébrales.

Selon une étude publiée récemment, 73 % des patients qui ont expérimenté un premier épisode de mal de dos voit leur douleur réapparaître au moins une fois[17]. Un épisode de mal de dos mal traité à l'origine est d'ailleurs le facteur de risque # 1 de développer un problème chronique.

Aussi, les personnes qui ont été victimes d'abus et de violence physique et psychologique sont davantage affectées par des douleurs chroniques. En fait, le tiers des patients qui souffrent de douleurs chroniques seraient dans cette situation[18]. S'il s'agit de votre cas, ne négligez pas de le mentionner à votre professionnel de la santé.

La pratique de sports, surtout ceux qui impliquent des contacts, n'est certainement pas à négliger lorsqu'on explore les traumatismes passés. À juste titre, l'activité physique est encouragée et démontrée bénéfique pour la santé. Il est parfois difficile d'envisager que le sport pourrait être à l'origine (ou avoir contribué) aux douleurs que vous ressentez actuellement.

Si vous avez pratiqué le hockey, le football ou des sports de combat, il est facile de déduire qu'un mauvais coup ou de multiples impacts qui semblaient anodins puissent avoir créé des stress mécaniques importants sur votre structure et ainsi, à la longue, déclencher des signaux douloureux.

Toutefois, si vous avez pratiqué le patinage artistique ou le vélo, le lien est plus difficile à établir.

Laissez-moi vous proposer des mécanismes possibles. Lorsque je le fais avec mes patients, souvent, je vois une lumière s'allumer dans leurs yeux.

Dans l'effervescence de l'action dans la pratique de votre sport, le patinage artistique par exemple, il vous est probablement arrivé de chuter. En bon athlète, et propulsé par votre fierté, vous vous êtes relevé pour continuer. La volonté de vaincre ou de réussir une figure difficile l'emporte sur la douleur momentanée. Cependant, certains impacts, pas tous évidemment, ont pu causer des microblessures à des articulations. Parmi celles qui sont fréquemment touchées, on identifie les articulations de la colonne cervicale. Je n'exclus évidemment pas les autres articulations comme les chevilles, les genoux, les hanches ou encore les épaules, mais l'exemple du cou est intéressant.

Lorsqu'on frappe un arbre avec une hache, la portion qui bouge le plus est la cime, s'il n'était pas trop gros naturellement. L'impact de l'instrument sur le tronc transfère une énergie à l'arbre et cette énergie se propage vers le haut puisque cette direction offre le moins de résistance. L'onde de choc atteint la tête de l'arbre et cette portion étant plus flexible, elle est secouée par cette énergie.

Cette analogie illustre bien comment le cou est secoué par des impacts qui touchent d'autres parties du corps. Vous n'avez qu'à observer les reprises lorsque vous regarderez votre sport préféré à la télé. Quand il y a une chute ou un impact important, remarquez le mouvement du cou. Même chose en vélo, une chute sur le côté provoquera une projection rapide du cou, parfois même au-delà du mouvement normal. Exactement le même type de mécanisme de blessure que lors d'un impact en automobile. Ce traumatisme porte le nom de *syndrome du coup de fouet*.

Nous parlons, à raison, beaucoup des commotions cérébrales de nos jours. Mais saviez-vous qu'une des structures qui est souvent négligée dans ces situations est la colonne cervicale? Beaucoup d'attention est portée au cerveau, mais bien souvent la clé d'un rétablissement plus rapide et permanent de l'athlète est lorsqu'une partie du traitement est dirigé vers le cou. Toutefois, cette intervention doit impérativement être faite par un docteur qui en possède l'expertise.

C'est exactement ce que Sydney Crosby (vedette de la *Ligue Nationale de Hockey*, si vous ne le connaissiez pas ;-)) a fait en 2011 lorsqu'il a été affecté par des commotions cérébrales, il a rencontré le Dr Ted Carrick, chiropraticien spécialiste en neurologie, qui a abordé le problème différemment[19].

Même si les mécanismes de blessures sont similaires, la situation des accidents d'auto et de travail est toutefois plus délicate si le patient reçoit, ou est en attente, d'une certaine forme d'indemnité. De façon consciente, mais la plupart du temps inconsciemment, la description de sa douleur et ses conséquences seront amplifiées afin de justifier ses revendications.

Nonobstant ces considérations, nous savons par exemple, dans le cas des maux de dos chroniques, que certains emplois paraissent plus exposés : ceux qui nécessitent le port de charges lourdes, des postures prolongées ou une exposition aux vibrations[20].

4) La posture et l'équilibre

Pour les personnes qui souffrent de douleurs axiales (douleurs vertébrales, maux de tête et fibromyalgie), l'examen de la posture devrait être aussi important, même plus important, que la prise des autres signes vitaux pertinents. En fait, comme vous allez le constater dans les prochains paragraphes, la posture représente un déterminant important pour un patient qui souffre de problème d'origine mécanique.

Comme je l'ai décrit dans le chapitre précédent, la définition d'une posture adéquate repose sur une prémisse d'équilibre où les muscles utilisent un minimum d'énergie pour maintenir une position statique ou effectuer un mouvement. Plusieurs études se sont penchées sur les caractéristiques d'une posture idéale. L'un des dénominateurs communs qui ressort souligne la notion d'alignement, d'équilibre.

En fait, pour optimiser l'efficacité énergétique musculaire dépensée en position statique ou en action, il est impératif que les différentes parties du corps soient alignées autant au niveau global qu'aux échelons de chaque articulation impliquée (nous parlerons plus abondamment du concept de microposture dans le chapitre 9).

Par exemple, nous pouvons subdiviser le corps en trois modules symbolisés par trois segments triangulaires inversés, c'est-à-dire où le sommet pointe vers le bas. Le triangle supérieur représente la tête, celui du milieu le tronc et le bassin fait figure de troisième module.

En situation de stabilité optimale, où les muscles doivent utiliser un minimum de contraction pour maintenir la posture, les trois modules sont en d'équilibre. Dans le langage d'aviation, nous dirions que l'assiette (horizontalité) est maintenue. Notez sur la figure 7, que vous observiez la posture de dos ou de côté, les trois triangles sont horizontaux. Ainsi, les muscles attitrés à la posture ont très peu d'énergie à déployer.

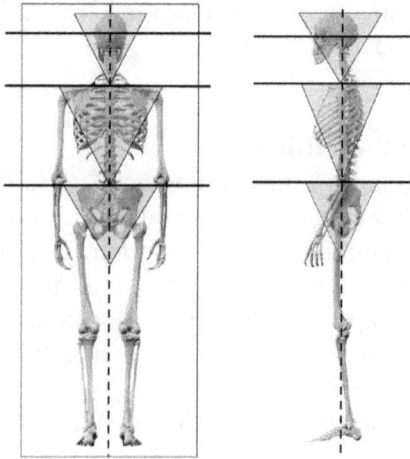

Figure 7 : Posture équilibrée

Aucune énergie n'est « perdue » pour compenser un déséquilibre des structures.

Et cette constatation est également vraie en situation de mouvement. Si l'équilibre articulaire permet une synergie harmonieuse de l'ensemble du corps, les muscles n'auront qu'à propulser l'action sans devoir continuellement fournir des efforts de correction.

C'est ce qui se passe lorsque l'assiette de l'un des modules (tête-tronc-bassin) dévie de l'horizontal. Les muscles doivent en permanence compenser pour maintenir l'équilibre. Les chaînes cinétiques du mouvement ne sont pas en synchronisation harmonieuse et une énergie supplémentaire doit être attribuée juste pour contrer les effets de la gravité. Selon les sources, les pertes d'énergie pourraient atteindre 20 % à 30 %[21,22].

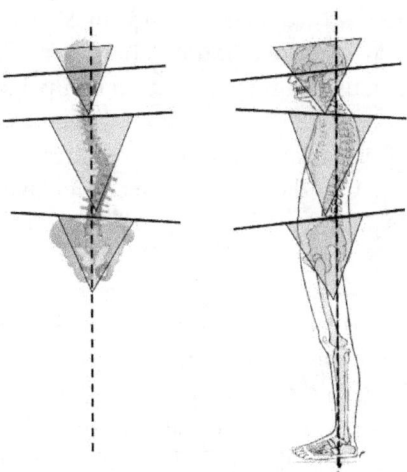

Figure 8 : Posture en déséquilibre

Les articulations de la colonne vertébrale sont extrêmement riches en récepteurs nerveux qui informent le cerveau de la position exacte de chacune des vertèbres et de chaque tendon, muscle, ligament. De plus, le mouvement de la colonne vertébrale, combiné à la respiration, contribue à la circulation du liquide céphalorachidien qui nourrit le cerveau.

Le Dr Roger Sperry, récipiendaire d'un Prix Nobel pour ses recherches sur le cerveau en 1981, affirme que 90 % de la stimulation et de la nutrition du cerveau est généré par les mouvements de la colonne vertébrale. De plus, il soutient que 90 % de l'activité cérébrale est dédiée à l'adaptation du corps à la gravité, ce qui ne laisse que 10 % pour les fonctions cognitives et la gestion du métabolisme[23]. S'appuyant sur ces données, le Dr Erik Dalton, PhD, déclare que les microajustements musculaires requis pour compenser un déséquilibre postural subtilisent cette énergie résultant en un affaiblissement des fonctions internes de l'organisme[24].

Et ce que vous devez comprendre, c'est que toutes les parties du corps sont interreliées tel un système complexe d'engrenages. Lorsqu'une dysfonction atteint une articulation, surtout si elle fait partie de l'axe central de votre corps, une réaction en chaîne est déclenchée si bien que l'ensemble de la structure absorbe, subit ou compense.

L'élément central qui participe aux phénomènes de compensation est le système musculaire. Or, dans cette cascade et avec le temps, certains muscles devront s'allonger alors que d'autres seront nécessairement raccourcis[25].

L'une des observations fréquentes que l'on note chez les personnes avec une posture déficiente est une déviation vers l'avant de la tête. Le centre de gravité de cette dernière est projeté vers l'avant. Le poids de crâne, avec toutes les bonnes et mauvaises pensées qui y logent, varie entre 8 et 10 lb (3,5 et 4,5 kg). Or, il a été démontré que pour chaque pouce (2,5 cm) de projection avant, le poids de la tête augmente de 10 lb[26].

En fait, pour ceux d'entre vous qui sont plus analytiques, vous aurez compris que ce n'est pas la tête qui s'alourdit, mais la résistance sur les muscles arrières qui augmente de l'équivalent de 10 lb à chaque 1 po de projection avant, et ce, par l'allongement du bras de levier.

Outre les conséquences d'ordre esthétique, une mauvaise posture a des effets beaucoup plus importants.

En effet, en janvier 2004, l'*American Journal of Pain Management* établissait un lien direct entre une posture déficiente et des conditions chroniques comme les maux de dos, les céphalées d'origine cervicale, et même des maladies associées au stress. Et il ajoute : « *L'excédent de pression imposée sur le cou découlant d'une mauvaise posture diminue la courbe cervicale normale et cause des tensions anormales aux muscles, aux ligaments et aux vertèbres* » [27].

Les résultats d'une étude présentée à la 31e conférence internationale annuelle de l'*Institute of Electrical and Electronics Engineers: Engineering in Medicine & Biology Society* confirment la précédente affirmation : « À la longue, une mauvaise posture résulte en des douleurs, des malaises musculaires, des tensions et des maux de tête et peut mener à des complications chroniques comme de l'ostéoarthrite. Le port antérieur de la tête peut promouvoir un vieillissement accéléré des articulations vertébrales résultant en des maladies articulaires dégénératives »[28]

Selon le Dr René Cailliet[29], un physiatre français, le port antérieur de la tête peut ajouter une résistance supérieure équivalente à 65 kilos (30 livres) sur la colonne cervicale. Cette situation peut induire un déséquilibre de la colonne entière. Cette posture inadéquate de la tête et du cou peut mener à une perte de capacité pulmonaire pouvant atteindre les 30 %. L'altération de la respiration a des répercussions sur le système circulatoire. De plus, les premières vertèbres cervicales représentent la plus haute concentration de récepteurs nerveux (propriocepteurs) et une source majeure de stimuli qui modulent la production d'endorphines. Or, l'inconfort, la douleur et la stimulation erratique des propriocepteurs de cette portion du cou réduisent la production d'endorphine et abaissent le seuil de tolérance à la douleur.

L'observation du Dr Cailliet concernant les conséquences sur le système respiratoire a été appuyée récemment par le Dr Kapreli et ses collègues[30].

Comme nous venons de le voir, le déséquilibre observé dans la région du cou a des répercussions sur l'ensemble de la colonne vertébrale, mais il peut également mener à des conséquences sur la perception de la douleur et la santé en général.

En effet, des spécialistes ont noté les modifications sur les racines nerveuses et même sur la moelle épinière au niveau du cou pour justifier les nombreuses conséquences sur la santé associées à une posture déficiente[31,32].

Évidemment, une perturbation posturale n'émane pas exclusivement de la région du cou. Un affaissement d'une arche plantaire (ou les deux), une inégalité des jambes (plus de 7 mm), un blocage des articulations du bassin ou du bas du dos ou une scoliose représentent des causes physiques. Toutefois, certaines aberrations de la posture prennent leur origine dans de mauvaises habitudes et parfois même au niveau psychologique.

À ce niveau, il est difficile de prédire si la mauvaise posture a généré une perte d'énergie mentale, un manque de confiance ou une perte d'estime, mais il a été observé que l'inverse est fréquent.

Nous avons des données qui nous permettent de croire qu'un déséquilibre de la posture affectera le mental. En 2000, les Drs Watson & MacDonncha ont publié le fruit de leurs recherches et notaient qu'une posture déficiente pouvait mener à une perte de confiance et d'estime de soi[33].

Évidemment, toutes ces données nous indiquent que la posture représente un facteur qui prédispose aux douleurs d'origine mécanique et qu'elle devrait être analysée rigoureusement dans ces situations.

5) Les facteurs « psychosociaux »

Il n'y a pas que les déterminants physiques qui prédisposent aux syndromes douloureux. De prime abord, d'envisager que des facteurs sociaux (incluant la famille) et psychologiques puissent influencer la perception de la douleur ne relève pas d'un réflexe initial. Pourtant, des exemples de l'influence concrète du mental dans la manifestation de la douleur ou de la maladie abondent.

À ce sujet, les croyances qu'on entretient face à une maladie, une douleur et même au traitement qui nous sera administré représentent de puissants exemples de l'influence du mental sur les manifestations pathologiques. J'y reviendrai en détail sur l'aspect des croyances dans la section « présuppositions » plus loin dans ce chapitre.

Le modèle biopsychosocial

Nous avons été culturellement influencés par le modèle biomédical de la santé et de la maladie depuis notre tendre enfance. Ce modèle repose sur le fait que la médecine (et les autres professions de la santé « officielles ») applique la méthode analytique des sciences classiques pour élucider les mystères du fonctionnement du corps humain, de la maladie et évidemment de la douleur. Toutes les manifestations physiologiques s'expliquent ou devraient s'expliquer par des phénomènes physiques, mécaniques. Le corps est donc réduit à un amoncèlement organisé de gènes, de cellules, d'organes qui forme un être isolé, autonome.

Selon ce modèle, la maladie physique et mentale ainsi que la douleur et la souffrance devraient être déchiffrées en terme de déséquilibres physiques, métaboliques, biochimiques ou électriques.

Cette vision de la maladie s'explique par le mode de pensée analytique emprunté de la Renaissance avec Descartes, Galilée et Newton. L'approche biomédicale purement physique comporte cependant des limites importantes puisqu'elle ne tient pas compte des aspects sociaux et psychologiques.

Longtemps nous avons pensé que le développement du cerveau était entièrement déterminé par le programme génétique. Or, maintenant nous savons que des facteurs relationnels, affectifs et environnementaux y contribuent de façon importante. Au cours du développement cérébral, une sélection rigoureuse des neurones s'effectue en fonction des circuits fortement stimulés alors que ceux des trajets inutilisés ou redondants sont éliminés[34]. Par exemple, un enfant qui est privé d'affection en jeune âge subira des perturbations sévères et irréversibles du développement de son cerveau, résultant en des troubles comportementaux[35]. Le modèle biomédical n'est pas en mesure d'expliquer complètement cette interaction « affection – structure cérébrale » dans le développement de l'architecture du cerveau.

Autre exemple des limites du modèle biomédical. Devant des impasses répétitives à expliquer l'origine des douleurs en l'absence de lésions observables, les lombalgies ont abondamment fait l'objet d'étude sur la contribution des facteurs psychosociaux. Il appert que ces derniers sont de meilleurs prédicateurs du risque de persistance de la douleur que les facteurs biologiques ou biomécaniques[36].

À la lumière des limites du modèle purement empirique biomédical, des penseurs tels le Dr Georges L. Engel* a proposé un nouveau modèle en 1977 dans un article paru dans la revue *Science*[37]. Le modèle biopsychosocial est alors apparu. Ce n'est toutefois que dans les années 80 que le modèle commence à émerger.

Auparavant, une douleur d'origine *organique* était considérée différente d'une douleur *psychogène* puisque son origine ne pouvait être expliquée en l'absence de lésion physique. La douleur psychogène a longtemps été associée à des problèmes psychosomatiques, c'est-à-dire une perturbation psychologique qui entraîne des manifestations sur le plan physique.

Or l'adoption du nouveau modèle biopsychosocial se reflète dorénavant dans de nouvelles définitions. En 1980, dans le DSM (*Diagnostic and Statistical Manual of Mental Disorders*), manuel de référence des psychiatres, le terme « douleur psychogène » a été remplacé par « douleur somatoforme » et en 1994, ce dernier fait place à « troubles douloureux avec présence ou non de facteurs psychologiques ou physiques ».

Quoique nous percevions une volonté d'intégration du nouveau modèle, l'IASP (*International Association for the Study of Pain*), considère ces changements encore peu adaptés à l'étude de la douleur[38].

Le modèle biopsychosocial représente un élargissement du modèle biomédical et l'aspect analytique, si important, y garde sa place. Dans cette nouvelle façon de concevoir et de comprendre la maladie, l'humain n'est plus un être déconnecté de l'environnement. Dorénavant, il est vu comme faisant partie d'une famille, d'une société et où y seront considérés les attitudes et croyances, les attentes, les comportements, les facteurs émotionnels et relationnels, le contexte social, culturel et professionnel.

---

* Le Dr Engel était alors professeur en psychiatrie et en médecine à la Faculté de Médecine de l'Université de Rochester

Plusieurs auteurs ont suggéré différentes classifications des facteurs psychosociaux et celle qui me semble la plus appropriée a été proposée par Linton et Skevington en 1999[39]. Les quatre composantes qu'ils distinguent sont :

1) Les émotions – l'humeur, l'anxiété, la peur, l'insécurité, etc.
2) Les facteurs sociaux – la famille, les rapports sociaux, les relations interpersonnelles, le milieu de travail, etc.
3) Les cognitions (intellectualisation) – les stratégies d'adaptation, le catastrophisme, le contrôle, etc. Les croyances font également partie de ce groupe, mais dans le *modèle idiomatique de la douleur* que je propose, cet élément se retrouve plutôt dans la section « présuppositions »
4) Les comportements de douleur – ces comportements seront abordés sous la distinction « Expérience » de la douleur plus loin dans ce chapitre

L'aspect psychologique

Dans le domaine de l'influence de certains attributs psychologiques sur la perception de la douleur, nous devons être prudents. Nous sommes ici en présence d'un exemple typique du dilemme de « la poule ou l'œuf ». En effet, qu'est-ce qui influence quoi; qu'est-ce qui est apparu en premier?

Est-ce que le fait de souffrir de façon persistante perturbe psychologiquement la personne qui souffre ou bien c'est l'inverse qui se produit; des prédispositions psychologiques contribuent-elles à favoriser l'apparition et la persistance des douleurs?

À la lumière de mes nombreuses lectures, bien des chercheurs concluent que les deux hypothèses s'autonourrissent et je partage cette opinion. Nous sommes en présence d'un cercle vicieux qui, s'il n'est pas brisé, entraîne le patient dans une spirale descendante.

Se référant au domaine de la psychologie, il est tout de même bien documenté que les attitudes ainsi que les perturbations prédisposent à la perception et parfois même, à l'apparition de symptômes douloureux.

Certaines attitudes comme adopter une vision pessimiste ou encore le fait d'entrevoir le pire d'une douleur (catastrophisme) ou souffrir d'anxiété diminuent vos capacités à contrôler vos douleurs[40,41]. Nous savons également que 55 % des personnes qui souffrent d'une dépression ressentiront des douleurs[42]. S'agit-il d'une manifestation causée par la dépression ou l'inverse? Chaque cas est différent et c'est ici qu'une consultation exhaustive qui explore les différents aspects de la vie du patient précisera laquelle des affections est primaire.

Cette interprétation de réciprocité de cause et effet semble cependant être le mécanisme mis en cause. Une étude où des patients souffrant de douleurs musculo-squelettiques chroniques ont été suivis a révélé que la douleur chronique pouvait causer la dépression et que la dépression peut favoriser l'apparition de douleurs chroniques[43]. Malgré ces influences communes, il semble que la dépression soit secondaire aux douleurs persistantes et associées à la diminution de la qualité de vie dans la majorité des cas.

Je mentionnais plus haut le cas de personnes qui ont été victimes de violence physique et psychologique. Certains auteurs émettent l'hypothèse que l'expérience émotionnelle associée à ces abus en jeune âge, reste inscrite dans le corps sous forme, entre autres, de tensions musculaires associées à des angoisses. Le corps conserve alors en mémoire ces tensions. Or, la récurrence, puis l'accumulation de ces expériences psychoaffectives dévastatrices entraînent une rigidité croissante des muscles, principalement ceux du dos[44,45].

Plus tard dans la vie, lorsque la personne vit des moments où les émotions présentes font écho aux souvenirs passés, les tensions musculaires latentes peuvent faire surface, jusqu'à la douleur parfois[46]. Notez que ces spasmes se manifestent le plus souvent le long de l'axe central du corps, donc au niveau du dos[47].

Étonnamment, ce n'est pas tant la présence de sévices passés que l'interprétation et la façon dont l'expérience a été vécue qui comptent. Une étude intéressante à ce sujet vous éclairera.

Des chercheurs ont suivi pendant 6 ans un groupe de 676 victimes de sévices dans leur enfance. Afin de comparer leurs résultats, un groupe contrôle comprenant 520 personnes a été inclus dans l'étude. Les résultats sont surprenants : il n'y a pas de corrélation entre le fait d'avoir été l'objet de maltraitance dans l'enfance et l'apparition de douleur inexpliquée à l'âge adulte. Cependant, la corrélation émerge dans l'interprétation d'un passé de victime et de la douleur, et ce, dans les deux groupes![48]

Un état émotionnel comme l'anxiété influence également la perception et parfois même, prédisposera à l'apparition de cette dernière.

L'anxiété

L'anxiété se caractérise par un sentiment d'appréhension, de tension, de malaise, de terreur face à un péril de nature indéterminée. Les personnes qui souffrent de douleurs persistantes sont souvent affectées par l'anxiété, surtout si elles ne connaissent pas l'origine de leurs souffrances et qu'aucun traitement n'ait fonctionné jusqu'à présent.

Si vous souffrez depuis des mois, voire des années, vous savez sûrement de quoi je parle ici, n'est-ce pas?

Et si vous êtes aux prises avec de la fibromyalgie, les probabilités que j'aie raison augmentent considérablement. En effet, 44 à 50 % d'entre vous mentionnent que vous êtes particulièrement anxieux[49].

Ce qui fait peur, c'est l'anticipation de voir votre condition se détériorer davantage et de « finir en fauteuil roulant ».

Si l'anxiété peut se manifester secondairement à de la douleur persistante, elle peut également amplifier le problème. Le sentiment d'anxiété vous incite à éviter certains mouvements de peur d'aggraver votre condition, ce qui mène bien souvent à un déconditionnement physique plus important et conséquemment, à des risques de blessures accrues.

L'anxiété est fortement influencée par l'interprétation et d'auto-évaluation de la personne qui souffre. Encore ici, une relation réciproque s'établit entre l'émotion et votre façon de décoder la situation.

Si vous interprétez que votre situation est sans espoir, que votre condition ne peut que s'aggraver, si vous êtes pessimiste quant à vos chances de vous en sortir, l'anxiété sera assurément amplifiée. Cette exacerbation de votre anxiété contaminera votre interprétation de la situation entraînant l'instauration d'un cercle vicieux infernal. L'anxiété diminuera votre capacité à contrôler vos douleurs[50,51].

Plus haut je mentionnais que la lombalgie chronique avait été abondamment étudiée en rapport avec les facteurs psychosociaux. Voici quelques données qui appuient le modèle et surtout de la nécessité de considérer les éléments qui le composent dans l'interprétation adéquate du langage de la douleur.

Parmi les éléments significatifs qui prédisposent aux douleurs persistantes au bas du dos est le lien entre les relations sociales en milieu de travail (peu d'entraide entre les collègues et peu de soutien de la part des supérieurs) et la fréquence des lombalgies. Dans une étude où 3000 hommes ont été suivis, les symptômes persistaient même après des modifications des postes et méthodes de travail, ce qui démontre la puissance du facteur social[52].

La peur de faire des erreurs au travail, la monotonie des tâches associées à l'emploi ainsi que des contraintes de temps ont également été fortement associées aux lombalgies[53].

Si la blessure fait l'objet d'un litige auprès d'organismes légaux (CSST, assurances, etc.), le mal de dos sera plus important et sa guérison plus lente. En effet, des études ont confirmé que la durée des arrêts de travail était plus importante dans les événements « d'accident de travail » que dans d'autres situations, et ce, indépendamment des autres facteurs tels l'âge, le sexe, et la sévérité du traumatisme.[54,55,56]

Il y a des côtés positifs à la présence de facteurs psychosociaux également. Par exemple, dans la relation docteur-patient. Le simple fait pour le professionnel d'expliquer et de rassurer son patient peut avoir des retombées importantes. Dans une étude portant sur 975 patients en arrêt de travail depuis 8 à 12 semaines et souffrant de lombalgie, il a été démontré que de simples informations transmises au patient, associées à des conseils de reprise des activités, étaient plus efficaces que les traitements conventionnels[57].

Le stress

La douleur chronique perturbe la vie de ceux qui en souffrent. En plus d'entraîner son lot de limitations, d'inquiétudes, d'incertitudes et de répercussions dans toutes les facettes de la vie, elle perturbe également la vie de l'entourage qui, lui aussi, en subit les contrecoups quotidiens.

La douleur chronique contraint donc à une adaptation constante devant cette épreuve et, en ce sens, représente donc un stress chronique.

Le stress, surtout lorsqu'il est chronique, peut aussi être un contributeur important et même une source de douleur. Toutefois, il convient d'expliquer ce qu'est le stress, car dans bien des cas, la conception qu'on s'en fait est dénaturée.

Par définition, le stress n'est qu'une réaction du corps face à une demande d'adaptation. S'il fait trop chaud et que vous vous mettez à transpirer, il s'agit d'une adaptation de votre corps, donc d'un stress.

Votre fille de 15 ans vous annonce qu'elle est enceinte, le choc crée une demande d'adaptation, c'est un stress. Si elle a 29 ans et que la grossesse était voulue, il s'agit aussi d'un stress, mais que vous percevez comme positif.

L'un des plus grands experts du stress était un scientifique canadien, Hans Selye. Il a contribué, par ses travaux, à mieux comprendre le stress qu'il nomme « syndrome général d'adaptation ». Voici sa définition : *« toute réponse non spécifique de l'organisme consécutif à toute demande ou sollicitation exercée sur cet organisme. Par définition, il ne peut être évité. La complète liberté par rapport au stress, c'est la mort »*.

La réponse du corps au stress (l'adaptation) vise à maintenir l'équilibre des processus internes, le maintien de l'homéostasie. Le syndrome général d'adaptation comporte trois phases.

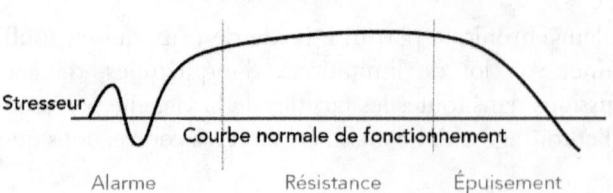

Figure 9 : Les phases du syndrome général d'adaptation

1)   <u>La réaction d'alarme</u> : Cette réaction est déclenchée par l'apparition initiale du stresseur. Par l'entremise du système sensitif (vos 5 sens, les récepteurs de douleurs et les autres capteurs nerveux), votre cerveau identifie qu'il y a une situation à gérer, à laquelle il y a nécessité de s'adapter. Une partie centrale du cerveau, l'hypothalamus, envoie un message à vos glandes surrénales (situées juste au-dessus de vos reins) de libérer dans le sang des catécholamines, dont les plus connues de la famille, l'adrénaline et la noradrénaline.

L'adrénaline entraîne des modifications importantes dans votre corps par l'entremise du système nerveux sympathique : augmentation de la fréquence cardiaque, dilatation des vaisseaux au niveau des muscles, dilatation des pupilles, augmentation de la fréquence et de la profondeur respiratoires, augmentation du tonus musculaire, augmentation de la sudation, poils qui se hérissent, ralentissement voire blocage de la digestion, diminution du temps de la coagulation du sang et augmentation de la glycémie.

Ces réactions sont tranchantes, car, à une époque lointaine, elles servaient à fournir au cerveau et aux muscles de l'oxygène rapidement et massivement afin de vous préparer à vous adapter à une situation extrême. De façon intrinsèque, le corps est conçu pour adopter deux formes primitives d'adaptation : la fuite ou l'affrontement.

Au temps de la préhistoire, les principaux stresseurs étaient des prédateurs. Il fallait agir vite. De nos jours, cette réponse automatique et élaborée est généralement inutile devant nos stress moins intenses. Cependant, la vie au 21e siècle est plus trépidante et nous plonge dans une situation d'adaptation perpétuelle.

Lorsque l'adaptation est complétée, le système nerveux parasympathique (ou vagotonique) prendra la relève afin de normaliser les fonctions métaboliques. Cette portion du système nerveux autonome est responsable, entre autres, de la récupération, du repos et des processus de guérison. Donc, si le corps n'est pas en mesure de s'adapter et que le système vagotonique ne peut prendre la relève, il est facile d'entrevoir les conséquences néfastes à long terme.

2) <u>La phase de résistance</u> : Lorsque l'organisme ne peut s'adapter rapidement au stresseur et que le processus d'adaptation persiste, le corps entre dans une nouvelle phase, celle de résistance. Cette situation est fréquemment rencontrée dans les cas de douleurs chroniques.

L'hypothalamus (et l'hypophyse) devra modifier son message vers les glandes surrénales et une nouvelle substance sera libérée : les glucocorticoïdes. Cette substance rend disponible davantage de sucre (glucose), énergie dont le corps a besoin pour tenir le coup face à un stresseur qui persiste. Alors que dans la phase précédente, l'action des catécholamines préparait le corps à réagir rapidement, dans la phase de résistance, les glucocorticoïdes mobilisent les ressources d'énergie pour tenir dans le temps.

Étant dédié à résister à un stress en particulier et étant donné que les ressources sont mobilisées pour contrer cette « attaque », l'organisme se fragilise face aux autres stress.

3) <u>La phase d'épuisement</u> : Comme le nom le définit justement, cette phase survient lorsque l'organisme ne possède plus les ressources pour s'adapter à l'agent stressant, il s'épuise. À la limite cette situation pourrait mener à la mort.

Je présume qu'une partie de l'anxiété et de l'angoisse que les personnes qui souffrent de douleurs persistantes et tenaces vivent provient de cette perception, même inconsciente, que la situation porte atteinte non plus seulement au corps, mais à la vie elle-même.

En général, c'est durant cette phase d'épuisement que des problèmes de santé collatéraux apparaissent progressivement : hypertension artérielle, taux élevé de cholestérol, anxiété, maux de tête, fatigue chronique et dépression.

Il s'agit bien sûr d'un modèle qui nous permet de comprendre les effets d'un stress prolongé comme dans les cas de douleurs chroniques. Cependant, encore une fois, il tient compte principalement des composantes physiques de l'adaptation.

Pour que le modèle soit plus complet, des auteurs ont proposé d'y incorporer le facteur sociocognitif. Selon eux, le caractère stressant d'un événement est étroitement lié à l'évaluation que nous en faisons. Ils proposent que l'émotion est déclenchée par une interaction entre l'activation physiologique et l'évaluation mentale d'une situation[58,59].

Nous avons souvent tendance à n'identifier uniquement que les événements marquants qui pourraient contribuer à créer du stress. Notez que de nombreuses situations de la vie quotidienne demandent à votre corps de s'adapter, et qu'en tant que telles, elles constituent des agents stresseurs. Être immobilisé dans un embouteillage alors que vous êtes en retard à un rendez-vous ou simplement que vous avez hâte d'être enfin arrivé à la maison parce que votre cou vous fait souffrir représente un stress.

Devoir demeurer assis durant une discussion importante (à la maison ou au travail), tout en vous efforçant de camoufler les douleurs au dos que vous ressentez, est aussi considéré comme un stress.

Avoir « mal partout » à cause de votre fibromyalgie ou vos maux de tête et devoir tout de même performer à votre travail représente assurément des éléments qui contribuent à votre stress.

De nos jours, nous ne faisons plus face à des prédateurs et quoique nous soyons encore tout de même exposés à des épisodes de stress marqués, la répétition régulière de contrariétés et d'irritations quotidiennes contribue également à déclencher des demandes d'adaptation au corps.

Il semblerait que l'accumulation quotidienne de microtresseurs, qui se manifeste sur une période plus ou moins longue, épuise le potentiel adaptatif du corps et entraîne des troubles physiques et psychologiques plus importants encore qu'un événement majeur unique[60].

Tant que votre corps possède les ressources pour s'adapter à ces stress, vous êtes à l'abri de perturbations majeures de votre santé. Toutefois, c'est lorsque cette capacité d'adaptation s'effrite que vous êtes à risque. C'est alors que le stress devient détresse.

Le stress, ou je devrais dire la détresse physique et psychologique liée à des douleurs chroniques, peut donc être une conséquence ou un facteur favorisant de syndromes douloureux.

Tel que mentionné précédemment, l'impact néfaste du stress est modulé par la perception que nous avons de l'événement stressant. Or, si l'agent stressant est une douleur, qu'elle soit aiguë, subaiguë ou chronique, l'adaptation à ce stress sera intimement liée à l'interprétation que vous vous ferez de ces douleurs.

La psychologue sociale, Claudine Herzlich[61], qui fut l'une des pionnières dans l'étude des représentations sociales de la santé et de la maladie, propose 3 conceptions de la maladie que j'ai librement adaptées au concept de douleur. À travers ce modèle, il est intéressant de constater qu'un événement, qui peut sembler similaire chez 3 personnes différentes, pourrait être chargé d'une perception singulière pour chacune d'elle.

1) La douleur destructrice : Chez les personnes qui adhèrent à cette conception, la douleur représente une épreuve destructrice. Plus la personne souffrante était active plus la perception d'interférence est prononcée. La douleur devient un obstacle dans la prise en charge des responsabilités professionnelles, familiales et sociales. En plus, la souffrance ne fait qu'entraîner des problèmes, financiers et pires encore; elle anéantit des rêves et des ambitions.

2) La douleur libératrice : Bien que cette conception se manifeste davantage sur le plan inconscient, la réalisation de l'inactivité forcée engendrée par la douleur peut toutefois se révéler sous un visage libérateur. Plutôt que de concevoir la douleur comme une obstruction à assumer ses responsabilités, la personne y voit un moyen de s'en libérer.

3) **La douleur-intégrée:** Je propose cette appellation plutôt que celle choisie par Claudine Herzlich, *douleur-métier*. Elle est à mon humble avis plus conforme au contexte de la douleur. Il s'agit ici d'une adaptation et d'une résignation face à la douleur. Plutôt que d'être contraint à l'inactivité, la personne souffrante s'obstine et poursuit ses activités. Elle apprend à vivre avec la douleur et ne vit pas d'anéantissement associé à la souffrance. Elle cherche sans relâche à trouver un traitement efficace, collabore entièrement avec son docteur et n'a pas peur d'investir énergie dans les soins proposés.

En s'appuyant sur ce modèle, il est donc facile de déduire que la conception « douleur destructrice » possède le plus grand potentiel de stress – et détresse – chez la personne qui souffre.

L'interprétation de la cause, de l'évolution et la réaction face à la douleur (ou de la maladie) n'est pas uniquement liée à la conception que vous adoptez. Elles dépendent également d'une part de vos attitudes face à la vie, comme le sentiment de contrôle sur votre vie, votre engagement envers des projets et le défi. Parmi les déterminants psychologiques les plus influents sur votre façon de voir la douleur et son traitement est le sentiment d'efficacité personnelle, car si vous vous sentez confiant en votre capacité à surmonter la douleur, vous adopterez un comportement conséquent[62].

L'aspect social

Il est bien démontré que l'aspect social joue un rôle prédominant autant dans la perception de la douleur qu'au niveau des conséquences. Nous avons abordé au chapitre précédent les répercussions concentriques de la douleur et avons vu que l'une des répercussions majeures se manifeste dans les relations sociales.

L'expérience douloureuse ne peut que contaminer la dimension relationnelle de la personne qui souffre. La douleur devient alors un thème qui marque l'attention, les gestes, les échanges, bref, la relation entre la personne atteinte et ses proches. Même si parfois la personne qui souffre a tendance à camoufler ses douleurs et à s'isoler parce qu'elle se sent incomprise, fréquemment autour d'elle une mobilisation de la famille et des amis s'organisera pour lui apporter du soutien.

Or, le soutien constitue l'un des éléments de l'aspect social que l'on se doit d'isoler. Cette forme de support et d'entraide représente un déterminant fort quant au degré de perception de la douleur et de son adaptation. Comme le mentionne le professeur Gustave-Nicolas Fischer[†] : « *l'important n'est pas dans la quantité de relations entretenues, mais dans la qualité du soutien* »[63].

Toujours selon le professeur Fisher, nous pouvons identifier quatre types de soutien :

1) Le soutien affectif : L'entourage de la personne qui souffre apporte support, réconfort, compréhension et amour; un soutien sympathique.

2) Le soutien d'évaluation : les proches tentent de comprendre, d'interpréter. Le soutien prend la forme d'empathie.

3) Le soutien matériel : la famille et les amis intimes apportent une aide matérielle, parfois financière. Ce soutien peut également prendre la forme d'aide dans l'exécution de certaines tâches comme pelleter l'entrée, couper le gazon, aller faire des courses ou toutes autres tâches qui nécessitent un effort physique supplémentaire pour le souffrant.

4) Le soutien d'information : devant l'impasse que représente la souffrance, des membres de la matrice relationnelle alimenteront le patient de conseils, d'informations, de suggestions afin de l'aider à trouver une solution à sa douleur.

De tous les cercles sociaux qui sont touchés par la douleur, le noyau familial demeure sans contredit celui qui est le plus affecté. L'interaction et les règles de l'unité familiale sont fréquemment modifiées et résultent d'une adaptation face à la souffrance de l'un des membres.

La famille se voit contrainte d'adopter, volontairement ou non, une nouvelle dynamique globale. Trois aspects de cette dynamique familiale seront particulièrement touchés.

[†] Professeur émérite de psychologie sociale. Psychologue spécialisé en psychologie de la santé et Directeur du laboratoire de psychologie à l'Université de Metz en France.

1) La dynamique fonctionnelle
   La prise de conscience croissante de l'invalidité du membre atteint
   générera un stress important donc, une demande d'adaptation à la
   situation nouvelle. Bien souvent, c'est l'un des deux parents qui est
   touché et ainsi, une portion importante des tâches ménagères devront
   être réparties. L'autre parent (ou conjoint s'il s'agit d'une famille
   reconstituée) devra assumer, seul ou avec l'aide des enfants s'ils sont en
   âge de le faire, des responsabilités familiales supplémentaires.

   De plus, l'apport financier aux besoins familiaux est modifié, ce qui
   causera une tension supplémentaire pouvant parfois aller à inciter l'autre
   conjoint à travailler davantage à son emploi actuel ou à en dénicher un
   autre qui fournira un revenu d'appoint.

   Si la situation perdure et qu'elle mène à une perte complète de revenu
   de la part du conjoint malade, peu d'options viables s'offrent à la famille.
   En fait, les membres devront soit :

   ✓ Utiliser les épargnes et tout le crédit qui est disponible : marge
     de crédit, carte de crédit, etc. en espérant que la situation
     reviendra à la normale rapidement.
   ✓ Demander une aide financière auprès de la famille immédiate
     ou d'amis.
   ✓ Réduire au maximum le niveau des dépenses tout en assurant
     l'essentiel à chacun des membres.
   ✓ Malheureusement, devant les dettes passées qui doivent être
     assumées et qui grugent le budget familial, la solution de la
     faillite est bien souvent inévitable.

   Plus le syndrome douloureux sera invalidant, plus la pression sur le
   conjoint sera importante et génératrice de tension, de fatigue et de stress.
   Évidemment, devant l'impuissance à contribuer de la personne atteinte
   de douleur, son stress n'en sera que plus grand et accompagné d'un
   sentiment d'avoir abandonné sa famille. Cette situation abaisse le seuil
   de tolérance et la douleur n'est que plus présente.

2) La dynamique émotive
   Cette situation familiale engendre évidemment toute une panoplie
   d'émotions émergentes et différentes. Naturellement, l'expression de ces
   émotions sera différente, car chacun vivra la situation à sa manière, avec
   son filtre.

Le principal intéressé dictera l'orientation générale des émotions vécues par les membres de sa famille. S'il est confiant en ses chances de s'en sortir et qu'il le démontre dans tous les aspects de sa communication, cette assurance se reflétera sur l'ensemble de la famille. Toutefois, si la douleur s'installe et se chronicise, le doute pourrait s'installer et l'optimisme initial se transformer en insécurité.

Le conjoint a un rôle primordial à jouer également tant auprès de la personne souffrante qu'auprès des enfants. S'il affiche le même aplomb que l'autre parent, c'est toute l'unité familiale qui en bénéficiera. Le conjoint souffrant sentira du support et les enfants, de la confiance et de la sécurité.

Le fait qu'un membre soit affaibli peut mener à une mobilisation protectrice et d'entraide généralisée dans la famille, pourvu que la crise soit de courte durée. Lorsque la situation s'étale dans le temps, des sentiments à teneur plus pessimiste peuvent ressortir. Le temps n'est pas toujours un bon allié. L'insécurité et le manque d'attention affective à l'égard des autres membres de la famille peuvent donner lieu à des comportements inhabituels.

La réaction initiale normale face à un être aimé qui est touché par la maladie est de lui porter une attention accrue. En situation de crise, cet égard soutenu est compris et accepté de tous les membres de la famille. Cependant, avec le temps, cette attention unidirectionnelle génère une perception de manque affectif, surtout chez les enfants. Ils percevront une iniquité affective, réclameront leur part d'attention et le feront savoir de bien des façons qui sont propres à leur créativité.

C'est ainsi que bien souvent, lorsque la douleur chronique s'installe chez un membre d'une famille, l'on observe des modifications du comportement des enfants qui pourraient même aller jusqu'à de la délinquance afin de rediriger l'attention vers eux. Heureusement, la plupart du temps les changements d'attitude sont moins dramatiques et se corrigent facilement en aiguillant de l'affection et de l'amour vers eux.

Pour des enfants particulièrement, et pour le conjoint aussi, le fait de voir la capacité d'un parent diminuée contribue à générer de l'insécurité, de l'anxiété et du stress. De plus, pour l'autre parent et les enfants en âge de réaliser l'ampleur de la situation, la confrontation avec la souffrance impose une réflexion profonde sur la santé, la maladie, la douleur.

3) La dynamique communicationnelle
La nature du tissu familial se détecte dans l'interaction entre les individus. Ces interactions verbales et non verbales constituent la dynamique communicationnelle d'une famille.

Lorsque nous entrons dans une nouvelle famille, nous remarquons le vocabulaire qu'elle utilise, le type (ou l'absence) d'humour qui la caractérise, l'interaction physique entre les membres. Les conversations sont souvent épicées de blagues qui font référence à des événements passés (*inside jokes*).

Certaines familles prennent un malin plaisir à argumenter, confronter des idées, faire usage d'humour noir et se frapper amicalement. Pour ces familles, il s'agit d'un langage d'amour et d'unité alors que pour d'autres familles, il s'agirait d'une situation de crise.

La douleur, surtout chronique, modifie bien souvent les règles de communication de la famille. L'événement marqué par la souffrance prend une place dans l'historique familial à même titre qu'une naissance, un décès, un événement tragique ou une invalidité.

Si l'expérience douloureuse est perçue négativement dans la famille ou si le désir inconscient commun est d'occulter cette souffrance, le sujet est systématiquement évité comme si la situation n'existait pas. Verbalement, cette stratégie peut fonctionner, mais le langage corporel peut trahir le malaise et l'insécurité vécus par les membres.

Toute cette atmosphère familiale aura une influence évidente sur la perception de la douleur et sur le rétablissement de la personne qui souffre aussi. Autant l'assurance du souffrant influence sa famille, autant l'attitude des membres sera déterminante pour la personne atteinte.

L'aspect culturel

La culture représente une toile complexe qui inclut la connaissance, l'art, la morale, un ensemble de valeurs communes, la foi et les habitudes (us et coutumes) qui ont été transmis d'une génération à l'autre.

Dans un contexte de mixité culturelle qui est davantage présent avec la migration des populations dans le *village global*, il devient de plus en plus important de comprendre l'impact de la culture sur l'expression et la perception de la douleur. Certes, ces distinctions sont importantes pour le professionnel de la santé qui doit interagir avec des patients d'origine et de culture différentes, mais également pour nous tous qui partageons notre quotidien avec des « amis d'ailleurs ».

La compréhension de l'autre dans sa souffrance ouvre la porte à la compassion et à une vie collective enrichie.

La perception à la douleur possède deux composantes : le seuil de douleur et le seuil de tolérance. Le premier se définit comme le point à partir duquel un individu commence à percevoir un stimulus comme étant douloureux, alors que le second représente le niveau du stimulus à partir duquel l'individu demande l'arrêt de la stimulation ou effectue un mouvement spontané de retrait.

De façon générale, le seuil de la douleur que l'on devrait plus précisément appeler *seuil de la perception de la douleur* est identique chez tout le monde, mis à part bien sûr chez la femme où, selon le moment du cycle menstruel, il peut être plus bas.

Par exemple, si on attache un appareil qui produit une stimulation électrique au niveau de votre cheville et que l'on augmente graduellement l'intensité, vous devriez ressentir une sensation d'engourdissement (paresthésie) lorsque la stimulation atteindra 4 mAmp (milliampères). À 10 mAmp, cette sensation tactile sera remplacée par une sensation douloureuse (dysesthésie). Alors, 10 mAmp est le seuil de douleur qui est constant dans toute la population.

Ce qui varie, c'est le seuil de tolérance. C'est-à-dire qu'à partir du moment où vous ressentez une douleur (seuil de douleur), nous continuons à augmenter l'intensité de la stimulation jusqu'à ce que vous ne puissiez plus tolérer la douleur, ce moment représente votre seuil de tolérance; vous ne pouvez en prendre davantage.

Ce seuil est très variable et il est influencé par différents éléments que j'ai cité précédemment, mais aussi par la culture de la personne qui souffre.

Et l'apprentissage de la culture débute à la maison. Ainsi, l'expression de la douleur s'insère dans un ensemble de règles sociales et culturelles qui se transmettent en premier lieu dans la famille. Les enfants voient comment leurs parents – et leur frère et sœur le cas échéant – se comportent face à la douleur et intègrent ses attitudes « approuvées » par le clan[64].

L'expression de la douleur, et par le fait même de la souffrance, s'inscrit selon des barèmes familiaux à l'intérieur desquels il convient de respecter. Conséquemment, l'enfant apprend ce qu'il peut démontrer, ce qu'il peut exprimer verbalement ou dans toutes autres formes de communication.

C'est à partir de ce foyer d'apprentissage que se développent les différences culturelles de l'acceptation sociale de la douleur et également dans la manière d'y faire face. Ces particularités culturelles s'observent dans la façon de gérer la douleur, surtout chronique, et dans l'évaluation que l'individu fait de son degré de handicap[65].

Selon l'anthropologue Mark Zborowski, la composante physiologique face à la douleur est identique chez tous les peuples. Ce qui varie, c'est la signification sociale et culturelle qu'on y attache et notre réponse aux stimuli. Et il y va de l'exemple suivant : « *des changements métaboliques et endocriniens dans l'organisme humain peuvent provoquer une sensation de faim ou un désir sexuel ; cependant, la culture et la société dictent à l'individu le type de nourriture qu'il peut manger, le type de partenaire avec lequel il peut s'accoupler, en précisant par ailleurs quel en est le contexte adéquat* »[66].

Une étude intéressante à ce sujet a été conduite au début des années 1990. L'intensité de la douleur a été évaluée chez 6 groupes culturellement différents souffrant de douleurs chroniques. Le dénominateur commun qui caractérisait l'intensité de la douleur ne se retrouvait pas dans les modalités cliniques classiques comme durée de la douleur, le diagnostic, les traitements précédents ou encore sur la médication, mais dans l'appartenance à un groupe ethnique qui permettait de prédire la variation dans l'intensité de la douleur perçue. Les auteurs expliquent cette observation par le « *modelage culturel de la perception et de la réponse à la douleur, par le biais de l'apprentissage social et de la comparaison sociale* »[67].

Les différences entre certains peuples sont intéressantes à partager.

Selon les études, il semblerait que les Américains acceptent la douleur avec un certain réalisme, c'est-à-dire que lorsque la douleur est intense, ils se replient sur eux-mêmes, évitent de pleurer en public et ne gémiront que lorsqu'ils sont seuls. De plus, ils ont tendance à attendre longtemps avant de consulter un médecin[68]. Nous reconnaissons là l'homme typiquement américain qui est personnalisé dans les productions hollywoodiennes.

Quant aux Juifs et aux Italiens, ils sont habituellement plus expressifs et cherchent le soutien et la compassion. Les Juifs se posent plus de questions sur le sens ainsi que les implications de leurs souffrances et font face à la douleur avec une grande émotivité, avec une tendance à dramatiser alors que les Italiens recherchent un soulagement *illico presto*[69].

Pour vous donner un exemple concret, prenons le cas d'une extraction de dents. Il existe une grande variation dans la tolérance à la douleur entre les ethnies. Ainsi, suite à l'intervention, 5 % des Chinois réclameraient un analgésique contre 35 % chez les Scandinaves et 51 % des Américains[70].

Il faut toutefois être prudent devant ces caractéristiques culturelles, car à l'intérieur d'un même peuple, il y a de grandes variations individuelles. Le danger de colliger ce type d'études serait une tendance bien humaine de stéréotyper l'individu appartenant à un groupe ethnique.

Le langage

Il serait bien malavisé d'aborder la douleur selon un modèle de communication et de ne pas parler du langage, celui qui exprime la douleur et la souffrance à l'aide des mots. Cette communication de l'expérience douloureuse devient importante dans bien des situations, mais principalement avec un professionnel de la santé. Dans un prochain chapitre, j'élaborerai plus en profondeur cet aspect capital qu'est la relation patient-docteur.

Relativement au langage, il y a deux angles importants à considérer : les différences de langage caractéristiques aux chocs des cultures et le prisme du langage chez des membres faisant partie du même groupe ethnique.

Par exemple, si une personne immigrée dont le français représente la langue seconde rencontre un docteur francophone, il est fort probable que l'expression de la douleur ne pourra pas être aussi authentique que dans sa langue maternelle. Les nuances n'y seront pas et les références culturelles, même traduites, n'auront pas le même poids auprès du clinicien.

Et si le patient provient d'un pays de la francophonie comme de la Belgique ou du Maroc, certaines expressions et même des mots, quoiqu'identiques, pourraient avoir des connotations différentes.

Même pour une personne native du pays et qui parle le français, des particularités pourraient embrouiller la communication et la compréhension de la part du professionnel. Le fait de parler la même langue ne signifie pas pour autant avoir le même langage.

La différence du niveau d'éducation et d'auto éducation peut représenter un obstacle à l'expression de la douleur. La richesse du vocabulaire offre des options supérieures pour une description plus juste de l'expérience.

Le nomadisme médical peut également contaminer le langage du patient. En effet, dans sa volonté de trouver une solution à ses souffrances, le patient consultera parfois plusieurs médecins et professionnels de la santé. Il aura donc tendance à enrichir son vocabulaire à travers les rencontres et les explications qu'il a reçues. Certes, il possède plus de mots, mais ils ne sont pas siens, et la description de sa souffrance ne reflète plus exactement l'expérience qu'il vit.

Les présuppositions

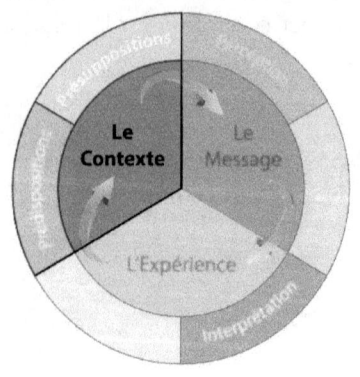

Les présuppositions se rapportent aux croyances, généralement inconscientes et aux attitudes. Ces dernières sont habituellement tributaires des croyances amalgamées à notre personnalité.

Une croyance est un processus mental par lequel une personne adhère à une thèse qu'elle considère comme une vérité et ce, indépendamment des preuves qui supportent cette preuve.

Les croyances sont importantes pour ne pas dire vitales dans la formation de notre personnalité. Elle représente des généralisations et des raccourcis qui contribuent à la formation de notre système de pensées.

Ce système (de pensées et de valeurs) détermine notre façon de réagir face aux autres et face aux situations de la vie sans avoir à procéder à une réflexion et une analyse en profondeur à chaque fois.

Par exemple, si vous êtes allergiques à une certaine fleur et qu'à la lumière de vos expériences passées vous avez développé la croyance « je suis allergique aux marguerites ». Cette croyance est basée sur une expérience passée où vous avez reçu un bouquet de fleurs dans lequel il y avait entre autres, des marguerites. Vous avez développé une violente crise d'allergie et un mal de tête atroce. Le raccourci que votre cerveau a formé est celui que vous êtes allergique à cette plante.

Maintenant, à chaque fois que vous voyez une marguerite, vous n'avez pas à vous remémorer l'expérience initiale dans les moindres détails et votre corps est prêt à réagir.

Notez qu'initialement, la conclusion que vous étiez allergique à cette fleur découle uniquement de votre propre interprétation de l'expérience et n'a pas été validée par des tests. Or, il est aussi possible que ce n'est pas à cette fleur que vous avez réagi, mais bien à une autre qui était présente dans le bouquet, ou bien à la verdure ornementale qui avait été ajoutée à l'arrangement. Il est également possible que vous ayez fait une réaction allergique à du pollen ou aux poils d'un animal qui avaient adhéré aux vêtements du « chevalier » qui vous a offert le bouquet!

Votre croyance que vous êtes allergique aux marguerites n'est peut-être pas fondée, mais elle est maintenant ancrée dans votre système nerveux et donc, qui fait partie intégrante de votre « personnalité ». C'est ainsi que nos systèmes de référence se développent et que nos croyances forgent notre réalité.

Revenons quelques minutes sur le concept de personnalité, car il vous aidera à comprendre comment nous devenons qui nous sommes.

Le mot personnalité découle du mot grec *persona* qui désignait à l'origine le masque de l'acteur puis, plus tard, le personnage ou le rôle dans une pièce de théâtre. C'est le psychologue Carl Jung qui a repris le concept pour expliquer que le masque – *persona* – nous permet de nous adapter et de répondre aux exigences de la vie en société.

Donc la personnalité est composée de croyances, d'attitudes, de formules gagnantes qui nous permettent de réagir face aux autres êtres humains.

Notre personnalité se forme en bas âge et elle est influencée par nos parents de qui nous adoptons les croyances à l'origine. Plus tard, nous sommes influencés par nos professeurs, les personnes en autorité (instructeurs de sport, chef de club social, etc.), par nos amis et bien sûr, les médias (télévision, internet, etc.). C'est ainsi que nous formons notre *persona*, notre masque, et que nous adhérons à des croyances, qu'elles aient été validées ou non.

Or, ces croyances sont extrêmement puissantes. Si je reprends l'exemple précédent de votre allergie aux marguerites et si votre croyance est solidement ancrée dans votre système nerveux, il serait possible de m'approcher de vous avec des marguerites artificielles (si vous ne savez pas qu'elles sont artificielles bien sûr) et qu'aussitôt votre corps déclenche une crise allergique!

Le concept des croyances est probablement l'un des plus importants et des plus puissants déterminants de la santé. Si vous étiez capable de modifier vos croyances face à vos douleurs ou même à toutes maladies, il est possible que vous en soyez débarrassées à jamais.

Suite à la lecture des prochaines pages, vous en serez convaincu... et probablement estomaqué!

Le trouble de personnalité multiple

La condition qui nous permet de constater l'effet des croyances sur les manifestations physiologiques – et pathologiques – de l'organisme humain est sans contredit le trouble de la personnalité multiple. Cette condition psychiatrique, où les patients atteints présentent une alternance de personnalités différentes, symbolise un exemple éloquent de l'influence dominante de nos croyances.

Les patients qui en sont frappés exhibent plusieurs personnalités qui possèdent leurs caractéristiques propres. Chacune des personnalités peut posséder son propre nom, son style d'écriture (qui peut passer de droitier à gaucher), ses talents artistiques, son quotient intellectuel et même, parler une langue étrangère couramment.

Ce qui est vraiment intéressant dans le cadre de ce livre est les modifications biologiques qui s'opèrent lorsque le patient « passe » d'une personnalité à une autre.

Voici un exemple relaté par le Dr Bennett Braun de la *société internationale pour l'étude du trouble de la personnalité multiple* (*International Society for the Study of Multiple Personality*). Toutes les personnalités d'un patient étaient allergiques au jus d'orange sauf une. Si l'homme buvait du jus d'orange lorsqu'il était dans l'une de ses personnalités allergiques, il développait des éruptions cutanées sévères. S'il basculait dans sa personnalité non allergique, l'éruption commençait à se dissiper aussitôt et il pouvait boire du jus d'orange sans réaction allergique[71].

Ces manifestations allergiques ne sont pas les seuls phénomènes spectaculaires à se produire. La réaction à l'alcool ou aux médicaments peut aussi varier selon la personnalité dominante. Par exemple, une personne pourrait être ivre dans une personnalité et pas dans une autre quelques minutes plus tard.

Des caractéristiques très physiques peuvent aussi se modifier de façon saisissante au rythme de l'alternance des personnalités[72] :

- Des cicatrices, des marques de brûlures et des kystes peuvent apparaître et disparaître en quelques minutes ;
- La couleur des yeux et la vision peuvent aussi varier : certains patients doivent avoir avec eux 2-3 paires de lunettes pour accommoder les différentes personnalités. Dans certains cas, une personnalité peut être daltonienne, mais pas une autre ;
- Il y a même le cas d'une femme qui avait 2 à 3 périodes menstruelles par mois parce que ses sous-personnalités n'étaient pas synchronisées ;
- Une personnalité peut souffrir de diabète alors qu'une autre ne présente aucun signe de la maladie[73].

Ces exemples mettent en lumière le pouvoir des croyances et l'influence indéniable qu'elles exercent sur notre santé. Une croyance qui est partagée par une culture peut également avoir des répercussions sur la physiologie. L'exemple du peuple des îles Trobriand, situées au large de la Nouvelle-Guinée, vaut la peine d'être mentionné.

Selon la culture des habitants de l'île, les activités sexuelles prémaritales ne sont pas du tout prohibées, mais il n'est cependant pas bien vu qu'une grossesse en résulte. Aucune forme de contraception n'est utilisée et l'avortement n'est que très rarement pratiqué. Et contrairement à ce que nous pourrions imaginer, les grossesses avant le mariage sont pratiquement inexistantes. Il a été suggéré par différents chercheurs que l'une des explications plausibles est à l'effet que les femmes préviennent inconsciemment la grossesse parce que dans la croyance culturelle du peuple, une grossesse avant d'être mariée est « peu probable »[74].

Vous pensez peut-être que ce dernier exemple est « tiré par les cheveux ». Or, en voici un qui est beaucoup plus près de nous et appuyé par des chiffres.

La peur, et surtout celle de l'inconnu, peut s'avérer être un puissant « sculpteur de croyances ». Au 19e siècle, la tuberculose faisait des ravages tuant des dizaines de milliers de personnes. Vers la fin du siècle, en 1882 pour être plus exact, juste le fait que le Dr Koch découvre que la maladie était causée par une bactérie leva le voile de mystère qui planait sur la tuberculose. À partir du moment où cette information fut connue de la majorité de la population, le nombre de morts a décliné de façon draconienne passant de 600 à 200 par 100 000 de population. Ce qui confirme que cette diminution est possiblement causée par un changement de croyances et le fait que le premier traitement efficace pour la maladie n'a été découvert que cinquante ans plus tard![75]

Dans le domaine de la recherche concernant les maux de dos, il appert que les peurs liées à la douleur semblent être très fortement associées au développement de l'incapacité chronique[76,77,78].

Une autre illustration saisissante où l'adoption d'une croyance différente peut modifier votre corps réside dans l'hypnose.

De nombreuses études ont démontré de façon convaincante que sous hypnose, en modifiant des croyances santé, des patients peuvent contrôler des réactions allergiques, la température de leur corps, leur vision et, bien sûr, la douleur.

Cependant, nul besoin du processus d'hypnose pour être influencé par la suggestion. L'effet placébo en est un exemple frappant.

L'effet *placebo*

L'une des observations convaincantes de la puissance de la pensée, du pouvoir de la suggestion et des croyances, sur nous tous cette fois, est assurément l'effet *placebo*.

Ce qu'on appelle un placebo est un traitement administré à un patient sans que celui-ci sache qu'il n'a aucune valeur thérapeutique. Habituellement, ce traitement prend la forme d'un comprimé contenant un composé chimique neutre – pilule de sucre –, mais il peut également s'agir de toute forme de thérapie comme une injection et même la chirurgie.

L'effet placebo représente la matérialisation des attentes que vous entretenez envers le traitement qui vous est administré.

Par exemple : si vous prenez un médicament, que vous pensez être un analgésique puissant, il y a fort à parier que vous ressentirez des effets réconfortants de cette pilule. En moyenne, il a été démontré qu'un placebo est 55 % aussi efficace que la morphine[79] et que dans 35 % des cas, le soulagement sera aussi important qu'avec la morphine[80].

Voici un autre exemple que vous avez peut-être expérimenté, sans même le savoir.

En plein mois de janvier, après des Fêtes particulièrement mouvementées et épuisantes, toute la famille tousse à plein poumon. Vous vous rendez à la pharmacie et y achetez un sirop qui devrait permettre à toute la maisonnée de dormir enfin. Or, les études ne peuvent produire suffisamment de données pour confirmer que ces sirops soient vraiment efficaces. Pourtant, vous avez véritablement ressenti les effets bénéfiques du produit[81]!

Et il en est de même pour les antibiotiques. Malgré qu'il n'ait jamais été démontré qu'ils accéléraient la guérison dans les cas d'otites, de sinusites, de pharyngite ou de bronchite, ils continuent d'être prescrits avec des résultats probants[82,83].

Dans les deux cas, vous croyez en ces substances et elles produisent l'effet anticipé.

Comme mentionné précédemment, l'effet placebo peut provenir aussi d'une « chirurgie simulée ».

Une étude intéressante sur la chirurgie du genou mérite d'être mentionnée[84]. 146 patients souffrants de dégénérescence d'un ménisque ont été répartis en deux groupes. Un premier groupe a reçu la « vraie » chirurgie (arthroscopie) et l'autre groupe, une intervention placebo. Puisque les patients étaient sous anesthésie locale et qu'ils avaient conscience de l'intervention, le chirurgien qui pratiquait l'intervention placebo devait faire une incision et prétendre effectuer la procédure.

Malgré le fait que les participants savaient qu'il était possible qu'ils reçoivent une intervention simulée, la diminution de la douleur un an après la chirurgie était équivalente dans les deux groupes. Les chercheurs ont donc conclu que la véritable chirurgie ne présentait pas d'avantages supérieurs que l'intervention placebo.

Vous pensez peut-être qu'il faut avoir un esprit faible, influençable pour se « laisser berner » ainsi.

Il n'en est rien. Des personnes éduquées possédant un quotient intellectuel supérieur à la moyenne sont tout aussi influencées. L'exemple suivant vous convaincra.

Avant de donner un cours magistral à 52 étudiants en médecine, une équipe de chercheurs leur a distribué des capsules inertes qu'ils devaient ingérer. Ils recevaient soit une pilule bleue ou une rose et étaient informés que l'un des comprimés avait des propriétés stimulantes alors que l'autre présentait des caractéristiques relaxantes, sans toutefois savoir lesquelles étaient stimulantes ou relaxantes.

Le niveau de vigilance des sujets était mesuré tout au long du cours (pouls, tension artérielle et dilatation de pupille). Puisque qu'il est culturellement intégré que la couleur bleue est associée au calme alors que le rouge (près du rose) à l'action, c'est exactement ce que les données physiologiques ont démontré. Les étudiants qui avaient reçu le comprimé bleu étaient moins alertes alors que ceux qui avaient obtenu le rose manifestaient des signes de vigilance accrue[85]. Les croyances ont encore une fois dicté la réaction physiologique.

Les derniers mots sur l'effet placebo reviennent à la prestigieuse revue scientifique, *Scientific American*[86] :

> *« Au cours des dernières décennies, plusieurs rapports ont confirmé l'efficacité des traitements placebo dans pratiquement toutes les sphères de la médecine. Le placebo a contribué à éliminer la douleur, la dépression, l'anxiété, le Parkinson, les maladies inflammatoires et même le cancer.*
>
> *L'effet placebo peut émaner non seulement d'une croyance consciente, mais également d'une association inconsciente entre la guérison et l'expérience d'être traité – du pincement associé à une injection au sarrau blanc du docteur.*
>
> *Ce conditionnement subliminal peut contrôler des processus dont nous sommes inconscients comme la réponse immunitaire et la libération d'hormones... Les chercheurs ont décodé quelques-unes des réponses biologiques au placebo, démontrant qu'elles émanent de processus actifs dans le cerveau. »* [Traduction de l'auteur]

La peur et les croyances associées au diagnostic façonnent aussi de façon importante votre attitude face à vos douleurs et ont certainement une influence sur le pronostic.

Le diagnostic

Autant l'annonce d'un diagnostic peut avoir un effet rassurant, libérateur, autant elle peut contribuer à faire chavirer votre physiologie vers l'implantation et le développement d'un problème de santé.

Je m'explique.

Vous pensez au pire. Dans la douche, il y a quelques semaines, vous avez senti une bosse qui vous semblait récente et anormale. Vous avez consulté votre médecin qui vous a prescrit une batterie de tests. Ce matin, vous étiez dans son cabinet pour recevoir les résultats :

« Tout est beau. Il s'agit d'un kyste bénin qui devrait même se résorber de lui-même. Rarement, nous devons l'enlever chirurgicalement » dit-il.

Comment vous sentez-vous?

À la lumière des dernières pages, nous pouvons anticiper que tous les processus de guérison seront optimisés et que dans quelques semaines, cet événement ne sera que souvenir.

Imaginez maintenant le même scénario et modifions-le légèrement.

Votre médecin, en plus de vous prescrire les tests, ajoute qu'une des possibilités qu'il envisage, même si elle est mince, est que votre bosse soit cancéreuse.

L'esprit humain fonctionne étonnamment lorsque certains mots sont prononcés. Il y a de ces mots chargés émotionnellement qui déclenchent des réactions neurologiques et physiologiques immédiates. *Cancer* en est un.

Vous ressortez du bureau de votre docteur et le seul mot de la dernière phrase que vous retenez est évidemment ce nom qu'on ne veut même pas prononcer. La peur vous envahit et votre imagination occulte toute pensée rationnelle si bien que vous envisagez toutes les possibilités « cancéreuses » : l'annonce, les traitements, la chimiothérapie, vos cheveux, votre partenaire de vie, vos enfants, vos parents, la perte de poids, la mort!

Ces pensées « résonnent » non seulement dans votre cerveau, mais dans tout votre corps. Vos préoccupations, votre angoisse, votre anxiété risquent même de se transformer en prophétie autoréalisatrice. Votre corps ne fonctionne maintenant plus de façon ordonnée et votre cerveau n'envoie plus des commandes positives à votre corps. Votre système immunitaire et l'ensemble des fonctions de guérison sont probablement altérés. C'est ce qu'on appelle l'effet *nocebo*.

L'effet *nocebo* est exactement l'inverse de l'effet placebo. La seule peur d'une maladie peut la créer.

Comprenez-moi bien. Je ne dis pas que vous allez développer un cancer si ce scénario survient, mais les probabilités en sont augmentées.

Poussons la réflexion davantage et ajoutons un élément important de l'équation; votre médecin.

S'il croit que votre bosse est probablement cancéreuse, même s'il ne vous le communique pas verbalement, votre cerveau le décodera inconsciemment. La croyance du docteur joue un rôle important dans le pronostic. Il s'agit de l'*Effet Pigmalion*.

Les croyances du docteur

La conviction du professionnel traitant peut, même inconsciemment, inculquer un effet placebo indirect au patient. Cette transmission de croyances a été découverte et analysée abondamment dans le milieu de l'éducation initialement par le Dr Robert Rosenthal, un psychologue américain.

L'expérience qui a tout déclenché avait été initialement effectuée avec des rats qui devaient franchir un parcours dans un labyrinthe. Rosenthal prit 12 rats qu'il divisa au hasard en deux groupes égaux. Il présenta le premier groupe de rats à une équipe d'étudiants à qui il mentionne que ces 6 rats ont été soigneusement sélectionnés et que, pour cette raison, on doit anticiper des résultats extraordinaires.

Il signale à l'autre équipe d'étudiants que leur groupe de rats (l'autre groupe) n'a rien d'exceptionnel en raison de leur génétique, les rats devraient avoir de la difficulté à trouver leur chemin dans le labyrinthe.

Les résultats ont été conformes aux attentes des enfants; le premier groupe performa exceptionnellement alors que le second a sous-performé, confirmé par certains rats qui ne quittent même pas la ligne de départ. Il nomme ce phénomène de prophétie autoréalisatrice, l'*Effet Pigmalion*.

Devant des résultats aussi spectaculaires, une directrice d'école, Lenore Jacobson, propose à Rosenthal d'adapter cette expérience dans le milieu scolaire.

L'expérience a été tenue dans une école d'un milieu défavorisé de San Francisco[87]. Les chercheurs se sont présentés à l'école en prétendant être de l'Université Harvard et vouloir valider un test qui pourrait prédire l'éclosion tardive d'élève. Il s'agissait en fait d'un simple test de quotient intellectuel. Une fois le test effectué sur tous les élèves de l'école primaire, au hasard, 20 % des étudiants ont été identifiés comme étant doués et leurs noms communiqués aux enseignants.

L'an suivant, les chercheurs sont retournés à l'école pour répéter le test et les résultats sont stupéfiants. Grâce au regard nouveau des professeurs sur ces élèves et des attentes bonifiées, ce groupe d'étudiants a amélioré de 5 à 25 points leur test d'intelligence!

Le même phénomène a été observé dans le domaine de la recherche en santé. Lorsqu'un nouveau médicament doit être testé en clinique, le médecin doit remettre soit le nouveau médicament ou un placebo. Or, si le médecin sait s'il remet la nouvelle molécule ou le placebo, il influencera inconsciemment les résultats de l'étude. Suite aux travaux de Rosenthal, maintenant le médecin ne sait plus quel médicament il remet au patient.

Les attitudes

Certes les croyances, autant du médecin que du patient, sont déterminantes dans les possibilités de recouvrement d'une douleur, mais les attitudes, plutôt l'attitude primaire du patient face à son défi est cruciale.

Les attitudes que nous entretenons face aux évènements de la vie sont conditionnées par les croyances et prennent souvent la forme de généralisation. Certaines de ces façons de penser augmentent le risque de maladie et évidemment de douleur. Le Dr Martin Seligman et ses collègues de l'Université de Pennsylvanie les appellent les « styles d'attribution » (*attribution styles*) et se définissent comme la façon dont nous décrivons ce qui survient dans notre vie[88,89].

La première façon de décrire ces événements est ce qu'ils appellent le style pessimiste. Il ne s'agit pas d'une façon de voir la malchance, mais bien de la manière qu'elle est expliquée. Ce style est caractérisé par 3 composantes :

1) Les personnes pessimistes considèrent qu'ils sont responsables de la malchance qui les frappe. Elles se blâment, occultent les facteurs extérieurs et généralisent en prenant tout le tort; elles se *victimisent*.

2) Elles ont tendance à penser que la situation persistera; rien ne changera. Encore une fois, ils généralisent se basant sur un événement malheureux en croyant que leur vie a toujours été ainsi.
3) La généralisation s'étend maintenant au futur et elles pensent que cette malchance se perpétuera dans le temps.

Ce triple patron de pensée pessimiste est connu dans la littérature scientifique comme le ISG (interne, stable et global).

Évidemment, cette attitude ne peut que mener à la détérioration de la santé physique, à la dépression et au catastrophisme (imaginer le pire d'une situation).

L'autre « style d'attribution » est évidemment l'optimisme, connue dans la littérature comme le EUS (Externe, instable [*Unstable*], Spécifique).

Les optimistes utilisent une stratégie commune à travers laquelle ils font également appel à la généralisation, mais en prenant soin d'éliminer certaines données leur permettant de créer une distorsion positive de l'information. Lorsqu'ils sont confrontés à une expérience douloureuse, ils l'interprètent ainsi :

- Il s'agit d'un *feedback*, une prise de conscience relativement à leur comportement et non à leur identité;
- Un événement isolé par lequel ils peuvent apprendre de cette expérience et éviter des souffrances futures;
- Un incident isolé qui n'aura que peu ou pas d'effets sur d'autres activités;

Et lorsque le vent tourne et que les choses vont bien, leur façon de penser se transforme pour tirer avantage de la situation :

- Ils s'attribuent le crédit;
- Ils se remémorent toutes les autres occasions où les choses ont bien tourné et ils renforcissent un patron;
- Ils réfléchissent sur toutes les retombées positives sur leur vie et comment ils pourraient apprendre pour reproduire cette chance dans le futur.

Cette dernière stratégie confère un avantage-santé marqué qui a été observé dans une étude qui s'est échelonnée sur plus de 35 ans.

Les chercheurs ont suivi des étudiants de l'Université Harvard à partir des années 1942 à 1944[90]. À partir d'un questionnaire, les étudiants étaient classifiés selon leur attitude générale : pessimiste ou optimiste. Tous les 5 ans, les sujets devaient passer un examen médical complet. Plus le temps s'écoulait, plus la santé du groupe se dégradait, comme on l'observe dans la population en général.

Cependant, même si au départ tous étaient en excellente condition physique, l'écart entre les plus en santé et ceux qui l'étaient le moins se creusait avec le temps. Des 99 hommes inclus dans l'étude, 13 sont décédés avant l'âge de 60 ans.

De façon générale, les sujets qui formulaient une explication optimiste à des évènements négatifs survenus dans la vingtaine étaient plus en santé après l'âge de 40 ans que ceux à qui on avait donné une connotation négative. Les bénéfices observés étaient particulièrement appréciables entre l'âge de 40 et 45 ans. La santé du groupe identifié comme pessimiste démontrait une détérioration marquée de leur santé qui ne pouvait être attribuée à d'autres causes.

En lisant le résumé de cette étude, vous vous dites peut-être que les résultats pourraient être le fruit du hasard. Or, les chercheurs mentionnent que la probabilité que les données puissent être associées au hasard est de moins de 1 chance sur 1000. Pour vous donner une idée, le lien entre le fait de fumer la cigarette et le cancer du poumon est statistiquement moins robuste.

Également, les attitudes du patient incluent la résignation ou la résistance, le combat. Il apparaît évident qu'un patient qui adopte une attitude de battant se conformera aux traitements prescrits en plus de mettre toutes les chances de son côté pour se sortir de sa situation douloureuse. L'abdication confère une attitude perdante et diminue considérablement les chances de libération.

Finalement, le concept d'attitude face à la douleur et incidemment face à la maladie n'est qu'une représentation globale de la façon dont vous abordez la vie habituellement. Le psychologue Fisher insiste sur le fait que notre façon de réagir à la maladie dépend d'une part de nos attitudes face à la vie qui inclut le sentiment de contrôle sur notre vie et notre façon de nous engager dans des projets ou des défis. Selon lui, le sentiment d'efficacité personnelle semble le plus important, car « *quelqu'un qui se sent capable aura tendance à adopter un comportement qui lui montre qu'il est réellement capable* »[91].

À l'inverse, si vous êtes habité par un sentiment d'impuissance et de manque de contrôle face à la vie, il est à prévoir que vous serez plus pessimiste quant à vos chances de vous libérer de vos douleurs.

Nous venons de terminer la description des 2 modalités et des déterminants qui sont compris dans ce qui forme le « contexte » du *modèle idiomatique de la douleur*. Comme vous pouvez le constater, il y a plusieurs éléments qui influenceront la perception et l'expérience de la douleur. Puisque la douleur et la souffrance sont issues de transcodages multiples, il est compréhensible que les éléments qui les influencent soient également d'une extraordinaire variété.

Dans le chapitre suivant, j'explorerai la perception de la douleur, toujours selon le modèle idiomatique. Nous verrons que les nuances dans les sensations que vous percevez et les mots que vous utilisez pour les décrire nous fournissent de nombreuses informations sur l'origine de vos souffrances et surtout des pistes de solutions pour les atténuer.

CHAPITRE 6

COMMENT BIEN COMPRENDRE LE MESSAGE DOULOUREUX

Énigme du monde, j'ai peur qu'elle n'ait que deux mots : propagation pour les espèces et douleur pour les individus.

Benjamin Constant

Au chapitre précédent, nous avons exploré les différents éléments contextuels qui influencent la perception des messages douloureux. Dans cette section, nous nous concentrerons à décrypter le message lui-même.

Telle qu'enchâssée dans le *modèle idiomatique de la douleur*, la perception de la douleur sera donc abordée, ainsi que les signes d'accompagnement. Si la première partie du modèle établit la matrice sous-jacente à la communication, cette section explore la nature du message même.

La perception

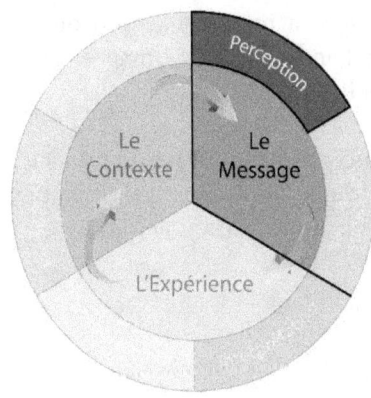

Initialement, la perception du message douloureux représente l'expression de votre corps à une situation qui brime son intégrité. Votre corps vous « conscientise » à l'agression pour qu'une action soit prise, ne serait-ce que du repos pour permettre l'optimisation des processus de guérison.

À la différence d'un système d'alarme simple qui déclenche un signal sonore lorsque certaines règles sont transgressées, le corps possède, pour sa part, une multitude de moyens d'exprimer le débordement des barèmes physiologiques. Certes, la douleur représente le mode universel de communication, mais une pléiade de « qualificatifs » bonifie le message et précise la nature du problème.

Autant les qualificatifs dans une langue enrichissent la communication, autant les nuances dans l'expression de la douleur apporteront des précisions fondamentales.

Dans une démarche qui vise à décoder les messages douloureux et d'y extraire le plus de données révélatrices afin de comprendre ce que votre corps nécessite, il importe d'apprendre son langage, la syntaxe.

La localisation

Dès l'apparition du signal, la douleur occupe un territoire corporel, elle se localise. Parfois cette localisation est diffuse alors qu'en d'autres circonstances, elle est très circonscrite. Cette information représente l'une des modalités de base de la communication douloureuse. Votre corps tente de vous indiquer l'origine du problème.

Par exemple, vous marchez sur un clou. Une sensation vive vous forcera à retirer rapidement votre pied et d'aller voir au point de douleur pour constater son origine. Dans cette situation, la communication est claire et sans équivoque. Toute votre attention est dirigée sur la plante de votre pied et vous pouvez dès lors agir pour apporter soutien et support au processus de guérison de votre corps. Vous nettoierez la plaie et éviterez de marcher pour laisser cette dernière cicatriser.

Il en est également de même pour une blessure à une articulation ou un muscle. La douleur sera en général localisée à l'endroit des dommages. Vous pourrez donc aisément identifier les tissus touchés.

Cependant, lorsqu'un organe est atteint ou encore lorsqu'un nerf est affecté, la localisation de la douleur peut jouer des tours. C'est dans ces situations que la connaissance des patrons de langage de la douleur est utile.

Par exemple, depuis plusieurs mois vous avez commencé à ressentir des engourdissements occasionnels de vos doigts de la main droite. Ces sensations sont parfois même accompagnées de pertes de force qui nuisent à votre travail. Les personnes de votre entourage, dans leur volonté de vous aider, vous offrent différentes explications, allant même jusqu'à établir un diagnostic. Le consensus vous oriente vers un *syndrome du tunnel carpien*.

Le nerf médian (l'un des nerfs qui alimentent les muscles et les sensations de votre main), durant son trajet, doit passer par un tunnel formé par les os du poignet qui forment une arche. Pour différentes raisons, il arrive parfois que cette arche s'affaisse ou qu'une inflammation s'y loge. Or, dans ces circonstances, le nerf médian se trouve compressé ou irrité. La performance de votre main est alors perturbée et les sensations décrites précédemment sont caractéristiques.

Vos amis n'ont donc pas tort de penser que la condition qui cause vos symptômes est un syndrome du tunnel carpien. Cependant, il serait prématuré de conclure. Malheureusement, bien des cliniciens agissent de cette façon. Les « évidences » d'un diagnostic deviennent la « preuve » qu'il s'agit de la condition suspectée.

Parce que la douleur se manifeste à la main et que la localisation des signes accompagnateurs est à proximité du poignet, la conclusion devient « incontestable »!

Imaginez maintenant que vous avez installé, dans votre maison, un système d'alarme muni de détecteurs de mouvements et de fumée. Pour être certain que toute la maisonnée puisse entendre le signal le moment venu, vous avez installé une sonnerie dans chaque pièce.

Un soir, alors que vous êtes dans votre chambre à coucher, le système se déclenche. Évidemment, la sonnerie que vous entendez est principalement celle qui est située dans la chambre.

Vous viendrait-il à l'idée que le problème est localisé dans votre chambre?

Vous regardez autour de vous et vous ne constatez rien. Vous concluez, avec raison, que la source de cette alarme est ailleurs. Donc, ce n'est pas parce que le signal est principalement perçu dans la chambre que le problème y est situé!

Pourtant, c'est sur cette base que vos amis (et peut-être même des professionnels) ont « diagnostiqué » votre problème à la main droite.

Le nerf qui semble comprimé dans votre poignet l'est peut-être ailleurs le long de son trajet à partir de la région inférieure de votre cou. Il a été démontré qu'une dysfonction cervicale peut irriter un nerf, diminuer sa capacité de transmettre des messages et de le fragiliser à d'autres irritations[1]. C'est ainsi que des symptômes similaires au syndrome du tunnel carpien peuvent prendre leur origine dans le cou. Il est donc important de « questionner » le corps et de connaître les patrons de communication.

Tout comme vous ne penseriez pas que l'intrusion ou le feu sont situés dans votre chambre parce que c'est là que vous y entendez principalement l'alarme, vous ne pourriez pas faire la même erreur sur votre corps si vous savez « comment le système a été installé ».

Cette dernière situation est caractéristique à toute compression ou irritation d'un nerf. La douleur peut être perçue à une location, mais l'origine est parfois ailleurs.

Pour vous, il s'agit de posséder les connaissances suffisantes pour reconnaître le patron de communication des messages douloureux et de consulter un professionnel qui possède l'expertise pour décoder le message afin d'appliquer le traitement approprié. Et ce traitement ne pourrait se limiter à désactiver l'alarme bien sûr!

Autre circonstance où la connaissance des patrons de communications est essentielle est dans le cas d'atteinte d'un organe.

Comme nous l'avons abordé au chapitre 2, l'affluence et la congestion des messages qui convergent à l'entrée de la colonne vertébrale favorisent la projection du signal douloureux dans une zone tout autre de l'origine du message. Voici quelques exemples classiques que vous reconnaîtrez sûrement :

- Une douleur au bras gauche pourrait provenir d'un problème cardiaque;
- Une douleur à l'épaule droite pourrait éveiller une suspicion d'une atteinte au foie ou au diaphragme;
- Une douleur au dos située dans la jonction entre la colonne dorsale et lombaire pourrait prendre son origine au pancréas ou au duodénum;

- On devrait considérer un problème de rein (colique néphrétique) lors d'une douleur testiculaire;
- Une pathologie à la hanche pourrait se manifester par une douleur… au genou!

Comme vous le voyez, la connaissance de la syntaxe du message douloureux assure une meilleure gestion de la douleur. La localisation du mal représente une composante qui façonne cette syntaxe.

La description

Les qualificatifs que l'on attribue à la description du message douloureux seront également considérés dans le décodage du signal et de sa signification.

Par expérience, il est plus facile de procéder à ce décodage avec la gent féminine, car elle est plus attentive aux signaux de son corps et s'efforce de trouver le mot juste pour décrire le mal. Ainsi, elle facilite la traduction du message pour le professionnel de la santé qu'elle consulte.

Les hommes de leur côté (moi en tête de liste) ont la tendance à « grossièrement » décrire leurs douleurs. Comme le disait un humoriste, nous les hommes n'avons que deux émotions : ça va bien et ça va mal! Traduit dans le langage de la douleur : ça fait mal ou ça ne fait pas mal!

Parfois un homme peut y ajouter des qualificatifs qui permettront de communiquer l'intensité de la douleur comme : « *?&$%#*_#   que ça fait mal!* ».

Blague à part, la description de la douleur nous renseigne sur le mécanisme qui la génère et sur l'origine probable de la lésion.

Si la douleur est générée par un excès de stimulation des récepteurs nerveux, la description qualificative de la sensation permettra de décoder si l'origine est somatique (ex. : la peau, les articulations, les muscles) ou viscérale.

Une douleur qui est généralement continue, bien localisée et décrite comme étant une pesanteur, une distension ou une contusion prendra habituellement son origine dans le système musculo-squelettique. De plus, elle sera facilement reproductible par le mouvement ou la palpation.

Si la douleur est d'origine viscérale, elle sera généralement mal localisée, souvent perçue à distance de l'organe atteint. Le mal est souvent tranchant, sous forme de crampe ou colique, comme un étau, une sensation d'être plein, une dilatation.

Lorsque le mécanisme principalement impliqué dans la production du message douloureux émane du système nerveux, la description présentera des qualificatifs différents. Par exemple, vous pourriez décrire la douleur comme une brûlure, des décharges électriques ou encore des fourmillements ou picotements. De plus, fréquemment, la douleur présentera une topographie spécifique à des territoires neurologiques.

Si vous avez de la difficulté à qualifier vos douleurs, voici une liste qui pourrait vous inspirer... surtout vous, messieurs. ;-)

• Battements	• Tiraillement	• Nauséeuse
• Pulsations	• Étirement	• Suffocante
• Élancement	• Distension	• Syncopale
• En éclair	• Déchirure	• Inquiétante
• Décharges électriques	• Tension	• Oppressante
• Coups de marteau	• Arrachement	• Angoissante
• Rayonnante	• Chaleur	• Harcelante
• Irradiante	• Brûlure	• Obsédante
• Piqûre	• Froid	• Cruelle
• Coupure	• Glacé	• Torturante
• Pénétrante	• Picotements	• Suppliciante
• Transperçante	• Fourmillements	• Gênante
• Coups de poignard	• Démangeaisons	• Désagréable
• Pincement	• Engourdissement	• Pénible
• Serrement	• Lourdeur	• Insupportable
• Compression	• Sourde	• Énervante
• Écrasement	• Fatigante	• Exaspérante
• En étau	• Épuisante	• Horripilante
• Broiement	• Éreintante	• Déprimante

Évidemment, le qualificatif que vous utilisez apporte un élément de précision supérieure s'il est tiré de votre propre vocabulaire. N'essayez pas d'emprunter un qualificatif à cette dernière liste ou utiliser un mot provenant du langage de quelqu'un d'autre à moins qu'il n'éveille en vous la représentation exacte de votre douleur.

Intensité

La description du mal permet une évaluation *qualitative* de la douleur. L'intensité, quant à elle, exprime une évaluation *quantitative* de la douleur ressentie par le patient, par vous. Nul autre ne peut quantifier ou évaluer vos douleurs. Dans ce domaine, VOUS êtes l'expert!

Il faut que vous vous souveniez d'une information cruciale : l'intensité de la douleur n'est pas proportionnelle à la gravité des dommages. Une douleur vive, voire même intolérable, n'est pas synonyme d'une lésion tragique.

Également, aucun instrument ne peut quantifier l'intensité de la perception douloureuse. Il incombe donc de se fier à votre évaluation personnelle et celle de chacun des patients.

Il est néanmoins utile de quantifier et de documenter l'intensité de la douleur. Ces données offrent une base quantitative pour évaluer la progression des souffrances dans le temps et l'efficacité d'un traitement, et ce, pour chaque patient individuellement.

Il existe plusieurs méthodes pour quantifier l'intensité des douleurs. Dans ce domaine, il importe de demeurer simple et d'utiliser des échelles facilement compréhensibles et reproductibles. On les appelle aussi échelle unidimensionnelle puisqu'elle n'évalue qu'un seul aspect de la douleur, soit son intensité.

Je vous en présente 3, en vous mentionnant à l'avance que la dernière est celle que je préfère, car elle répond aux critères énumérés précédemment.

1) **L'Échelle Verbale Simple [EVS]** : Il s'agit d'une échelle à 5 catégories. En plus d'une graduation de 0 à 5, chaque chiffre est accompagné d'un qualificatif.

ÉCHELLE VERBALE SIMPLE EN 5 POINTS
Quel est le niveau de votre douleur au moment présent?
☐   0 Pas de douleur ☐   1 Faible ☐   2 Modérée ☐   3 Intense ☐   4 Extrêmement intense

2) **L'Échelle Visuelle Analogique [EVA]** : Cette échelle se présente sous la forme d'une ligne horizontale mesurant 100 mm. L'extrémité gauche est désignée par « douleur absente » et l'extrême droite de la ligne par « douleur maximale imaginable ». Comme son nom l'indique, cette échelle ne comporte pas de chiffre et le patient doit tracer une ligne, entre les deux extrémités, à l'endroit qu'il identifie comme représentant l'intensité de sa douleur. Pour quantifier la douleur, un membre du personnel soignant mesure la distance entre l'extrémité gauche de l'échelle et la ligne tracée par le patient.

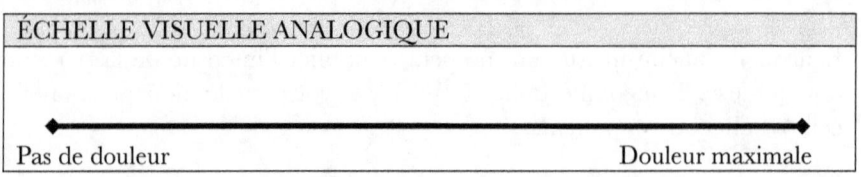

3) L'Échelle Visuelle Numérique [EVN] : Le principe est similaire à l'échelle précédente à la différence que cette fois-ci l'échelle est graduée de 0 à 10, 0 représentant une absence de douleur et 10, la douleur maximale. Cette méthode d'évaluation est généralement bien comprise par les patients puisqu'elle s'appuie sur des préceptes qui remontent à nos années scolaires et à plusieurs situations courantes, comme les sondages, les évaluations de satisfaction, etc.

Tout le monde comprend une échelle de 0 à 10!

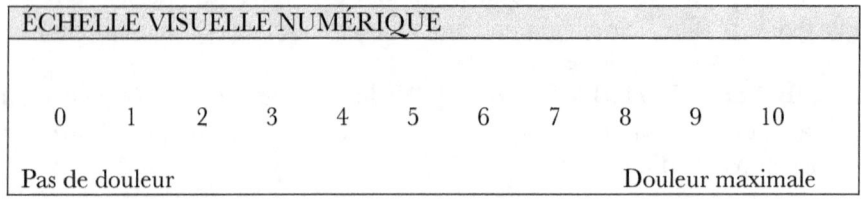

Maintenant que nous avons décrit la douleur qualitativement et quantitativement, abordons les autres éléments nous permettant de comprendre davantage le message douloureux.

Durée

La compréhension du phénomène douloureux fait nécessairement appel à un facteur temporel. Certes, il est important de savoir combien de temps les crises de douleur durent, mais ce qui est primordial est de connaître depuis combien de temps.

Une douleur présente depuis quelques jours ou semaines illustre bien sa raison d'être fondamentale; un signal d'alarme. Cette douleur incite à investiguer la source de la stimulation douloureuse et à y apporter les éléments qui permettront au corps de guérir la région blessée.

Plus souvent qu'autrement, le temps joue en notre faveur et la capacité innée du corps à se guérir s'exprimera. Les tissus cicatrisent et lorsque la situation est revenue sous contrôle, le corps produit des substances anti-inflammatoires naturelles. Le signal d'alarme devient alors inutile et il est désactivé. Les douleurs disparaissent et vous reprenez votre vie normale.

Cette situation illustre une douleur aiguë qui se manifeste et guérit selon les règles de la physiologie humaine.

Une douleur aiguë peut certes être dérangeante, épuisante et, à la limite angoissante, mais lorsque le corps fonctionne de façon optimale, cet épisode douloureux s'estompe au moment où la guérison des tissus atteints est complète ou sur le point de l'être. Pour un problème musculo-squelettique, cette guérison s'échelonne sur une période d'environ 6 à 12 semaines[2].

Si la douleur persiste au-delà de cette période, cela signifie qu'un facteur compromet la guérison normale des tissus. Après 6 semaines de douleur, une saine suspicion devrait s'installer et une amorce d'investigation pour contrer la chronicisation de la condition enclenchée. J'appuie ici sur le qualificatif « saine », car il est toujours possible que les tissus prennent jusqu'à 6 mois pour que la guérison soit complétée. Il serait donc prématuré de décréter l'état d'urgence dès la sixième semaine, mais sage de porter une attention particulière cependant.

Après 12 semaines de douleurs, la plupart des structures devraient avoir suffisamment cicatrisées pour que le système d'alarme nociceptif soit désactivé. Toutefois, il est toujours possible que des tissus moins vascularisés comme les ligaments et les cartilages prennent plus de temps à guérir et qu'ainsi, la douleur persiste au-delà de 3 mois. C'est pour cette raison qu'une condition est qualifiée de chronique après 3 à 6 mois de douleurs persistantes. En général cependant, 3 mois est la période cible pour définir la chronicité d'un problème musculo-squelettique.

Il importe ici de réitérer que la définition de chronique n'est pas synonyme d'irréversible, d'incurable. Elle fait référence au facteur temps comme je l'ai souligné au chapitre 3.

En fait, ce n'est que très récemment que le concept de douleur chronique a été identifié. Nous devons à René Leriche le mérite d'avoir distingué les deux types de douleurs. Pour lui, la douleur chronique est une entité médicale propre qui est souvent plus insupportable et plus dégradante que la maladie qui est à son origine. *« C'est de cette douleur-maladie et non symptôme que j'entends vous parler. Souvent elle n'a pas de support anatomique connu. Fréquemment, aucune lésion d'organe ne la véhicule. La maladie et son expression se consomment dans le système nerveux. Localisée en apparence, elle atteint pratiquement tout l'individu »*[3].

Une douleur qui se chronicise prend une tout autre dimension. Alors qu'elle représentait un signal d'alarme à l'origine, une sentinelle vigilante, elle devient le problème, « la maladie ».

Elle ne se caractérise pas uniquement par la durée des manifestations, mais par l'ensemble des répercussions psychologiques, familiales, sociales, professionnelles ainsi qu'au niveau de la qualité de vie.

Soulignons ici que la douleur chronique est le résultat d'échecs, soit dans l'impossibilité à identifier la source initiale du message douloureux ou encore dans le choix du traitement approprié.

Certes, ces deux éléments expliquent l'échec d'un point de vue physique, biologique, mais dans une perspective plus globale, donc biopsychosociale, d'autres facteurs possèdent le potentiel de favoriser la chronicisation de la douleur.

Présuppositions
- Croyances que l'activité ou les efforts physiques sont dommageables

- Croyances que la douleur doit disparaître immédiatement à la fin de l'activité
- Tendance à imaginer le pire lorsque la personne ressent une douleur
- La conviction que la douleur est incontrôlable
- Des idées très arrêtées sur le traitement nécessaire ou sur la façon d'appliquer le traitement

Émotions
- Peur extrême de la douleur et des séquelles
- Réaction dépressive face à la douleur
- Conscience accrue des symptômes physiques
- Résignation et sentiment d'impuissance

Comportements
- Comportement démesurément prudent
- Retrait des activités quotidiennes normales
- Comportement outrageusement préventif
- Agissements exagérés face à la souffrance
- Perturbation du sommeil
- Abus de médicaments

Famille
- Un partenaire surprotecteur et exagérément attentionné
- Une histoire de dépendance (médicaments et drogues récréatives)
- Un autre membre de la famille qui est aussi souffrant de douleur
- Conflit sérieux avec un partenaire ou la famille

Travail
- Conviction que les tâches professionnelles sont dommageables pour le corps
- Peu de support au travail
- Pas d'intérêt manifesté par les collègues ou les supérieurs
- Insatisfaction au travail
- Motivation d'éliminer de la tension ou du stress

Diagnostic / Traitement
- Comportement démesurément prudent supporté par le docteur
- Plusieurs diagnostics divergeant
- Peur d'être atteint d'une maladie grave
- Prescription d'un traitement passif (repos, médications, etc.)
- Utilisation démesurée des soins de santé

- Conviction que seule une intervention physique les libérera des souffrances
- Insatisfaction des traitements précédents

Ces précédents facteurs de risques de développer une douleur chronique sont appelés « drapeaux jaunes »[4].

Historique

Pour le praticien, surtout pour celui qui se spécialise dans les atteintes musculo-squelettiques, l'historique de l'apparition de la douleur peut s'avérer crucial dans la détermination du traitement approprié.

Si le signal douloureux s'est déclenché subitement à la suite d'un traumatisme ou d'une manœuvre fautive, le mécanisme de blessures peut donner des informations importantes. Par exemple, la description de la mécanique de la blessure permettra de décoder le type de lésions subites et le mécanisme générateur du message douloureux.

Toutefois, il est possible que le mal se soit installé progressivement et sans raison apparente. Dans ce cas, l'investigation du professionnel devra être plus rigoureuse afin de dénicher tout indice qui pourrait expliquer la douleur.

C'est ici que le choix du professionnel est déterminant; vous ne voudrez certainement pas remettre vos douleurs entre les mains d'un « technicien » qui s'empressera d'appliquer un traitement uniforme et unique pour chacun de ses patients. Pas plus que vous ne désirerez rencontrer un clinicien qui procédera à une investigation superficielle pour ensuite vous suggérer une solution qui ne vise qu'à camoufler vos symptômes.

Certes, il existe plusieurs situations où l'approche palliative représente l'unique solution. Je crois cependant que le maximum pour trouver la cause d'une douleur ainsi que les approches correspondantes doit être tenté avant l'abdication finale.

Facteurs aggravants

Pour des conditions dont l'origine est musculo-squelettique comme le mal de dos, la céphalée de tension et même certains cas de fibromyalgie, la connaissance des mouvements et postures qui amplifient la douleur possède une valeur incommensurable pour le clinicien qui connaît le langage corporel.

Conformément à l'hypothèse proposée par le *modèle idiomatique de la douleur*, l'amplification du signal douloureux lors de mouvements ou de positions déterminés représente une forme de communication que nous ne pouvons nous permettre d'ignorer. Le corps tente de communiquer une information qui va bien au-delà du simple « ouch »!

Il est donc primordial que vous soyez très attentif aux mouvements qui reproduisent ou accentuent la douleur car cette information pourrait offrir à votre docteur des pistes de solutions salvatrices.

Il ne faut pas oublier que nous œuvrons dans un modèle holistique et que même les situations « non physiques » de la vie quotidienne sont à observer.

- Avez-vous plus mal en présence de certaines personnes?
- La douleur est-elle pire lorsque vous êtes au travail, à la maison?
- Souffrez-vous davantage pour éviter, inconsciemment, certaines situations par exemple : un contact intime?

Parfois, une introspection et une observation attentive de notre vie nous permet de décoder le message que notre corps.

Facteurs atténuants

Les situations qui réduisent l'amplitude du signal douloureux sont toutes aussi importantes. Rarement, la douleur persiste à un niveau d'intensité maximale. Habituellement, une certaine variation dans la perception du message de douleur peut être décelée.

Par exemple, si vous ressentez une douleur dont l'intensité moyenne est quantifiée à 7/10 sur l'échelle visuelle numérique, nous pouvons imaginer que parfois la douleur est à 5 alors qu'à d'autres moments de la journée (ou de la semaine) l'intensité atteint 9/10.

Dans un contexte de collaboration avec votre professionnel de la santé, il importe que vous notiez également les situations où la douleur est moindre. Est-ce après une bonne nuit de repos? Est-ce après une baignade? Lorsque vous êtes dans une position très précise?

Bien sûr, tel que mentionné au point précédent, l'aspect psychosocial doit être considéré également :

- Le mal est-il moindre après une rencontre agréable avec des amis?
- La douleur semble-t-elle moins importante lorsque vous faites une activité précise?

Pour certaines personnes, la tenue d'un journal peut permettre de détecter ces facteurs atténuants. Le fait de faire l'effort de prendre en note l'intensité de sa douleur et les situations vécues à ces moments et ce, sur une base régulière, est souvent révélateur.

Expressions collatérales

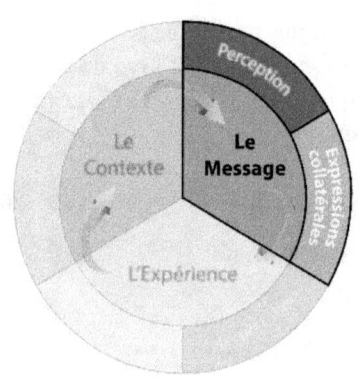

Il a été établi qu'en communication, les mots ne représentent pas l'unique élément de transmission d'un message. Les intonations et le langage corporel comptent pour plus de 90 % de la communication.

Similairement, dans la composition d'un message douloureux, des éléments d'expression collatérale contribueront à compléter et bonifier la communication. Ces manifestations collatérales seront situées à proximité du point d'origine du signal de douleur, alors que d'autres seront plus distants.

Inflammation

Un fait incontournable est souvent oublié et même occulté : l'inflammation est positive!

Je sais que je viens peut-être de vous surprendre. Plusieurs pensent que l'inflammation est un ennemi et c'est pour cette raison que l'arme « anti-inflammatoire » a été développée. Nous concevons la contre-attaque anti-inflammatoire à même titre que celle qui est antiterroriste. L'inflammation, de par notre attitude collective envers elle, a été élevée à un niveau de suspicion équivalent à celui du terrorisme.

Conséquence de cette conception : il faut combattre *illico presto* l'inflammation aussitôt qu'on en détecte les premières manifestations!

Or, ce comportement peut potentiellement créer des dommages dévastateurs à moyen et long terme.

Il y a un raisonnement et des faits très physiologiques qui appuient cette affirmation.

L'inflammation fait partie des processus de guérison. Regardez dans tous les livres de référence en physiologie ou en pathologie et vous trouverez ce concept dès les premières pages tellement il est fondamental.

Lorsqu'un tissu est blessé, la capacité innée du corps à guérir cette lésion est immédiatement sollicitée. Or, pour restaurer les tissus endommagés, le corps doit acheminer dans cette région des matériaux nécessaires à la réparation ainsi qu'une concentration de cellules du système immunitaire qui élimineront les cellules mortes et protégeront contre une potentielle agression infectieuse.

Pour ce faire, votre corps facilitera le gonflement des vaisseaux sanguins autour de la blessure; c'est ce qu'on appelle de l'inflammation.

Évidemment, cette enflure locale créera, entre autres, une pression supplémentaire sur les récepteurs de douleurs et vous forcera à limiter vos mouvements. Il s'agit d'un élément de protection intégrée.

Maintenant que la mobilité de la région endommagée est restreinte et que les processus de cicatrisation, de réparation et de guérison sont enclenchés, il ne vous reste qu'à être patient! Quel mot approprié, n'est-ce pas? ☺

Dans toute son intelligence, lorsque la guérison est terminée, votre corps libérera des substances anti-inflammatoires, donnant ainsi le signal du retour à la normale des fonctions.

En analysant le phénomène sous cet angle, il est évident que l'inflammation est positive et nécessaire à la guérison.

Inflammation = guérison

Je vous entends penser maintenant... *Oui, mais combien de temps ça peut prendre?*

Dans une situation normale, cela dépend des tissus blessés. Mais comme nous l'avons vu précédemment, ça pourrait prendre jusqu'à 3 mois. Et puisqu'un des éléments qui régule la vitesse de guérison est la présence de vaisseaux sanguins, les tissus moins vascularisés, comme les ligaments, les cartilages et les disques, se trouvent désavantagés. Ils sont donc plus longs à guérir.

Si l'inflammation est contrée aux premiers signes, nous venons d'invalider le processus de guérison qui venait de s'installer. De plus, si l'inflammation n'est plus présente, la douleur locale est moindre, voire même éliminée dans bien des cas. Vous risquez donc de reprendre vos activités pensant que vous êtes « guéri » et de vous blesser davantage.

Encore une fois, je n'affirme pas que nous devrions bannir les anti-inflammatoires, je propose que nous en fassions un usage parcimonieux.

Et si ça persiste au-delà de 6 mois?

Nous faisons maintenant face à une situation qui est devenue chronique et nous devons trouver pourquoi les tissus tardent à guérir ou pourquoi le patron neurologique de la douleur s'est imprégné dans le système nerveux.

Tant que l'inflammation est présente cependant, nous savons que le corps nous indique qu'il tente toujours de guérir la région, parfois avec difficulté. Et c'est là que la cause de ce délai doit être trouvée et corrigée.

Il existe certaines substances que nous retrouvons dans les produits alimentaires qui favorisent l'inflammation comme le sucre raffiné, l'aspartame ou encore les nitrites. Si vous souffrez de douleurs chroniques, il serait avisé de vous tenir loin de telles substances.

Il est également possible que vous souffriez d'intolérances alimentaires qui amplifient les réactions d'inflammation. Un simple test sanguin pourrait vous indiquer quels sont ces aliments et les éliminer de votre menu pourrait atténuer vos souffrances.

Compensation musculaire

Concomitant avec les phénomènes d'inflammation, nous observons souvent une contraction musculaire accrue dans l'environnement de la blessure. En situation de blessure aiguë, la contraction peut prendre la forme de spasmes musculaires, parfois même violents.

Si vous avez déjà vécu un épisode de mal de dos aigu, vous comprenez ce que je veux dire. Sinon, vous connaissez sûrement quelqu'un de votre entourage à qui c'est arrivé.

La posture est très caractéristique. La personne est fléchie vers l'avant et habituellement, déviée sur un côté. Les muscles sont tellement contractés qu'il est pratiquement impossible pour la personne de prendre une posture adéquate. Dans ce cas-ci, le signe accompagnateur à la douleur est facilement observable.

Cependant, dans les situations de douleurs persistantes, les mécanismes de contractions musculaires sont beaucoup plus subtils et souvent indétectables pour le néophyte. Une analyse de la posture, de la démarche et des mouvements usuels est bien souvent très révélatrice pour le clinicien expérimenté et attentif à ces subtilités.

Par exemple, un patient pourrait être atteint d'une dégénérescence (usure) importante d'une hanche et pour éviter une irritation plus importante, le corps, par une série d'ajustements musculaires, fera en sorte que le centre de gravité sera déporté latéralement du côté opposé à la hanche usée. Cette situation apporte un certain soulagement, mais à la longue, la compensation créée risque d'engendrer d'autres problèmes.

Encore une fois, le corps, dans toute sa sagesse, optera pour une mécanique compensatoire afin d'atténuer des tensions dommageables sur certaines structures. Évidemment, ces compensations engendreront d'autres stress d'ordre mécanique sur l'ensemble de la structure et conséquemment, des tensions et éventuellement des douleurs collatérales. Nous avons énuméré certaines de ces conditions concomitantes au chapitre 5.

La lecture du langage corporel est donc essentielle à un diagnostic adéquat et la détermination d'un traitement adapté.

Immobilisation

Par immobilisation, je fais ici référence à l'immobilisation quasi complète et à la mobilité réduite également.

Les mécanismes de protection musculaire peuvent être locaux et bien souvent, nous les observons à un niveau plus global, par exemple, celui de la posture.

Les immobilisations, quant à elle, relèvent davantage d'une articulation ou un groupe d'articulations ciblées. L'exemple d'un mal de dos aigu cité au point précédent en est un exemple classique.

Les immobilisations les plus pernicieuses et les plus ignorées sont celles qui atteignent la colonne vertébrale.

La colonne vertébrale est composée de 24 vertèbres mobiles empilées les unes sur les autres à partir du bassin jusqu'à la base du crâne. La colonne est une merveille d'ingénierie. Malgré qu'elle soit composée d'un ensemble important de segments, elle allie à la fois solidité et mobilité. Autre « exploit » digne de mention, en dépit d'une grande mobilité, elle offre une protection efficace pour la moelle épinière.

Cependant, toute cette efficacité biomécanique repose sur une chorégraphie tridimensionnelle extrêmement minutieuse de chacune des vertèbres qui doivent bouger selon une précision qui relève de la géométrie avancée.

Il s'agit d'un système où chacune des parties est interdépendante des autres. Lorsqu'une des vertèbres ne peut assumer intégralement sa partition du ballet biomécanique, les autres doivent se partager la charge supplémentaire. Ainsi, si une vertèbre est limitée dans son mouvement normal, les vertèbres situées juste au-dessus et en-dessous doivent prendre la relève. Cette charge supplémentaire provoque une déviation hors des limites normales de la mobilité de ces vertèbres et déclenche une réaction en chaîne qui s'étend à la colonne au complet.

C'est pour cette raison qu'un problème dans la région lombaire peut, à la longue, générer des douleurs cervicales et des maux de tête de tension.

Ces limitations biomécaniques vertébrales sont connues depuis l'époque d'Hippocrate, mais ce n'est qu'au cours de dernières décennies que l'ampleur des implications a été répertoriée.

Nous aborderons ce sujet plus en profondeur plus loin, car la détection et la correction de ces lésions représentent l'une des clés fondamentales à une gestion efficace des douleurs d'origine vertébrale.

Pour l'instant, il importe de retenir qu'un manque de mobilité vertébrale représente un élément de la syntaxe du message douloureux de plusieurs conditions d'origine musculo-squelettique.

Il est donc fondamental que le professionnel de la santé que vous consulterez sache « lire » votre colonne vertébrale et comprenne les messages qu'elle livre.

Affaissement des arches plantaires

Pour une personne qui souffre de problème d'ordre mécanique, il importe de porter une attention particulière aux pieds, particulièrement aux arches.

Les pieds représentent la fondation sur laquelle une portion importante de notre posture repose. Il y a bien sûr d'autres éléments déterminants comme la mobilité du bassin et de la région lombaire ainsi que l'intégrité de la partie supérieure du cou qui y contribue, mais concentrons-nous pour l'instant sur les pieds.

Les pieds sont beaucoup plus complexes que l'impression première qu'ils laissent. Ils ne sont pas qu'un support d'appui au sol, ils représentent le point de départ de la chaîne cinétique impliquée dans la posture et la mobilité.

L'arche plantaire représente une forme de langage corporel qu'il convient de considérer en présence de problème musculo-squelettique axial.

Une altération de l'arche exprime une situation de déséquilibre, soit en tant qu'initiateur de l'instabilité, soit la conséquence.

La situation la plus fréquemment rencontrée est l'affaissement de l'arche plantaire, aussi appelé, hyperpronation, pied valgus ou pied plat.

Le rôle premier de l'arche plantaire est de redistribuer et d'amortir les forces de compressions provenant du poids de votre corps lorsque vous êtes en position stationnaire et aussi des impacts à la marche, la course ou toute autre activité qui génèrent des chocs verticaux. Il s'agit d'un système de suspension naturelle.

Le meilleur exemple pour visualiser la mécanique du pied et de l'arche est en observant les différentes phases de la démarche.

À la marche, lorsque vous déposez votre pied à l'avant, tout le poids du corps est concentré sur ce dernier. Afin d'éviter des dommages aux structures, l'impact est absorbé par une arche qui s'affaisse légèrement en suivant une mécanique spécifique. La portion extérieure du talon touche le sol en premier pour ensuite se déposer complètement. Le poids passe alors du talon vers la partie avant interne du pied, dans la région à la base du gros orteil.

Pendant ce mouvement de rotation interne, de l'extérieur vers l'intérieur du pied, votre arche en s'affaissant absorbera une bonne partie de l'énergie cinétique liée à l'impact. Cette énergie s'accumule dans les structures adjacentes et est utilisée pour la prochaine phase de la démarche, c'est-à-dire pour la poussée. Sans cette action d'amortissement de l'arche, la pression répétée serait trop grande et risquerait de blesser les ligaments du pied.

La configuration de l'arche plantaire est maintenue par l'apport de la tension des muscles de la plante du pied, de certains muscles de la région de la jambe (sous le genou), de ligaments et de l'architecture particulière des nombreux os qui forment le pied.

Lorsque l'arche s'affaisse et le demeure, c'est toute la posture et la chaîne cinétique qui sont bouleversées.

Si l'arche est davantage diminuée d'un côté, le pied demeure dans une position de rotation interne entraînant avec lui le tibia. Cette torsion vers l'intérieur désaxe l'articulation du genou et crée des zones de tensions internes. Évidemment, cette torsion se propage le long de la chaîne cinétique et la hanche s'en trouve également touché.

La mécanique déficiente de la hanche et du membre inférieur aura assurément une influence sur le bassin, plus précisément sur les articulations sacro-iliaques. Puisque l'arche est affaissée unilatéralement, une différence fonctionnelle dans la longueur des jambes est induite, créant une déviation du bassin. La perte d'horizontalité offre une base inégale pour la colonne lombaire et induit un phénomène de compensation qui s'étendra jusqu'à la base du crâne avec le temps.

Il a été démontré qu'une différence de ¼ de pouce (6 millimètres) double les risques de souffrir d'un mal de dos alors qu'une différence de ½ pouce (1,2 centimètre) augmente la probabilité de 5 fois[5].

De plus, dans une étude effectuée à l'Université Dalhousie, il a été observé qu'une inégalité de 5mm provoquait une déviation de 6 % de centre de gravité vers la jambe « longue »[6]. Puisque nous faisons en moyenne 8000 et 10 000 pas quotidiennement, les impacts sur la mécanique corporelle sont énormes.

Si les deux arches sont affaissées, une compensation mécanique de la chaîne cinétique sera aussi observée, avec des modalités différentes cependant, mais qui seront tout aussi néfastes.

Si c'est votre cas, est-ce à dire que vous avez nécessairement besoin d'orthèses plantaires?

Il ne faut pas sauter aux conclusions rapidement, car il y a quelques précisions à apporter et quelques tests à effectuer avant de prendre un rendez-vous chez un orthésiste ou un podiatre.

Premièrement, sachez qu'il existe deux types d'affaissement des arches : le fonctionnel et le congénital.

L'affaissement fonctionnel est facilement détectable. Si votre arche est effondrée quand vous êtes debout, mais qu'elle reprend sa forme lorsqu'elle ne supporte aucun poids, il s'agit d'un affaissement fonctionnel.

Si l'origine est congénitale, votre arche est plate en permanence qu'elle supporte du poids ou non.

Seule une hyperpronation fonctionnelle pourra bénéficier d'une orthèse correctrice.

Mais avant d'opter pour cette option, certaines personnes peuvent éviter cet investissement en faisant des exercices spécifiques qui visent à renforcer les muscles qui contribuent au maintien de l'arche.

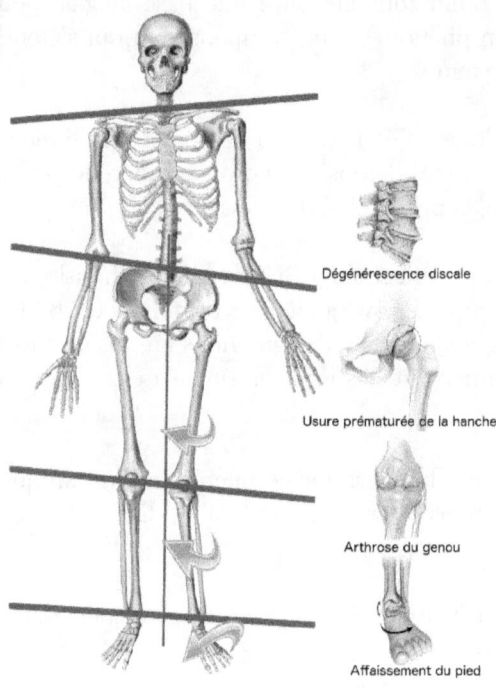

Dégénérescence discale

Usure prématurée de la hanche

Arthrose du genou

Affaissement du pied

Figure 10 : Effets d'une posture déficiente sur les articulations

L'une des causes les plus fréquentes d'hyperpronation est le port de chaussures en trop bas âge chez les bébés qui commencent à se tenir debout et à marcher.

Dans notre volonté d'offrir à nos enfants le meilleur support possible pour protéger leurs pieds, et voir rapidement leurs premiers pas, nous leur achetons de « bons souliers » dès qu'ils se tiennent debout. Même si l'intention est noble, il pourrait s'agir d'une erreur importante.

Les articulations du pied ainsi que la surface en contact avec le sol sont dotées d'une concentration importante de récepteurs nerveux qui acheminent vers le cerveau des informations indispensables au contrôle de l'équilibre et du mouvement. Afin d'être en mesure de coordonner la tension de chacun des muscles posturaux impliqués dans le maintien de l'équilibre et dans la fine coordination nécessaire à la marche (et des autres mouvements bien sûr), le cerveau doit obtenir des informations extrêmement précises, entre autres sur la tension des muscles, la position de chacune des articulations impliquées (pieds, chevilles, genoux, bassin, dos, etc.) et de l'état de la surface sur laquelle reposent les pieds.

Pour que ces patrons nerveux se développent normalement, il est essentiel que la stimulation de ces récepteurs ne soit pas entravée par le port d'une bottine qui restreint et même immobilise le mouvement des articulations du pied et de la cheville. De plus, la semelle du soulier offre une surface trop uniforme pour la perception des subtiles nuances nécessaires au développement optimal du vaste éventail des stimulations permises pieds nus.

En l'absence de ces stimuli initiaux, il est possible que certains muscles et les ligaments n'offrent pas le niveau de force nécessaire à la création et au maintien d'une arche plantaire pleinement fonctionnelle. L'hyperpronation ou le pied plat en sont souvent la conséquence.

Jusqu'à l'âge de 2 ans, il est normal qu'un bébé ait les pieds plats puisque le développement des structures du pied n'est pas encore finalisé[7]. Cette perception est aussi amplifiée par la présence d'une concentration de tissus adipeux sous le pied. Lorsque l'enfant apprend la marche, l'arche plantaire se développe normalement chez la majorité d'entre eux. À l'âge de 10 ans, 90 % des enfants possèdent une arche normale[8].

Parmi ce 90 %, plusieurs perdront graduellement leurs arches pour différentes raisons, mais principalement par l'inactivité et le manque de stimulation y est associé.

Comme nous l'avons vu auparavant, la cascade d'événements mécaniques associés à une pronation excessive mène trop souvent à des dégénérescences prématurées associées à des douleurs.

Pour toutes ces raisons, il est impératif pour un professionnel de la santé qui porte un intérêt marqué aux douleurs mécaniques axiales de porter une attention particulière aux pieds, à la posture et à la démarche.

Il est aussi possible de questionner le corps à l'aide de tests musculaires. Par exemple, avant de faire un exercice de renforcement pour l'arche, nous pouvons tester un muscle associé à la posture pendant que le patient est en position debout. En principe, si l'affaissement de l'arche plantaire a une influence néfaste sur la posture, le muscle devrait être affaibli.

Juste en demandant à la personne de rouler légèrement ses pieds vers l'extérieur pour former artificiellement une arche, le même muscle est testé à nouveau. S'il est plus fort cette fois-ci, c'est une indication qu'une correction doit être envisagée.

Cette méthode d'évaluation a été développée par le Dr Georges Goodheart, développeur de la Kinésiologie Appliquée.

Frottements et automassage

Quel est le premier réflexe que vous avez lorsque vous ressentez une douleur?

Généralement, vous allez porter votre main à l'endroit où la douleur se fait sentir. Remémorez-vous la dernière fois où vous vous êtes frappé un coude ou un genou. Les chances sont que vous avez immédiatement frotté la région endolorie.

Cette réaction est tout à fait normale et maintenant que vous comprenez la théorie du portillon (Chapitre 2), vous comprenez bien ce langage du votre corps.

Évidemment, vous n'avez pas besoin du geste automatique de votre main pour localiser l'endroit de la douleur, mais le message qu'il faut décoder est que le corps « désire » qu'une stimulation apaisante soit appliquée. Dans un cas de douleur persistance, il est pertinent de faire appel au massage pour calmer la douleur et fournir une stimulation qui pourra contribuer à fermer le portillon.

L'Interrogatoire physique

Il y a de ces signaux corporels que l'on peut détecter, lire à l'œil nu, et il y a ces informations qui doivent être soutirées par l'entremise d'un interrogatoire serré.

Dans le processus d'investigation clinique, les données proviennent de 3 sources :

1) La communication verbale avec le patient; ce qu'il exprime d'emblée et les réponses aux questions du clinicien;
2) Le langage corporel décodé par l'observation attentive par un œil averti;
3) L'examen physique qui représente une forme d'interrogatoire physique soit à l'aide de tests manuels ou de l'instrumentation qui fournit des données dynamiques.

La première source de données a été abordée dans la section « perception » et la seconde, dans la partie « expression collatérale ».

Dans les pages suivantes, j'aborderai l'interrogatoire physique.

Les tests manuels

Nous connaissons tous ces tests que l'on subit lors d'une rencontre dans un cabinet de professionnel de la santé. La plupart des gens pensent que le docteur effectue à peu près les mêmes tests à tous les patients. Certes, il y a des tests qui sont communs et pratiquement incontournables, mais il y a également des tests spécifiques qui ont pour but d'infirmer ou de confirmer une possibilité diagnostique.

Suite à la consultation, le docteur, en général, possède une bonne idée des diagnostics probables. À travers les tests physiques, il tentera d'éliminer des options et d'en valider d'autres pour qu'à la fin de l'examen, son diagnostic soit final… ou presque.

Cette rencontre physique avec le corps du patient représente un aspect irremplaçable de la visite chez un professionnel. Malheureusement, avec la multiplicité et l'accessibilité des technologies diagnostiques avancées, trop de cliniciens escamotent l'examen physique. Or, le contact avec le patient et l'interrogatoire serré de son corps fournissent des informations précieuses qui ne peuvent être récoltées par un test de laboratoire ou un examen de résonance magnétique.

Combien de fois, j'ai entendu des patients se plaindre de ne pas avoir été même touchés par leur professionnel. Je le répète, il est impératif, dans une démarche à trouver l'origine d'une douleur, de questionner le corps de toutes les façons possibles pour en arriver à des réponses convaincantes.

Et il faut cependant l'avouer, parfois, même après avoir effectué tous les tests, il arrive que nous nous retrouvions dans un cul-de-sac diagnostique.

Il faut avant tout évaluer l'état des articulations atteintes, mais aussi celles qui y sont mécaniquement liées. C'est donc dire que les tests orthopédiques nécessaires doivent être effectués dans le but de déterminer quel est le point d'origine de la cascade du déséquilibre de la chaîne cinétique, puisque bien souvent, c'est ce dont il s'agit.

Puisque les articulations sont mues et stabilisées par les muscles, leur intégrité fonctionnelle doit impérativement être testée. L'énoncé semble évident, mais rares sont les professionnels de la santé qui sont habilités de déterminer quels muscles tester et surtout, comment le faire adéquatement.

La prochaine question à poser au corps repose sur la fonction neurologique.

Le système nerveux représente la pierre angulaire du fonctionnement global de l'organisme. Comme nous l'avons déterminé précédemment, la douleur chronique est une maladie qui affecte le système nerveux. De plus, l'efficacité du système musculaire est tributaire de transmissions nerveuses optimales. Il est donc légitime que la prochaine salve de questions (tests) soit dirigée au système nerveux. Encore une fois, il importe que le praticien soit habilité à effectuer ce type d'investigation.

L'art d'un interrogatoire physique repose dans le choix des tests spécifiques autant orthopédiques, musculaires et neurologiques qui mèneront à des aveux à peine voilés. Ne déduisez pas par cette dernière phrase que le corps est réticent à livrer l'information qui vous libérera de vos douleurs. Au contraire, il ne demande que ce quelqu'un pose les bonnes questions qui lui permettront de dévoiler la clé du mystère!

Malheureusement, comme dans les forces policières, les bons « interrogateurs » sont plutôt rares. Plusieurs connaissent la théorie de l'interrogatoire, mais peu la maîtrise au point d'extirper les informations critiques.

Les tests assistés : l'instrumentation

Tout comme les agents spécialisés qui font appel à des tests assistés comme les tests d'ADN ou le polygraphe (détecteur de mensonges), le clinicien a aussi accès à des tests qui pourront fournir des réponses supplémentaires, préciser son diagnostic ou le diriger sur une nouvelle piste.

Dans le domaine des problèmes musculo-squelettique, notons :

- La radiographie : en plus de visualiser des dommages articulaires, les pathologies et les fractures, la radiographie en position debout peut donner des informations précieuses sur le niveau de compression des disques et l'alignement général de la colonne et situation gravitationnelle. Tristement, peu de cliniques médicales et d'établissements hospitaliers prennent les clichés en position debout. Ils se privent ainsi d'informations biomécaniques cruciales. Nous vivons principalement en situation de compression causée par la gravité terrestre, il est logique de visualiser les tissus en accord avec ce fait!

- Les tests de laboratoire : plusieurs types d'arthrites, de maladies immunitaires et de processus inflammatoires peuvent y être détectés.

- La résonance magnétique : Il s'agit d'une technique d'imagerie diagnostique qui n'utilise pas de radiations et qui permet de visualiser en plus des os, les tissus mous. Ainsi, sur un cliché émanant d'une résonance magnétique, il est possible de voir des muscles, des disques intervertébraux, et même leur niveau d'hydratation. Cette donnée est importante et nous y reviendrons plus loin.

- La tomographie axiale (TACO) : Cette technique permet également de visualiser les tissus mous tels les muscles, les ligaments et les vaisseaux sanguins. Le désavantage de ce test est qu'il utilise des radiations gamma comme la radiographie standard. De plus, parfois pour mieux identifier certaines structures un produit de contraste iodé doit être injecté et des personnes y sont allergiques.

Avec l'aide d'un ordinateur, les données permettent de reconstruire des images en trois dimensions.

- La scintigraphie osseuse : Cet examen d'imagerie en médecine nucléaire s'effectue à l'aide de substances ou des traceurs radioactifs qui, une fois injectés, se fixent sur les os. C'est la fixation de la substance qui permet de visualiser plus clairement les structures. Ainsi, il est possible de détecter des fractures, des tumeurs ou des infections. L'augmentation d'activité inflammatoire sera visualisée par des zones de hautes activités sur le cliché. Il ne restera qu'à identifier la cause de ces foyers inflammatoires.

- L'ostéodensitométrie : Il s'agit d'un test pour mesurer la densité osseuse et par le fait même l'ostéoporose.

- L'électromyographie : Ce test mesure l'activité électrique musculaire. Lorsque le signal nerveux se rend vers les muscles, une activité électrique initie la contraction musculaire. Dans une situation où un patient souffre de perte de tonus ou de coordination musculaires, l'électromyographie permet de quantifier le niveau d'activité électrique généré dans le muscle.

- La thermographie : Cette technologie, malheureusement sous-utilisée, représente un outil diagnostique particulièrement intéressant, surtout s'il est incorporé dans une stratégie globale de gestion de la douleur. La thermographie consiste à mesurer de façon précise la température à la surface du corps, soit à l'aide d'une caméra infrarouge qui fait une lecture globale ou avec un lecteur qui collige des données thermiques plus ciblées.

CHAPITRE 7

L'EXPÉRIENCE DE LA DOULEUR

L'homme est un apprenti, la douleur est son maître, et nul ne se connaît tant qu'il n'a pas souffert.

Alfred de Musset

À partir du moment où nous percevons le message douloureux, notre expérience est modifiée. Nous vivons dans un corps et dans un environnement qui nous semble différent. C'est l'expérience douloureuse.

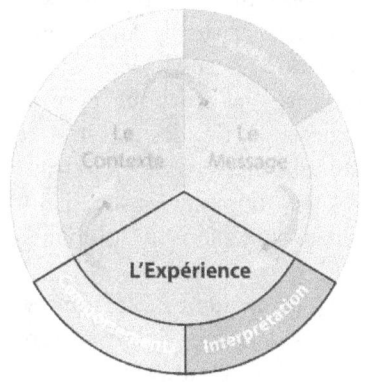

L'expérience est définie par le fait de ressentir intensément une émotion, une sensation. Nous pouvons donc éprouver du plaisir, de la colère, un besoin et bien sûr, de la douleur. Cette expérience comporte deux volets majeurs : l'interprétation que l'on fait de l'émotion, de la sensation et le comportement que l'on adopte devant cette situation.

Lorsqu'on éprouve une émotion, notre cerveau tente d'identifier si la source n'est pas manifeste, son origine. Un processus cognitif sera enclenché et ainsi, notre mémoire sera fouillée, les indices analysés et l'environnement décortiqué. Conséquemment, le cerveau qui déteste le néant formulera une explication, une interprétation.

Parallèlement, des patrons de comportements seront enclenchés. Ils peuvent être de nature cognitive, physique, attitudinale ou sociale. Pareillement, la douleur provoque des patrons de comportements distinctifs et je vais vous les présenter un peu plus loin dans ce chapitre.

Mais avant, il faut explorer la progression de l'interprétation du message douloureux à partir du moment où il est perçu initialement, jusqu'à ce que la douleur se soit imposée de façon persistante.

Notez que pour les besoins d'explication du *modèle idiomatique de la douleur*, j'ai dû diviser l'expérience en deux volets distincts. Dans la réalité cependant, il existe un chevauchement de l'interprétation et des comportements puisque ces deux facettes s'expriment presque simultanément.

L'interprétation du message douloureux

Qu'est-ce que se passe? Pourquoi? Comment arrêter ça?

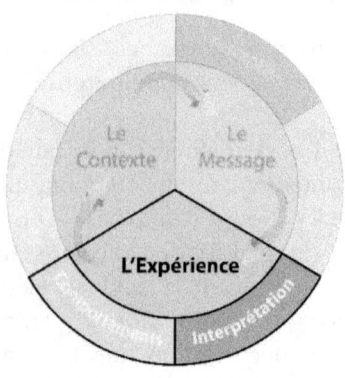

Ce sont là des questions qui se formulent automatiquement et simultanément au moment où vous ressentez un premier signal douloureux. Le système d'alarme est ainsi configuré. Étant un signal d'alarme crucial pour le maintien de l'intégrité du corps, le message douloureux est élaboré pour permettre des actions rapides et des comportements orientés vers le retrait de la source des dommages, et d'autres pour favoriser une guérison optimale.

Si la douleur provient d'un traumatisme ou d'un événement subit (comme se frapper le gros orteil ou marcher sur un clou), ces dernières questions seront rapidement répondues et vous adopterez des comportements qui favoriseront le retour à la normale.

Toutefois, si la douleur provient d'un processus évolutif, l'imprécision et l'apparition graduelle du signal rendent souvent son interprétation plus incertaine.

Devant ce type de message douloureux chronique, le processus cognitif ouvre donc la porte à un éventail d'interprétations plus vaste.

Mon expérience personnelle auprès de milliers de patients affectés par des douleurs musculo-squelettiques chroniques m'a permis d'observer des étapes qui ressemblent aux phases du deuil formulées par le docteur Elizabeth Kübler-Ross, psychologue et spécialiste du comportement.

En y réfléchissant, cette constatation est cohérente. L'expérience de la douleur chronique en est une de perte, de séparation qui s'apparente au deuil. La persistance du signal douloureux modifie la perception du corps de la personne qui souffre. Elle a l'impression que son corps n'est plus le même et qu'il le « laisse tomber ». Une sorte de séparation entre l'ancien corps et le nouveau s'impose inopinément.

La perte devient plus probante lorsqu'elle s'exprime au niveau des relations interpersonnelles, des activités sociales et sportives ainsi que professionnelles. Dorénavant, ce n'est plus que le corps qui est différent et dissident, ce sont toutes les facettes de la vie qui le sont. Le processus de deuil s'installe et les phases sont perceptibles.

Au fur et à mesure que la douleur se chronicise, les étapes se révèlent au fil du temps.

Gardez en tête que, comme pour les étapes du deuil, les différentes phases sont présentées de façon linéaire, mais dans la réalité, selon vos présuppositions (croyances) et vos antécédents, il est possible que vous ne viviez pas toutes les phases, qu'elles se superposent ou que l'ordre ne soit pas exactement le même. Il s'agit d'un modèle de référence.

Voici donc les étapes réaménagées pour les situations de douleurs mécaniques chroniques :

Les 5 phases d'évolution de l'expérience douloureuse

1- La banalisation du mal

Cette phase s'amorce au moment où une douleur, souvent lancinante, s'installe. Aux premiers signes, le message est ignoré au point où l'interprétation est inexistante ou tout au plus minimale.

Lorsque cette douleur persiste, un processus cognitif s'amorce, quoiqu'encore simple. Personne ne désire vivre constamment avec des douleurs, pas plus que d'être atteint d'une condition évolutive. C'est probablement pour ces raisons que l'interprétation initiale relève plus de la banalisation que de l'acceptation qu'il existe un problème.

On refuse la douleur, on n'accepte tout simplement pas le message. Et même si le message se fait persistant, vous le sous-estimez. « Ça ne peut pas être grave et ça va finir par disparaître ».

La personne atteinte souhaite poursuivre sa vie comme avant et c'est ce qu'elle fait. Puisqu'elle est en déni ou en banalisation, l'entourage est tenu dans l'ignorance de la douleur... à moins qu'il ne puisse lire les autres modes de communication non verbale de la douleur. Bien souvent, les femmes possèdent un don, un sixième sens pour lire leur partenaire et généralement, l'homme ne peut camoufler la situation bien longtemps.

C'est à cette phase initiale que la personne souffrante investiguera et expérimentera les différents médicaments offerts en vente libre dans le but de calmer le signal douloureux.

2- *La réaction ou la révolte*

Puisque la douleur persiste et embarrasse de plus en plus le patient, la banalisation fait place à l'impatience. Il considère la situation injuste et absurde.

Avec le temps, alors que le signal douloureux occupe une place de plus en plus importante et qu'il s'incruste dans tout votre être, votre interprétation de la situation suscite des élans de frustration, parfois même de colère, de fureur, de révolte.

Malheureusement, ces réactions violentes ne font que contribuer à augmenter le niveau de stress qui lui, concoure à abaisser le seuil de tolérance et ainsi à exacerber vos douleurs.

Cette révolte est dirigée dans toutes les directions. Les personnes qui avaient naturellement une propension à se victimiser et à imputer tous les malheurs aux autres seront particulièrement actives durant cette phase.

Tout le monde y passe :

- C'est la faute du patron qui ne vous fournit pas l'environnement propice pour le travail
- Ce sont les fabricants automobiles qui ne pensent pas aux personnes plus grandes, plus corpulentes, plus petites, etc.
- C'est la faute de votre mère qui vous a transmis cette faiblesse au dos, ces migraines, etc.
- Pourquoi nos ancêtres ont décidé de s'établir ici, n'auraient-il pas pu se rendre dans le sud où il n'y a pas d'hiver?
- « Maudit » docteur qui n'est même pas capable de trouver qu'est-ce qui provoque mon mal!
- On est capable de lancer des satellites, atterrir sur la lune, diriger un robot sur mars, mais on ne peut même pas guérir un simple mal de tête / mal de dos / douleurs aux muscles.
- Etc.

Vous vous reconnaissez, ou vous croyez entendre votre conjoint ?

La frustration peut devenir grande et c'est normal. Comme on le dit en bon québécois, la douleur, à la longue, peut tomber sur les nerfs.

3- Recherche de solutions

Après la phase de révolte, n'ayant pas encore une interprétation qui explique la provenance du mal ou encore pas de solutions efficaces, l'*Indiana Jones* en vous se réveille. Vous vous lancez dans une quête pour trouver le Saint Graal qui vous libérera de votre souffrance. C'est à cette étape qu'une véritable recherche et réflexion s'amorcent.

Souvent ce qui motive ce changement d'attitude est la peur avec toutes ses nuances.

Et cette peur prend son origine dans les diverses interprétations que vous vous faites de la provenance de vos douleurs. Devant l'inconnu, l'imagination peut devenir très créative. Toutes les hypothèses sont envisagées, de la moins pire à celle que nous ne voulons pas croire, mais qui finit par hanter nos pensées. C'est ainsi que la peur se manifeste suivant une gradation d'émotion, selon les scénarios projetés.

La peur peut s'exprimer sous forme d'anxiété. Cette forme de peur est davantage liée au futur, à l'inquiétude causée par un événement appréhendé. L'insécurité associée à la douleur et surtout aux conséquences qu'elle pourrait avoir dans l'avenir génère une anxiété envahissante.

Bien sûr, dans bien des cas, les premières manifestations de la peur s'exprimeront sous l'aspect de la crainte, une forme d'inquiétude ou d'insécurité plus superficielle.

L'expression ultime de ces préoccupations sera la peur, une émotion qui naît de l'appréhension d'un danger et d'une menace.

Les experts ont souvent tendance à dénaturer la douleur chronique en lui retirant totalement sa raison d'être, c'est-à-dire un message qui avertit d'une altération néfaste d'une portion du corps menaçant son intégrité. Ils endossent l'idée que la douleur chronique est unilatéralement une maladie et oublient que même si elle est évidemment devenue une pathologie du système nerveux, elle continue de signaler une menace.

En situation chronique, devant l'ampleur de la situation, le corps amplifie sa communication d'alarme en sollicitant d'autres émotions telles l'anxiété, l'inquiétude, l'insécurité et la peur.

Ces émotions qui, à première vue semblent négatives, soutiennent un objectif précis; que vous adoptiez un comportement et que vous engagiez des actions visant à éradiquer la source de la douleur.

La peur peut paralyser, mais en général elle fera bouger, soit dans la fuite ou l'affrontement.

Alors qu'aux deux premières phases, la fuite était la stratégie adoptée, à cette étape c'est l'affrontement qui domine. Plutôt que d'interpréter la douleur comme un ennemi à éviter, dorénavant, il est l'adversaire qu'il faut mater.

Désormais, il vous faut trouver la source de ce mal.

Selon votre personnalité, 3 comportements se révèleront.

En premier lieu, plusieurs partagent avec leur entourage et découvre en eux un nombre incalculable d'« apprentis spécialistes » qui proposeront une liste aussi longue qu'effrayante de diagnostics et bien sûr, de solutions.

De l'extérieur, il est facile de voir que cette solution n'est pas optimale puisqu'elle risque d'augmenter le nombre d'interprétations et par le fait même d'amplifier l'inquiétude, l'insécurité et ultimement la peur... souvent non fondée.

L'autre démarche, celle qui est privilégiée par les personnes plus introverties, se manifeste par une tentative d'autodiagnostic. À une époque où l'information est abondante, la recherche internet devient une façon de trouver des réponses à nos questions, à celles sur notre santé aussi. Malheureusement, rares sont les sites, où l'information est complète et impartiale. Pour utiliser l'internet, il faut consulter plusieurs sources fiables et, surtout pour un sujet aussi complexe que la douleur, posséder un minimum de connaissances et de discernement.

Ces recherches peuvent vous mener dans des sentiers qui ne feront qu'augmenter votre inquiétude et votre insécurité.

La dernière option qui est de loin la plus valable est celle de rencontrer un professionnel de la santé qui démontre un intérêt marqué pour la douleur et de l'expérience pour les problèmes musculo-squelettiques. Ainsi, vous bénéficierez de ses connaissances, de son expertise et il saura établir un diagnostic juste ou amorcer une investigation dirigée.

À l'occasion, il peut être nécessaire de demander une seconde opinion, ce qui échappe à un peut être découvert par un autre professionnel. Et cela ne signifie pas que le premier n'était pas compétent. Le corps est complexe et parfois, un simple détail peut faire toute la différence. De plus, en matière de douleurs chroniques d'origine mécanique, la collaboration interprofessionnelle représente souvent la clé du succès.

Dans une quête vers une solution à une douleur chronique, la persévérance représente une qualité indispensable. Il faut poursuivre inlassablement.

C'est exactement ce que la plupart de vous avez fait et que vous continuez à faire. C'est pour cette raison que malgré toutes les statistiques sur la lecture, vous êtes encore à lire, si loin dans le livre. Vous avez soif d'une solution, vous avez faim de retrouver votre liberté, vous voulez revivre!

Les personnes à cette phase sont prêtes à tout... ou presque. Si votre médecin de famille est à court de solutions, vous désirez voir un spécialiste, ou tout autre professionnel qui pourrait contribuer. Vous faites ce qu'on appelle du nomadisme médical. Vous vous promenez de docteur en docteur dans l'espoir que le prochain sera le bon.

Lorsque la solution proposée est inefficace, vous doutez du diagnostic, de la méthode d'intervention et vous poursuivez votre quête.

Et si ces tentatives s'avèrent vaines, vous ne vous arrêterez pas là, même si ça implique de consulter un ramancheur, un charlatan, un guérisseur ou tout autre bouée. Si vous en êtes rendu là, il faut éviter de faire ce type d'erreurs qui pourraient avoir des conséquences irréversibles.

Le choix de votre thérapeute doit être appuyé par un rationnel clinique, physiologique. C'est pour cette raison que ce livre a été écrit; pour que vous possédiez les outils pour faire des choix judicieux.

4- Abandon, dépression

Après toutes ces tentatives, si la solution libératrice n'a pas été trouvée et qu'il vous semble avoir épuisé toutes les options, il est fréquent d'être contraint à abandon.

La dépression représente donc une conséquence commune de la succession d'insuccès.

Devant ce constat d'échec, il faut repenser sa vie, planifier autrement, abandonner projets, rêves, objectifs.

Qu'est-ce qui nous pousse à vivre, à vivre passionnément?

L'appréciation du moment présent et l'anticipation d'un futur meilleur sont les deux épices principales qui donnent le goût à la vie. Lorsque ces ingrédients n'y sont pas, soit on vit le moment présent en occultant l'avenir tout en ne se posant pas de questions ou encore, on arrive à la conclusion morbide que la vie ne vaut pas vraiment la peine d'être vécue.

Le sentiment d'abandon devient puissant, envahissant. Et il semble, selon votre interprétation, provenir de tous les côtés :

- Votre corps vous a abandonné;
- Votre docteur a lui-même abandonné dans l'espoir de trouver une solution;
- Votre conjoint(e) et même vos enfants semblent avoir abdiqué;
- Certains de vos amis vous ont abandonné aussi.

Ces constatations peu réjouissantes et même déprimantes grugent chaque parcelle d'espoir qui désire s'accrocher. Avec le temps et la défection de votre optimiste, la balance bascule du côté lugubre et vous sombrez dans la dépression.

Et si vous pensez que cette situation est rare, relisez le chapitre 4!

5- Acceptation - Résignation

Trois raisons pourraient vous faire sortir de votre état dépressif :

1) L'acceptation de votre condition
2) La résignation complète
3) La résolution de votre problème

Dans les deux premiers cas, vous suivez ce que la plupart des professionnels vous ont depuis longtemps suggéré, c'est-à-dire apprendre à vivre avec votre problème.

Ces options représentent également une forme d'abandon et pour cette raison, il existe une superposition importante des deux dernières phases. Si le problème persiste, le sentiment d'abandon, de dépression se juxtapose à la résignation.

Il y a lieu d'apporter une nuance importante cependant. Certains patients, de par leur caractère fort, pourront avec le temps accepter leur condition chronique. Ils se plieront à une discipline astreignante afin d'éviter toute situation qui amplifie la douleur et feront de ces restrictions leur mode de vie.

Pour plusieurs autres, cette forme d'austérité est synonyme d'abstinence incompatible avec leur définition de « vivre »!

Conséquemment, l'acceptation et la résignation ne sont guère des options recevables pour la majorité des personnes souffrantes.

Il faut donc alimenter l'espoir, car elle représente la force, l'énergie qui permet de demeurer dans la phase de recherche de solution où l'action prime. Sans espoir, la dépression qui se tenait sur le seuil de la porte est dorénavant invitée à s'installer.

Il y a un temps pour l'acceptation et il doit être le plus éloigné possible. Il faut vous assurer que tout, je dis bien TOUT, a été tenté. Il ne faut pas que l'acceptation soit un refuge déguisé de la résignation.

Personnellement, je ne crois pas, sauf dans des cas exceptionnels, qu'il y ait des douleurs chroniques que l'on ne puisse soulager, ne serait-ce qu'une diminution de 20 %!

Et si vous souffrez depuis des années, vous savez que 20-30% d'amélioration sont suffisants pour changer une vie.

Avec les données cliniques actuelles, les nouvelles technologies et la collaboration interprofessionnelle, je suis persuadé que la grande majorité des personnes qui souffrent de douleurs chroniques émanant de problèmes mécaniques du système musculo-squelettique peuvent trouver un soulagement suffisamment important pour améliorer leur qualité de vie.

La clé demeure dans le décodage rigoureux du langage de la douleur et une synergie des traitements qui répondent aux besoins du corps souffrant.

J'aborderai plus loin les différentes approches qui redonnent au corps sa pleine capacité à gérer les sources de la douleur.

Les comportements

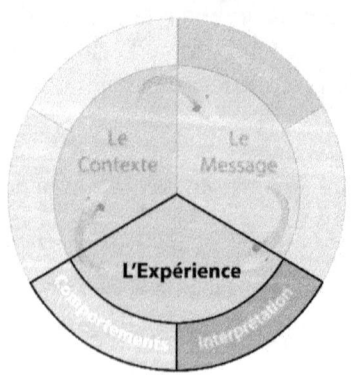

Comme je l'ai mentionné plus tôt à l'amorce de ce chapitre, il est difficile de dissocier interprétation et comportement puisque la première provoque pratiquement toujours une réaction concomitante.

Pour cette raison, il était donc pratiquement inévitable de soulever certains comportements dans l'analyse des interprétations possibles à travers les *5 phases d'évolution de l'expérience douloureuse.* Puisque cette section est spécifiquement dédiée à l'étude des comportements douloureux, nous approfondirons davantage le sujet en reprenant la même structure des 5 phases.

1- La banalisation du mal

De par sa définition, la personne qui banalise la douleur ignorera initialement le signal ressenti. Ce refus d'identifier qu'il y a un problème, qui pourrait être important, mènera à un comportement qui pourrait être interprété *a posteriori,* à de la négligence.

Cependant, puisque nous sommes dans les premières phases de l'expérience de ce mal spécifique et que la douleur, en général, fait partie des sensations fréquemment ressenties, il apparaît justifiable, surtout si elle est lancinante, que des actions importantes ne soient prises pour l'enrayer immédiatement.

Les comportements adoptés seront davantage accessoires et généralement de trois types :

1) Distraction : ce comportement est souvent issu des croyances familiales et inculquées dès le bas âge. Plus jeune, lorsque nous nous faisons mal, soit en apprenant à marcher ou en faisant une manœuvre maladroite, la première réaction des parents est souvent de nous prendre dans leurs bras et de tenter de détourner notre attention. Plus tard, dans des circonstances similaires, ils nous diront plutôt « pense à d'autres choses! »

   La distraction est donc un comportement, probablement acquis, qui fait appel aux propriétés neurologiques intrinsèques du cerveau. Lorsque notre attention est dirigée vers une situation dominante, le signal douloureux s'estompe, on « oublie » la douleur. Naturellement, si les dommages sont mineurs et que le message est de moindre importance, cette stratégie peut être efficace, mais pour une douleur qui décrit un problème plus sérieux, la distraction s'avèrera vaine.

2) Fractionnement des activités : lorsque la douleur est d'origine mécanique, cette stratégie est fréquemment et naturellement utilisée.

Nous aurons tendance à immobiliser la région douloureuse, réduire nos activités et à en éviter certaines. Ce comportement exprime la nature même du signal douloureux qui incite à ralentir pour laisser au corps plus d'énergie pour la réparation et le retour à l'homéostasie.

Le comportement ultime sera le repos. Le corps, naturellement, à travers une prédominance du système nerveux parasympathique, ralentira les activités et redirigera les énergies vers les processus de guérison. L'exemple que je donne souvent à mes patients provient du règne animal. Un animal qui a mal ou est blessé ira se cacher et dormira pour récupérer et guérir.

3) Atténuation du mal : Ce comportement peut être à la fois inné et acquis. La principale réaction innée se manifeste essentiellement par de l'automassage. Lorsque le mal apparaît et s'installe, nous avons cette tendance automatique à masser la région douloureuse. Comme expliqué auparavant, il s'agit d'une utilisation naturelle de la théorie du portillon par lequel une stimulation de récepteurs différents situés sur la peau fermeront la porte qui achemine la douleur. Évidemment, cette stratégie seule est souvent inefficace à nous soustraire totalement du mal, mais au moins, elle contribue à soulager quelque peu!

L'autre action, qui elle, est acquise, consiste à soulager le mal avec des produits qu'on applique sur la peau (application topique) ou qu'on avale. Ces derniers sont plus fréquemment sous forme d'analgésiques ou de relaxants musculaires en vente libre. Certaines personnes opteront plutôt pour des produits naturels.

2- La réaction ou la révolte

Comment pourrions-nous accepter une douleur lorsqu'elle persiste, perturbe notre vie et dont on ne connaît pas la raison d'être?

Même lorsqu'on peut identifier son origine et son bien-fondé, la douleur est rarement et difficilement supportable. Il en est souvent ainsi dans le cas d'une douleur qui persiste.

Tout comme un système d'alarme qui ne cesse de sonner, le signal douloureux persistant fini par irriter. Si les tentatives pour calmer la douleur sont vaines ou n'apportent qu'un soulagement temporaire, une réaction de frustration ou d'impatience peut s'installer. L'impuissance à décoder le message et à fournir au corps ce dont il a besoin pour procéder à une guérison complète n'aide en rien pour calmer la frustration.

Après de longues semaines, voire des mois, l'impatience qui a progressé en frustration cède maintenant la place à de la révolte. Le sentiment d'injustice devant la douleur peut être interprété comme une malédiction non méritée! L'attitude de révolte est attisée.

Bien qu'à l'apparition de la douleur la plupart des personnes souffrantes seront discrètes dans la verbalisation du mal, à cette phase, la langue se délie. Dorénavant, elles partagent plus librement leur douleur qui parfois prend la forme de victimisation. Cette libre expression vise inconsciemment deux objectifs :

1) Attirer la sympathie et la compréhension de l'entourage devant les limites que la douleur impose;
2) Laisser échapper l'accumulation de frustration générée par l'impuissance, l'impatience et le sentiment d'injustice.

Évidemment, le comportement ne sera pas que verbal. La personne atteinte de douleurs persistantes tentera d'atténuer ses souffrances en augmentant les doses d'analgésiques ou en essayant d'autres types de médicaments en vente libre. Bien souvent, la pharmacopée accessible n'offre pas le soulagement visé et l'ajout d'autres substances représente une option dangereuse.

Si la personne souffrante est une consommatrice occasionnelle d'alcool ou de drogues récréatives, la recherche du soulagement combinée à la frustration peut mener à des excès. Les dangers d'abus sont bien réels. Cependant, à cette phase, il est plutôt rare que le patient verse immédiatement dans les excès, à moins d'avoir une prédisposition forte à l'origine. Nous observerons plutôt une consommation accrue, davantage axée sur la recherche du soulagement du mal que sur l'engourdissement de l'être, la coupure de la réalité.

Puisque la douleur persiste malgré les tentatives d'atténuation, graduellement les émotions présentes à cette phase se transforment en peur et ses déclinaisons : insécurité, inquiétude, crainte, anxiété et peur.

Cette métamorphose émotionnelle marque la transition vers l'autre phase, celle de la recherche de solutions.

3- Recherche de solutions

La peur représente à la fois un puissant motivateur de changement et un indice de prédiction de douleur chronique. Avant d'entrer dans le vif du sujet, elle mérite donc que l'on fasse une parenthèse pour mieux la comprendre.

La peur

Quand la douleur persiste au-delà des attentes de la personne qui souffre et surtout lorsqu'elle résiste aux interventions usuelles, une discordance psychologique survient. Une interprétation négative de la situation brouille le jugement et fait en sorte qu'un signal bénin à l'origine est perçu, bien souvent à tort, comme étant une catastrophique.

La peur liée à la douleur se manifeste en plusieurs déclinaisons avec comme finalité, une réelle anxiété. Elle s'exprimera en tant qu'insécurité au départ pour évoluer par la suite en inquiétude, en crainte, en anxiété et finalement en peur. Cette dernière prendra plusieurs formes comme la peur de la douleur elle-même, la peur de la lésion ou encore la peur du mouvement.

Lorsque la peur s'installe suite à une persistance de la douleur, elle aura pour effet d'exacerber le signal douloureux[1]. Il faut spécifier qu'une saine crainte de la douleur est nécessaire en ce qu'elle joue un rôle protecteur contre des blessures plus importantes provenant de mouvements dommageables.

Toutefois, une peur excessive du mouvement (kinésiophobie) entraîne des conséquences néfastes à moyen et long terme comme nous le verrons bientôt.

L'évaluation cognitive (mentale) que la personne fait de sa douleur représente l'un des déclencheurs importants de la peur associée à la douleur. Si cette personne interprète que sa douleur est un signe de dommage important et peut-être même irréversible, ou d'une maladie sous-jacente, elle développera une peur irrationnelle et parfois exagérée de sa douleur.

En effet, la peur liée à la douleur est reconnue comme l'un des plus importants facteurs qui favorisent la chronicisation de la souffrance et à l'incapacité persistante[2,3,4,5]. L'anticipation d'une augmentation de la douleur durant l'exécution d'un mouvement entraîne la peur de l'action même. Ce faisant, la personne évite, sur une base régulière, de reproduire ces mouvements.

Un autre facteur capital dans la persistance de la douleur est la propension de certaines personnes à dramatiser la situation douloureuse.

L'étude de ce phénomène à mener au développement du *modèle de peur-évitement*. Ce modèle explique la relation entre la peur de la douleur et de ses effets sur les mouvements dans l'évolution d'une condition douloureuse vers la chronicité.

La peur du mouvement n'est pas le seul élément psychosocial qui explique la chronicisation de la douleur. Quatre facteurs ont été identifiés dans le développement des incapacités chroniques liées à la persistance du signal douloureux :

1) La peur du mouvement
2) Les pensées catastrophiques ou dramatisations associées à la douleur. Les personnes qui alimentent ce type de pensées amplifient les conséquences de la douleur. Elles le font de 3 façons différentes[6] :
   a. Rumination : Leurs pensées sont excessivement focalisées sur la douleur;
   b. Amplification : Exagération des sensations de douleur;
   c. Impuissance : perception de leur incapacité à supporter ou se défaire des douleurs[7].
3) L'incapacité physique perçue
4) La détresse psychologique, état dépressif et symptômes dépressifs

Durant la phase de douleur aiguë, l'évitement de certains mouvements est nécessaire. Cependant, si ce comportement persiste au-delà de cette phase, le patron moteur de l'évitement s'enracine et il devient ardu de le modifier par la suite.

À moyen terme, une attitude d'évitement ou d'échappement conduit à deux conséquences qui participent à l'exacerbation de la douleur et au maintien de l'incapacité :

1) Le syndrome de déconditionnement physique : Si certains mouvements ou postures sont continuellement évités, des muscles cesseront d'être utilisés. Or, en physiologie musculaire, il existe un principe fort simple, un muscle non sollicité, s'atrophie. Une perte de tonus et de force s'ensuit et naturellement, une faiblesse s'installe. La région que la personne tente de protéger devient de plus en plus instable et propice à d'éventuelles blessures[8,9].

2) L'hypervigilence : La personne qui souffre aura tendance à centraliser ses pensées sur les sensations physiques interprétées comme une menace. Il s'agit d'une obsession pratiquement maladive à porter une attention à chaque mouvement potentiellement dommageable[10].

Le diagramme suivant résume le phénomène à partir du modèle peur-évitement.

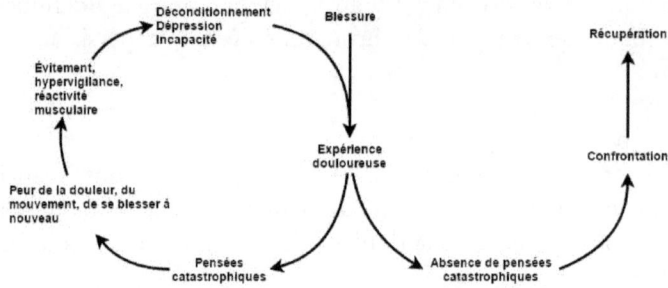

Figure 11 : Modèle de Peur-Évitement tel que proposé par Vlaeyen et coll.

À la lumière de ces informations, il apparaît clair que le rôle du professionnel de la santé devient primordial. Il doit prendre le temps d'expliquer le diagnostic et, lorsque nécessaire, de dédramatiser le message douloureux. Puisque la chronicisation de la douleur et l'incapacité physique sont primordialement cognitives, cet aspect du traitement revêt une importance capitale.

Malheureusement, avec l'accessibilité réduite de nos soins de santé, la disponibilité restreinte des docteurs et une connaissance du phénomène douloureux souvent limitée, cette étape est trop souvent escamotée.

C'est donc motivé par la peur que la personne qui souffre basculera dans la phase de *recherche de solutions*.

Comme nous venons de le voir, la stratégie d'évitement et de retrait représente davantage une approche passive.

L'autre avenue consiste à affronter la situation et à activement tenter de s'adapter, s'ajuster à la douleur. En anglais, le terme *coping* définit bien l'attitude, la démarche, mais en français la traduction ne rend pas justice à la signification du mot. À défaut de trouver mieux, nous la nommerons *stratégie d'adaptation* qui consiste à faire face au problème et d'adopter une attitude proactive.

Quatre grands comportements sont habituellement observés à cette phase :

1) Expression
   Tel que discuté dans la section *interprétation* plus haut, votre type de personnalité dictera le comportement que vous adopterez : partager avec votre entourage, demeurer discret et tenter par vous-même de trouver une solution ou encore consulter un professionnel.

2) Camouflage
   La douleur devenant de plus en plus persistante et devant l'inefficacité grandissante des produits usuels offerts en vente libre, la personne qui souffre se tourne vers des médicaments de plus en plus forts et inhabituels. Des combinaisons de toute sorte sont expérimentées.

   Puisque la douleur chronique ne répond pas aux mêmes types de substances que la douleur aiguë, les tentatives sont la plupart du temps futiles.

   Si vous avez partagé avec des amis, quelques-uns risquent de vous parler de l'amie de l'amie qui, elle aussi, souffre d'une douleur persistante et qui a trouvé un certain soulagement avec des antidépresseurs. Il sera alors invitant d'« emprunter » quelques pilules du même type pour valider si c'est ce dont vous avez besoin.

   Souvent, nous voyons à cette étape une augmentation de la consommation d'alcool ou de drogue récréative, et ce, pour deux raisons. Ces substances calment temporairement la perception douloureuse et en plus, l'état second offre à la personne un moment de répit apprécié dans les circonstances.

Il va sans dire que les abus contribuent davantage à amplifier le problème car ils risquent de perturber les relations familiales, sociales et professionnelles.

3) Autodiagnostic

Puisqu'il est fréquent de devoir attendre de longues périodes pour pouvoir enfin consulter son professionnel, et avec la facilité d'obtenir des informations avec l'internet, la personne souffrante amorce elle-même son investigation.

Il est indéniable que l'on peut trouver d'excellentes informations sur la toile, mais il faut également se rendre à l'évidence qu'elle est polluée de sites et de données erronées. Le discernement ne peut venir que par une connaissance de base qui permet de différencier le vrai du faux. Or, en santé, cette compétence ne s'acquiert qu'avec de longues études et l'expérience clinique.

Je ne dis pas ici qu'il vous est impossible de trouver des solutions sur Internet, mais les risques d'erreurs sont multipliés par la complexité du sujet.

De plus, il faut résister à écouter les conseils et à accepter les diagnostics provenant de votre entourage. Ils sont certes remplis de bonne volonté et de compassion à votre égard, mais s'ils ne sont pas des professionnels de la santé, ils risquent de vous diriger vers des sentiers tortueux et sans issues.

4) Consultations

Ainsi s'amorce une parade de consultations. La personne atteinte de douleur persistante ira consulter son professionnel de confiance, en général son médecin de famille. Suite à différents tests généraux, qui se révèlent habituellement non concluants, et au défilé de médicaments d'usage, il est fréquent que les douleurs, si elles sont chroniques, persistent.

Devant la résistance aux traitements, vous serez référé à des spécialistes pour des évaluations plus pointues. Le diagnostic de douleur chronique est facile à établir puisqu'il repose sur la durée des symptômes. Le réel défi repose sur l'identification de l'origine du mal. Or, sans cet élément, il est impossible de prescrire un traitement curatif et la thérapie proposée devra nécessairement être de nature palliative.

La plupart des patients à ce stade ressentent une certaine frustration. Lorsqu'on souffre depuis des mois, il est normal d'anticiper une explication quant à l'origine des souffrances.

Soyez assuré que cette frustration est également partagée par les professionnels rencontrés. La douleur chronique représente un défi de taille pour tous les cliniciens. Son origine est fréquemment difficile à établir et, conséquemment, un traitement ciblé ardu à prescrire.

N'interprétez pas les échecs subits dans le passé comme de la négligence, du détachement ou même de l'incompétence. Je le répète, l'identification catégorique de la cause d'une douleur chronique est complexe. C'est pour cette raison que le syndrome de douleur chronique requiert une investigation méthodique, un processus d'élimination systématique des causes possibles et un processus de déduction rigoureux. Évidemment, cette démarche doit être accomplie par un clinicien que possèdent des connaissances approfondies du phénomène de la douleur persistante et pour les affections d'origine musculo-squelettique ainsi qu'une formation pointue en biomécanique.

Après avoir consulté toute la gamme des spécialistes médicaux, il arrive que des patients soient toujours insatisfaits des résultats obtenus. Deux raisons peuvent expliquer ce mécontentement : la douleur persiste et s'exprime à un niveau qui perturbe toujours le quotidien du patient ou les attentes initiales n'ont pas été satisfaites.

La première raison justifie l'insatisfaction alors que la seconde découle habituellement d'un manque de communication avec le professionnel, d'un manque d'information sur la douleur chronique ou encore d'un acharnement à maintenir des objectifs irréalistes pour la condition vécue.

Nous allons aborder en profondeur la question des attentes dans un prochain chapitre, mais pour l'instant, restons-en à ces trois raisons.

C'est souvent cette volonté de se sortir de leur marasme qui pousse les patients vers une succession de consultations pour obtenir une seconde, troisième (et parfois davantage) opinion différente. Le nomadisme médical. Comme des nomades sans domicile fixe, les patients s'engagent dans un véritable pèlerinage pour trouver enfin, cette illumination libératrice. Et pour ce faire, à raison, ils sont même disposés à changer de dénomination.

La déception est donc bien présente et un bon pourcentage des patients n'est toujours pas disposé à abdiquer. Ils poursuivront donc leur démarche afin de trouver une solution à leur souffrance et, ayant épuisé la filière traditionnelle, ils se tourneront dorénavant vers des approches parallèles.

Il s'agit en soi d'une réaction saine et compréhensible. Toutefois, les ardeurs doivent être modérées, car seuls certains choix restreints seront indiqués. Par exemple, une décision de rencontrer un chiropraticien surtout si la douleur persistante touche le système musculo-articulaire s'avère une option responsable. Le choix d'un physiothérapeute pourrait également être judicieux.

Cependant, plus on s'éloigne du cadre scientifique et ordonné des professions de la santé reconnues, plus les risques d'errer s'intensifient. Il existe des signes qui devraient vous alerter, et plus la quantité de ces indices augmente, plus vous mettez votre santé en situation périlleuse. Voici quelques-uns de ces signes :

i.   Des promesses de résultats : Aucun thérapeute ne peut garantir des résultats. Le corps humain est d'une telle complexité qu'il est impossible à quiconque de promettre l'atteinte d'objectif exagéré. Comme je le dis souvent à mes patients, il n'y a que les charlatans qui promettent 100 % de résultats à 100 % de leurs patients!

Les promesses peuvent prendre des formes subtiles parfois. Soyez attentif aux mots qui sont utilisés lorsque vient le temps d'aborder les chances de réussite d'un traitement. Même implicitement, on ne peut offrir de garantie, c'est à la fois illégal et immoral.

Toutefois, un clinicien peut partager ses impressions quant aux possibilités de réussite du traitement tout en y apportant la nuance attendue d'un professionnel.

ii.   La supériorité de son traitement : Le charlatan mettra beaucoup d'énergie à vous convaincre que son traitement est supérieur à toute autre approche, et pour pratiquement tous les problèmes de santé.
Il est vrai que certaines conditions répondent mieux à une forme de traitement, mais il s'agit là d'une opinion professionnelle et d'un choix thérapeutique qui s'appuie sur l'expérience clinique et des études.

Si le thérapeute prétend qu'il peut guérir tous les maux du monde, méfiez-vous!

iii. Le refus de collaboration : Pour plusieurs problèmes de santé, surtout en matière de douleur chronique, il n'est pas rare que nous devions opter pour la collaboration interprofessionnelle, ne serait-ce qu'avec le médecin traitant. Or, un charlatan vous convaincra qu'il n'est jamais nécessaire de le faire.

L'ouverture à la collaboration avec un autre professionnel est indice important que vous êtes probablement entre bonnes mains.

iv.   Profession non reconnue : Consulter un clinicien membre d'une profession de la santé reconnue vous assure qu'il est régi par un ordre professionnel et qu'il participe à un programme de formation continue. Les corporations professionnelles (au Québec) sont mandatées par le gouvernement afin d'assurer un encadrement strict des membres.

Si le thérapeute que vous rencontrez n'est pas membre d'une profession reconnue, ceci n'implique pas nécessairement qu'il est illégitime, mais l'encadrement plus libéral ouvre parfois la voie à des soins de qualité inférieure. Il ne s'agit pas ici de rabaisser certaines thérapies (ou thérapeutes), mais de vous informer de la nature des statues professionnelles.

Aussi, sachez que plusieurs thérapeutes non encadrés par une structure professionnelle, tel l'Office des Professions, font un travail digne de mention auprès des personnes souffrant de douleurs chroniques. Il ne suffit par exemple que de mentionner le travail, souvent exceptionnel, des massothérapeutes et des acupuncteurs.

v.   Dénigrement d'autres approches : Dans la même lignée que les affirmations de supériorité de leur traitement, le dénigrement des autres approches est fréquent chez les charlatans. Ils trouveront maintes raisons pour déprécier d'autres types de traitement.

Rabaisser les autres pour démontrer sa supériorité n'a jamais été une stratégie noble et crédible.

vi.   Il vous demande d'abandonner tout autre traitement : le respect des autres professionnels traitants se reflète souvent par le respect du traitement qu'ils ont prescrit, que ce soit sous forme de médicaments, d'exercices ou de toute autre forme de thérapie. Toutefois, cela ne signifie pas que votre professionnel traitant soit en accord avec les soins prescrits, mais il doit reconnaître le rationnel et les circonstances pour lesquels il l'a fait.

Après discussion et évaluation actuelle de la condition, il est toutefois possible que certains traitements puissent être interrompus momentanément pour la durée d'un nouveau traitement ou d'un essai thérapeutique. Cependant, lorsque ce traitement implique une médication, une discussion avec le médecin prescripteur est nécessaire et lui seul est en mesure de modifier la prescription.

4- Abandon, dépression

Devant l'interprétation morose qu'il n'y ait plus d'espoir de retrouver une vie normale ou à tout le moins de regagner une qualité de vie potable, les comportements à adopter sont plutôt restreints.

À ce stade, la retraite semble la seule option envisageable pour la personne qui souffre. Les deux comportements majeurs que l'on observe à cette phase représentent une déclinaison de l'isolement : l'isolement social et l'isolement de la réalité. En plus d'être caractéristiques à cette phase de l'évolution de la douleur chronique, ces formes de réclusion sont également intimement liées à la dépression.

1) L'isolement social

Les comportements de fragmentations des activités que l'on observait dans la phase de banalisation se sont amplifiés avec le temps si bien que pratiquement toutes les sorties sont dorénavant abandonnées.

L'effet est tangible sur l'aspect social de la vie de la personne souffrante. Elle ne rencontre pratiquement plus personne et ses liens d'amitié, même s'ils ne sont pas rompus, se sont affaiblis par manque d'implication.

La zone de confort de la personne atteinte de douleurs chroniques a considérablement diminué au cours des mois et des années. Le seul endroit où elle se sent « bien » est à la maison, entourée des objets qui lui rappellent le « bon vieux temps » où une vie sans douleur lui offrait la liberté. Aussi, cette zone restreinte de confort relatif devient de plus en plus imperméable aux relations interpersonnelles. La personne est dorénavant dans sa bulle et se déconnecte graduellement de la réalité sociale.

Si elle est toujours au travail, des efforts importants devront être déployés afin de maintenir des contacts humains, surtout si les tâches nécessitent des interactions personnelles. Cette demande d'adaptation accrue grugera évidemment une énorme quantité d'énergie qui amputera le souffrant dans son combat contre la douleur.

Cette lutte quotidienne pour maintenir des contacts sociaux professionnels, additionnés à la dépense énergétique déployée à l'exécution des fonctions professionnelles exténue la personne, ce qui amplifie son besoin d'isolement lorsqu'elle se retrouve à la maison.

Évidemment, si la personne qui souffre n'est pas plongée dans une dépression profonde, elle puisera dans ses réserves pour entretenir la relation avec un cercle sélect de proches, habituellement sa famille.

2) L'isolement de la réalité

La réalité de la personne qui souffre n'est guère joyeuse, bien au contraire. Son quotidien, du lever au coucher – et parfois même la nuit – est inondé de souffrances autant physiques que psychologiques. Le désir de fuir cette réalité est donc omniprésent.

Lorsqu'on possède la santé, les options de distractions sont pratiquement innombrables. Le divertissement peut s'articuler autour de loisirs, de sports, de sorties ou encore de voyages, mais pour la personne atteinte de douleurs chroniques, le choix est limité, voire absent.

Si le souffrant désire se « distraire », « oublier son mal » ou se soustraire à sa pénible réalité, les possibilités sont pratiquement inexistantes, du moins c'est la conclusion qu'il tire.

La personne qui souffre recherche une échappatoire, un refuge où, ne serait-ce que pour quelques heures, elle pourra oublier sa sombre réalité. Elle construira une nouvelle réalité virtuelle ou une oasis de bien-être relatif par l'utilisation de substances qui modifient la perception de la réalité.

Parmi les options les plus souvent retenues, nous retrouvons les boissons alcoolisées, les drogues récréatives ou les médicaments obtenus sous prescription.

- Les boissons alcoolisées

  Les abus d'alcool représentent une méthode accessible pour déjouer la perception de la réalité. Nous pouvons nous procurer de la bière et du vin à un coin de rue de chez soi et des spiritueux dans un rayon de 5 kilomètres. De plus, la consommation n'est pas contrôlée et les effets connus.

  Autre avantage, la consommation d'alcool est socialement acceptée pourvu qu'elle ne soit pas exagérée. Sauf pour les proches qui partagent le même toit, il est aisé de dissimuler les quantités ingurgitées.

  Évidemment, les bénéfices sont de courtes durées et les effets secondaires cumulatifs. Bref, rien n'est réglé malgré l'illusion temporaire.

- Les drogues récréatives
  Le sujet des drogues récréatives est plus complexe pour différentes raisons, dont l'approvisionnement, la qualité du produit et sa nature illégale.

Pour une personne qui a déjà consommé, ne serait-ce qu'occasionnellement des drogues, il est invitant d'y trouver un refuge. La prise de drogue produit des effets puissants qui sont, la plupart de temps, associés à du bien-être, surtout de par sa nature récréative. Le souffrant y voit donc une avenue pour se soustraire à ses souffrances.

Il y a à peine quelques années, il aurait été difficile d'imaginer que la science s'intéresserait aux effets analgésiques des drogues récréatives. Pourtant, récemment, plusieurs études cliniques ont démontré les effets bénéfiques du cannabis sur les douleurs chroniques et sur le sommeil également[11].

Il est dorénavant possible de se faire prescrire de la marijuana thérapeutique par son médecin pour des douleurs chroniques. Toutefois, cette stratégie doit se faire selon un protocole global où d'autres options ont été tentées préalablement et dans des conditions bien définies.

Il faut reconnaître que bien des patients qui souffrent depuis des années n'ont plus la patience d'attendre et l'énergie pour convaincre leur médecin. Plusieurs se tourneront vers la rue pour s'approvisionner. Ils deviennent donc à la merci de personnes dont le seul objectif est de vendre un produit, souvent de mauvaise qualité, qui créera une accoutumance. C'est meilleur pour le business!

C'est ainsi que la personne qui recherche un soulagement à tout prix pourrait être tentée d'essayer toute sorte de produits allant même jusqu'aux drogues dures.

Cette avenue est donc à proscrire, mais il faut tout de même garder en tête qu'elle représente une option malheureusement disponible.

Le souffrant qui consomme régulièrement des drogues y trouve donc un refuge qui l'isole davantage autant socialement que de sa réalité

- Les médicaments

Lorsqu'on aborde ce sujet, nous sommes inévitablement confrontés à des croyances sociales profondément ancrées autant du côté du malade qui les réclament que du côté du médecin qui le voit comme son « arme » de prédilection. L'objectif de cette section n'est certainement pas de faire le procès des produits pharmaceutiques, ni de prôner leur utilisation ou leur abandon.

Cette décision repose entre vos mains et devrait idéalement être discutée avec votre médecin traitant.

Pour ma part, en tant que chiropraticien, je n'ai pas la formation ni l'autorité légale pour prescrire des médicaments et je ne la réclame pas non plus. Je pense personnellement que leur utilisation est exagérée dans bien des cas sans toutefois prétendre qu'il ne devrait jamais être prescrit. De plus, j'adhère à l'idée que le corps est doté d'une capacité incroyable à se guérir et que nous devrions davantage nous concentrer à libérer les interférences nuisibles au retour à l'homéostasie.

Toutefois, dans le cas de douleurs aiguës et chroniques, je comprends qu'une aide temporaire à calmer les souffrances soit nécessaire.

Puisque la douleur aiguë, dans la majorité des cas, disparaîtra lorsque les tissus lésés sont guéris, la prise de médicaments n'est donc, par définition, que transitoire.

Pour ce qui est de la douleur chronique, la situation est bien différente. Puisque la douleur est dorénavant « tatouée » dans le système nerveux, les médicaments utilisés lors de la phase aiguë ne sont plus efficaces. C'est pour cette raison que les substances antidépressives et psychotropes présentent une certaine efficacité.

Pour le patient, une prescription d'antidépresseur peut être perçue comme un désaveu face à ses plaintes. Il pense que son médecin ne croit plus à sa souffrance et que le problème n'est que dans sa tête!

Lorsque ces substances n'offrent pas le soulagement escompté, la tentation devient forte pour augmenter les doses, sous les recommandations du médecin ou unilatéralement. Des médicaments de plus en plus fort sont aussi souvent prescrits, car le médecin désire offrir le meilleur soulagement à son patient.

Puisque ces produits modifient l'activité cérébrale, elle contribue aussi, dans une certaine mesure, à modifier votre perception de la réalité et vous isoler socialement.

Il faut toujours aussi garder en tête que TOUS les médicaments comportent des effets secondaires. Il faut donc être attentif à tout changement ou symptôme et d'en parler immédiatement avec votre pharmacien et votre médecin.

Idéalement toutefois, l'option d'une approche plus naturelle devrait motiver vos recherches. Dans le prochain chapitre, je vous présenterai une stratégie naturelle puissante qui vise le soulagement des douleurs chroniques.

5- Acceptation - Résignation

Dans le cas de douleur persistante, l'acceptation se confond souvent avec la résignation.

Par exemple, si pour une raison quelconque vous perdez une jambe par amputation, vous passerez probablement par toutes les phases que nous venons de discuter et à la dernière étape, il est possible que vous acceptiez réellement votre situation. Il est possible – et beaucoup de personnes le font avec beaucoup de courage – que vous vous donniez comme mission d'être un exemple de détermination pour votre entourage ou que vous vous disiez que si vous ne pouvez plus courir, vous aller écrire. Bref, pour certaines conditions physiques, l'acceptation est possible.

Dans le cas de douleurs chroniques qui est à la fois invisible pour les autres, mais constamment présente pour vous, accepter la situation relève d'une force du caractère hors du commun. La résignation représente plutôt l'attitude de la majorité.

Devant les échecs passés et l'usure du temps, l'abdication semble la destination pour trop de souffrants chroniques.

Les patients sombrent dans la dépression et plusieurs envisagent le suicide. Malheureusement, chaque année, un nombre toujours trop élevé tente de s'enlever la vie et quelques-uns réussissent.

Et voilà...

Après plusieurs pages d'explication, nous venons de faire le tour du *modèle idiomatique de la douleur*. Comme vous avez pu le constater, le modèle permet de bien comprendre la douleur, surtout chronique, et nous permet de mieux cadrer, entendre et comprendre les messages du corps. À partir du moment où une communication est éloquente et bien comprise, une réponse adéquate devient évidente, sans équivoque et manifeste.

Il existe beaucoup de connaissances relatives à la douleur et le fait de les intégrer dans un modèle facilite à la fois la compréhension du phénomène douloureux et les actions à prendre pour répondre au corps qui crie sa détresse.

Que faire maintenant?

La douleur chronique est un véritable fléau et le *statu quo* n'est pas une option socialement acceptable.

Nous ne pouvons continuer de traiter les souffrants chroniques selon le même angle surtout lorsqu'on constate que ces approches sont, pour une majorité, un échec.

Depuis des années, je suis obsédé, absorbé par le problème de la douleur chronique, surtout celle en relation avec le squelette axial, c'est-à-dire la colonne vertébrale.

Je ne possède pas les connaissances pour prétendre proposer une solution pour les personnes qui souffrent de douleurs cancéreuses, provenant d'une amputation ou suite à certaines chirurgies, mais je soutiens que la stratégie que je vous présente ci-après a le potentiel de changer votre vie. Cette approche repose sur des bases solides et quoi que non parfaite, offre une option nouvelle qui pourrait s'avérer salutaire pour plusieurs personnes qui souffrent de douleurs chroniques axiales.

De plus, cette stratégie n'est pas en compétition avec les autres formes de thérapies, mais représente un ajout à l'arsenal actuellement disponible.

3ᴇ PARTIE :

L'APPROCHE CHIROPRATIQUE

CHAPITRE 8

TOUT EST UNE QUESTION D'AJUSTEMENT

Rien n'est plus puissant qu'une idée dont l'heure est venue
Victor Hugo

Le traitement des dérangements fonctionnels de la colonne vertébrale représente l'élément central d'une stratégie efficace de traitement de la douleur. À première vue, cette révélation peut sembler insignifiante, car la médecine manuelle ne jouit pas de la même célébrité ou notoriété que la chirurgie et les nouvelles technologies biomédicales.

De plus, les impacts des manipulations vertébrales ont souvent été banalisés et plusieurs idées préconçues relèvent du folklore bien plus que de la réalité.

Cependant, lorsqu'on y regarde de plus près, les manipulations vertébrales représentent une avenue de premier plan pour le traitement de la douleur.

Je me désole d'entendre des professionnels qui, en matière de traitement de la douleur, parlent des thérapies vertébrales et des soins chiropratiques comme étant une approche « alternative » ou « complémentaire ». Par ces affirmations, ces cliniciens exhibent leur ignorance des processus neurologiques impliqués dans un ajustement de précision à haute vélocité et faible amplitude des vertèbres affectées.

Dans ce chapitre, je me propose de vous présenter l'approche manuelle typique utilisée en chiropratique. Il s'agit d'une arme redoutable et efficace pour le traitement de la douleur.

En plus de ses effets apaisants, l'ajustement vertébral de précision possède également la puissance d'améliorer les fonctions de guérison organique et la santé globale. Je n'aborderai cependant pas ces aspects, car ils ne cadrent pas avec le sujet principal de cet ouvrage qui est le traitement de la douleur.

Les évidences cliniques qui supportent le traitement manuel de la colonne vertébrale pour des conditions douloureuses sont abondantes et amplement supportées par la recherche.

Cette mise au point faite, prenez le temps de lire attentivement ce chapitre, car vous découvrirez…

Un aspect de la chiropratique comme vous ne l'avez probablement jamais vu.

Lorsque j'assiste à des rencontres sociales et presque inévitablement lorsque mon interlocuteur apprend que je suis chiropraticien, je perçois une incompréhension de ma profession. Toutefois, lorsque je prends le temps d'expliquer, mon auditeur se transforme en ambassadeur, ou bien souvent en patient.

Je me propose donc de vous servir le même argumentaire beaucoup plus étoffé cependant, et ce, en 5 actes.

ACTE 1

Les manipulations vertébrales à travers les siècles – ça ne date pas d'hier!

Sauf pour quelques exceptions au niveau du crâne, tous les circuits neurologiques de la douleur transitent par la colonne vertébrale. Cet « organe » représente à la fois un élément générateur ET modulateur de douleur. En effet, neurologiquement, une mécanique anormale des vertèbres peut être à la fois une source de douleur et un amplificateur du signal douloureux.

De tout temps, des guérisseurs anciens jusqu'aux précurseurs de la médecine ont porté une attention particulière à la colonne vertébrale et y ont dirigé des traitements manuels.

Par exemple, dans ses écrits, Hippocrate insistait sur l'importance de la colonne vertébrale dans le traitement des conditions vertébrales, mais aussi des maladies. Ainsi, il traitait la scoliose en suspendant le patient par les pieds sur une échelle qu'il faisait vibrer. Un autre traitement qu'il utilisait consistait à coucher le patient sur une table, l'attacher par les deux extrémités et d'appliquer une traction. Une fois une « certaine limite » atteinte, il pressait une partie de la colonne avec ses mains, ses pieds, s'assoyait sur celle-ci ou utilisait un bâton comme levier pour bouger la vertèbre fautive[1].

Les enseignements d'Hippocrate ont traversé les siècles et les frontières si bien que Galien, le réputé médecin de l'Empire Romain, utilisait lui aussi la thérapie vertébrale. On raconte qu'un jour, un célèbre historien et géographe grec fait une chute de son char et développe des engourdissements et une perte de sensibilité des doigts de la main. Après avoir consulté sans succès les médecins de son entourage qui appliquent des potions et des onguents localement, il fait appel au fameux Galien. Après un examen approfondi et une écoute attentive du récit qui a mené aux symptômes, le médecin conclut que le problème vient des vertèbres du cou. Il manipule alors les vertèbres atteintes et en moins d'une heure, le patient senti enfin un soulagement. Après ce succès remarquable, l'illustre médecin conclut :

« C'est par un simple traitement à la colonne vertébrale que j'obtins ce magnifique et étonnant résultat, bien que j'eusse soigné le dos et non pas les doigts ».

L'Iranien Avicenne, le Prince de la Médecine, reproduit les illustrations et les descriptions de la thérapie vertébrale d'Hippocrate dans ses ouvrages. Ses écrits démontrent qu'il utilisait également les manipulations vertébrales notamment pour la sciatique.

Perdues au Moyen Âge, les procédures manipulatoires vertébrales réapparaissent au 16ième siècle avec Ambroise Paré, réputé médecin chirurgien de quatre rois de France. Il utilise et écrit sur la manipulation vertébrale.

Plusieurs cultures sur toute la planète ont, au fil des époques, incorporé les manipulations vertébrales dans leurs méthodes de traitement. C'était le cas au Bali en Indonésie[2], au Népal[3,4], dans certaines régions du Japon, de la Chine et de l'Inde[5], à Hawaii[6,7,8], au Mexique[9], ainsi qu'en Russie et en Norvège[10].

De façon très sporadique, quelques médecins dans l'histoire ont également utilisé la thérapie vertébrale.

La renaissance des thérapies vertébrales

Le 19e siècle marque un point charnière dans l'histoire des manipulations vertébrales.

Quoique peu pratiquée et répandue, l'idée de traiter la colonne vertébrale en situation de douleur ou de maladie a tout de même traversé les époques et a résisté à l'usure du temps.

Trois personnes réintroduisent la thérapie manuelle pratiquement en même temps.

En 1821, Daniel Griffen et Edward Harrison, tous deux médecins, publient un article dans lequel ils utilisent le mot « subluxation » et décrivent une méthode qui utilise les apophyses des vertèbres pour corriger ses « déplacements »[11].

Andrew Taylor Still, vers la fin des années 1800, développe une théorie selon laquelle une vertèbre déplacée interfère avec la circulation sanguine et cause des maladies. Il fonde le premier collège d'ostéopathie en 1892. Plus tard, au 20e siècle, l'ostéopathie sera assimilée à la médecine officielle si bien que maintenant, le docteur en ostéopathie est plutôt médecin allopathique et pratique peu la manipulation vertébrale. Les ostéopathes que l'on connaît au Québec ne reçoivent qu'une formation sommaire en manipulation, ne sont pas encadrés par une corporation professionnelle et surtout, n'ont pas les compétences et la responsabilité de poser un diagnostic.

Daniel David Palmer quant à lui, introduit une théorie de la maladie qui s'appuie sur le fait qu'une vertèbre déplacée créée une pression sur les nerfs, diminue la transmission nerveuse, perturbe la fonction des organes jusqu'à la maladie. En 1897, il fonde à son tour une institution d'enseignement. Son fils, Bartlett Joshua, sera le véritable développeur de la découverte de son père. La chiropratique demeure encore à ce jour une profession indépendante qui a grandi jusqu'à devenir la 3e profession de la santé en importance après bien sûr la médecine et la dentisterie.

Les collèges et facultés chiropratiques se sont multipliés et l'enseignement a, depuis plusieurs décennies, atteint des standards équivalents aux facultés médicales. Dans certaines matières même, comme en neurologie, en kinésiologie, en radiologie et évidemment, en manipulation vertébrale, le niveau de spécialisation se démarque.

De nos jours, les docteurs en chiropratique, comme les médecins et les dentistes, sont des praticiens de premier contact, ce qui leur confère le privilège, le devoir et la responsabilité de poser un diagnostic et de déterminer le traitement approprié.

Cette capacité d'établir un diagnostic a été évaluée chez les étudiants en chiropratique et comparée à celle de leurs compères en faculté de médecine. La conclusion qu'il en ressort est que les étudiants en chiropratique, dans leur champ de compétences c'est-à-dire pour les diagnostics liés aux affections musculo-squelettiques, sont plus performants que les étudiants en médecine. Pour ce qui est des autres conditions, leurs scores étaient tout à fait honorables[12,13].

Toujours à l'intérieur de leur champ d'expertise, l'interprétation des radiographies a également été comparée, cette fois à des spécialistes médicaux en radiologie (radiologistes). Les chercheurs n'ont pas trouvé de différence significative[14,15].

Les chiropraticiens font dorénavant partie de l'élite mondiale des conditions mécaniques du rachis et des spécialistes de l'intégration neuro-musculo-articulaire vertébrale.

Les recherches des dernières décennies et celles qui seront produites dans les prochaines marqueront un point charnière important dans notre approche de la douleur, surtout celle qui est chronique. Plus nous intégrerons les connaissances et les données scientifiques passées, présentes et futures, plus les cliniciens se tourneront vers la thérapie manuelle.

Vous avez donc accès au futur, maintenant!

ACTE 2

Les dysfonctions vertébrales... ou subluxations

Afin de bien saisir l'action thérapeutique sous-jacente aux manipulations vertébrales, il importe de comprendre comment ces dérangements surgissent et surtout, quels sont leurs effets sur la douleur.

Les dysfonctions vertébrales peuvent prendre plusieurs noms selon la profession. En chiropratique, elles s'appellent *subluxations vertébrales* alors que d'autres professions les nomment dysfonctions intervertébrales, lésions fonctionnelles vertébrales ou encore lésions vertébrales.

D'ailleurs, en faisant une revue de la littérature sur tout ce qui avait été publié sur les dysfonctions vertébrales, un chercheur a répertorié 296 variations sur ce thème[16] !

L'essentiel est de comprendre qu'un dérangement vertébral (tiens, un autre synonyme☺) possède le potentiel de catalyser des déséquilibres neurologiques et, par le fait même, influencer négativement votre perception de la douleur et ultimement de votre santé.

Beaucoup plus fréquents qu'on l'imagine

Dans les chapitres précédents, j'ai abordé différentes situations qui engendraient une mécanique vertébrale anormale, notamment les déséquilibres liés à la posture et les traumatismes antérieurs. Dans cette section, en tentant d'éviter de me répéter, je vais compléter l'information afin que vous saisissiez l'ampleur de l'« épidémie ».

Je ne sais plus combien de fois je me suis fait dire au cours de ma carrière : *« À vous écouter, tout le monde semble avoir une subluxation ou un problème quelconque à la colonne vertébrale! »*

À la lumière des connaissances actuelles, je dois soutenir cette affirmation en y apportant certaines nuances cependant. Ce n'est pas toutes les subluxations vertébrales qui mèneront à l'apparition ou l'amplification d'un signal douloureux. Certes, une dysfonction vertébrale représente un facteur de risque et une prédisposition certaine, mais n'est pas un verdict sans appel de douleurs présentes ou à venir.

Un équilibre précaire

Bien qu'on l'évoque aisément, la plupart de gens ne réalisent pas le niveau de stress mécanique que la colonne vertébrale peut subir quotidiennement. Parce que la colonne vertébrale offre une mobilité substantielle, nous avons l'impression qu'elle peut s'adapter à pratiquement tous les chocs. Nous sommes évidemment conscients que des traumatismes peuvent blesser des structures vertébrales, mais ils doivent être, selon la croyance populaire, d'une ampleur majeure.

Or, ce sont généralement les microtraumatismes récurrents qui, quoique sournois, représentent la menace la plus redoutable.

Il semble que la prédisposition majeure aux dérangements vertébraux soit liée au fait que dans l'évolution de la race humaine, nous nous tenons dorénavant à la verticale. La nouvelle posture offre certes des avantages importants puisqu'elle permet une liberté totale dans l'utilisation des mains, mais au niveau de la biomécanique, la verticalité comporte des inconvénients évidents.

La modification mécanique la plus marquée demeure la translation du centre de gravité qui se positionne maintenant approximativement au niveau de la troisième vertèbre lombaire et se projette verticalement. Les charges de compression se répartiront donc sur l'ensemble rachis mettant donc plus de stress sur les disques et les articulations. C'est d'ailleurs pour compenser ce fardeau que les lordoses (courbes) cervicales et lombaires se développent dès la première année de vie.

L'autre adaptation importante contribue quant à elle à répartir et absorber des secousses régulières à la colonne, en situation de marche ou de course par exemple.

Lorsque la locomotion se fait à quatre pattes, quand les membres « atterrissent » au sol, l'effet d'amortissement est réparti sur deux pattes et la propulsion également sur deux membres alternativement. De plus, à quatre pattes, la colonne est en situation de suspension plutôt qu'en compression à la position verticale. Pour compenser, à la longue, une arche s'est développée au niveau des pieds et l'absorption ainsi que la propulsion peuvent se faire successivement sur le même appui. Nonobstant cette adaptation, les successions d'impacts liées à la marche rapide et la course génèrent des stress mécaniques répétitifs aux articulations vertébrales.

Malgré une adaptation prodigieuse à la station debout, le synchronisme des muscles et de chacune des articulations de l'axe central doit être sans faille afin de maintenir la posture bipède.

Le cerveau enregistre depuis votre naissance des schémas de mouvements qui sont construits à partir d'informations provenant des yeux, des oreilles (l'appareil vestibulaire), des senseurs (pour la proprioception) localisés dans les articulations, les tendons, les muscles et les ligaments. À partir de toutes ces données, le cerveau orchestre une séquence d'activation des muscles distincte pour chaque mouvement ou activité que vous faites[17,18,19,20].

Par exemple, il sait que lorsque vous montez un escalier, qu'il doit activer un groupe de muscles précis (et en désactiver d'autres) lorsque la tension des ligaments et le positionnement des articulations présentent des données favorables. Et il en est de même pour toutes les activités que vous faites.

C'est donc dire que pour chacun des mouvements que vous effectuez, le cerveau enregistre la position précise des 360 articulations de votre corps, la tension exacte des 639 muscles ainsi que leur séquence d'activation dans une cartographie neurologique configurée aux millièmes de seconde et au degré angulaire près. Toutes les données de tension, d'angle, de vitesse, de pression sont colligées par 4 classes de propriocepteurs localisés dans chacune des structures nommées précédemment qui transmettent les données au cerveau plusieurs fois par... seconde. Les données les plus importantes proviennent toutefois des articulations du squelette axial.

Le cerveau pourra même anticiper le mouvement selon vos intentions et « préparer » vos muscles pour le mouvement[21]. C'est ainsi que vous pouvez lancer une balle et atteindre votre coéquipier, quelle que soit la distance, et ce, sans perdre l'équilibre.

Ce système est d'une telle complexité que les chercheurs pensent que son organisation va au-delà de la « simple » intégration de patrons neurologiques sensitifs et moteurs et possède des *propriétés émergentes*[22,23,24]. Afin de mieux comprendre le concept de propriétés émergentes, prenons l'exemple de la conscience. Une pensée n'est pas le résultat que d'une seule transmission entre deux neurones, mais d'un traitement de données et d'intégration supérieure qui ne peut pas être expliqué que physiquement[25].

Imaginez le niveau de précision de ce système d'emmagasinement des patrons moteurs si l'on considère la performance des athlètes de pointes.

Lorsqu'un élément ponctuel ou répétitif vient déranger ce délicat et complexe équilibre, bien souvent, un niveau supérieur d'adaptation est requis et vient perturber les patrons en place. Ces compensations supplémentaires engendrent des zones de tension qui dérèglent la mécanique de certaines des unités vertébrales.

L'algorithme cybernétique postural

Dans l'étude du programme neurologique qui analyse, intègre, synchronise et coordonne l'ensemble des informations entrantes et sortantes permettant le maintien de la posture et du mouvement, il importe de décortiquer les différents éléments ou modules qui contribuent aux données convergeant vers le cerveau. Nous nommerons ces unités : *métamodules cybernétiques*.

Il s'agit de région du corps ou d'organes qui fournissent de l'information en bloc au cerveau pour alimenter l'*algorithme cybernétique postural*. Par exemple, l'appareil vestibulaire situé dans l'oreille achemine de l'information capitale vers le cerveau pour la construction des patrons posturaux. Nous le considérerons donc comme un métamodule. La colonne cervicale constitue un autre module important.

Nous reviendrons sur les différents modules plus loin dans ce chapitre.

Un fait demeure; malgré l'apparente simplicité du maintien d'une posture adéquate, les éléments qui le permettent sont inextricablement complexes, surtout d'un point de vue neurologique.

Dans le chapitre 5, j'ai abordé les conséquences d'une posture déficiente, principalement d'un point de vue mécanique. Étant donné l'importance de l'aspect neurologique du processus, il est donc approprié, lorsqu'on désire comprendre les éléments qui contribuent à l'équilibre et la stabilité du corps, d'investiguer le système nerveux.

De plus, vous comprendrez plus clairement pourquoi et comment des manipulations vertébrales peuvent optimiser l'intégration des messages nerveux pour améliorer votre posture et surtout, diminuer (et même éradiquer) vos douleurs.

La microposture vs la macroposture

Il serait simpliste de limiter l'étude de la posture du point de vue exclusivement macroscopique comme le font la plupart des thérapeutes; « *Votre épaule droite est plus basse que la gauche, nous devrons renforcer ces muscles* ». Ou encore, « *votre bassin bascule du côté gauche, je vous recommande une orthèse pour compenser* ».

De proposer un élément externe pour contrecarrer grossièrement une compensation de votre corps sans considérer l'ensemble des données, est totalement insensé! C'est faire preuve d'une méconnaissance préoccupante.

Je ne suis pas contre l'utilisation d'orthèses correctrices mais elles doivent s'intégrer dans le cadre d'une stratégie globale et non utilisées juste comme on utilise une simple cale pour niveler une fenêtre ou un cadre de porte!

L'analyse de la microposture ouvre donc un horizon nouveau à votre compréhension de vos douleurs axiales et à vos décisions futures.

La *microposture* pourrait se définir comme étant la position et la mécanique idéales que chacune des unités fonctionnelles vertébrales devrait exhiber, où un minimum d'énergie est déployé pour le maintien de la stabilité segmentaire, de la mobilité régionale et globale de la colonne vertébrale ainsi que de la *macroposture*.

L'anatomie nomme et décrit les structures qui forment, entre autres, la colonne vertébrale. Ainsi, nous pouvons identifier les vertèbres, les disques, les muscles, les ligaments, de façon isolée, hors du contexte du mouvement. Cependant, lorsque nous étudions la mécanique de l'axe central du corps, il en est tout autrement. Nous devons porter notre attention à l'unité de base qui permet l'éventail des mouvements possibles au niveau de la colonne. Cette composante mécanique de base qui définit la liberté de mouvement et la stabilité de votre dos s'appelle l'*unité vertébrale fonctionnelle*.

Le principe est le suivant : si chacune des unités vertébrales est stable et en équilibre, la résultante devrait être une posture optimale.

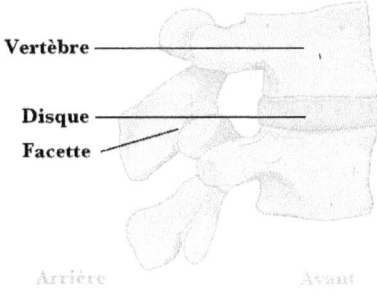

Vertèbre

Disque
Facette

Arrière   Avant

Figure 12 : Unité fonctionnelle vertébrale

Quoique les « deux postures » soient intimement liées et même indissociables, les aborder séparément permet une meilleure compréhension de l'ensemble.

La stabilité segmentaire

La notion de stabilité des unités vertébrales fonctionnelles repose principalement sur le concept d'*axe de mouvement optimal*. Cette information est importante dans la mesure où chacun des mouvements de vos vertèbres est « couplé », c'est-à-dire qu'ils résultent d'une combinaison d'au moins deux déplacements dans des plans différents.

Par exemple, lorsque vous vous penchez sur le côté, vos vertèbres lombaires ne font pas qu'un simple mouvement latéral, mais une rotation est aussi induite dans la mécanique de ce mouvement.

Lorsque vous faites une rotation du tronc, au niveau des unités vertébrales fonctionnelles, nous pouvons observer une rotation, mais aussi une translation (un mouvement de glissement) entre les vertèbres adjacentes.

Tous les mouvements qui impliquent votre dos se traduisent pour un mouvement en trois dimensions de chacune des unités vertébrales fonctionnelles ciblées. C'est le mouvement couplé. C'est également cette particularité biomécanique qui permet une si grande mobilité de votre dos dans son ensemble.

Toutefois, cet avantage mécanique ne doit absolument pas se faire au détriment de la stabilité.

Il est donc essentiel que la mécanique de ces mouvements couplés soit parfaitement synchronisée. Imaginez un geste que vous faites quotidiennement qui demande que certaines de vos vertèbres bougent selon 3 axes de mouvement. Durant le mouvement, l'axe de rotation, l'axe de translation et l'axe de flexion latérale doivent être PARFAITEMENT situés afin de permettre une mécanique libre de tout frottement, tension ou restriction. Ce maintien de la position précise des vertèbres durant le mouvement est assuré par une portion de la musculature profonde du dos.

Ainsi, de très petits muscles qui lient les vertèbres entre elles possèdent une double fonction; 1) ils guident la fine mobilité vertébrale et 2) ils informent le cerveau (par des capteurs internes) de la tension du muscle et conséquemment, de la position des vertèbres par rapport aux autres structures environnantes, notamment les vertèbres justes au-dessus et au-dessous[26,27,28].

En plus de ces informations, votre cerveau collige une bonne portion des données nécessaires à la stabilité locale et générale à partir des mécanorécepteurs localisés dans les capsules qui couvrent les articulations. Les mécanorécepteurs sont des capteurs spécialisés qui enregistrent entre autres les déplacements angulaires de l'articulation, la pression interne, la tension ou l'étirement subit par la capsule, ainsi que toutes activités qui pourraient en brimer l'intégralité, donc générateur de douleur.

Lorsqu'un événement endommage les tissus d'une unité vertébrale par exemple, la mobilité est compromise pour deux raisons. En premier lieu, le phénomène de douleur déclenche une contraction protectrice des muscles environnants (les muscles profonds que je mentionnais tout à l'heure) qui réduisent la mobilité et, deuxièmement, cette altération est captée par les mécanorécepteurs qui modifient les messages vers le cerveau (et la moelle épinière) qui lui, enclenche aussitôt une modification compensatoire, subtile, mais tout de même significative, des unités vertébrales supérieures et inférieures. Si la cause initiale des dommages n'est pas réglée, le phénomène de compensation ne fera que s'enraciner localement et s'étendre aux restes de la colonne vertébrale telle une réaction en chaîne.

Dans ces circonstances, les axes de mouvement optimal sont délocalisés et à chaque mouvement, des tensions, des frottements et des irritations sont créés. Nous assistons donc à un désajustement de la mécanique optimale vertébrale locale.

Les messages aberrants et continus des mécanorécepteurs modifient peu à peu le programme central ou l'algorithme cybernétique postural interne[29]. Ainsi, les patrons moteurs fins sont dorénavant altérés et les effets se font maintenant sentir sur l'ensemble de la posture, c'est-à-dire la macroposture.

Un système autogénérateur de déséquilibre s'est désormais installé; la microposture déficiente engendre une altération compensatoire de la macroposture et vice versa.

L'exemple qui illustre le mieux l'effet d'un déséquilibre de la posture (macroposture) sur les dérangements vertébraux nous est offert par l'analyse de la scoliose. La scoliose est un déséquilibre de la colonne vertébrale qui se caractérise par des déviations latérales, souvent en forme de « S » ou de « C ». Étant donné que cette configuration vertébrale est anormale, des tensions importantes s'accumulent principalement dans les zones de transitions, c'est-à-dire là où les courbes changent de directions.

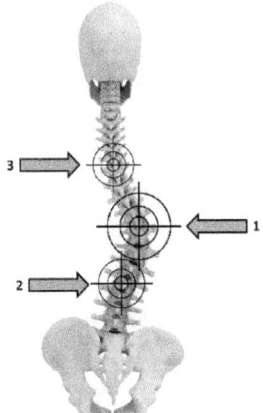

Figure 13 : Zones de tensions vertébrale

Sur l'illustration ci-haut, vous pouvez visualiser ces zones de transition. La plus importante est identifiée par le chiffre 1, alors que les deux autres, plus mineures, mais ayant tout de même un impact significatif, sont localisées en 2 et 3.

À cause de la tension locale engendrée dans ces zones, la mobilité vertébrale est considérablement réduite et parfois même, complètement inexistante. Cette situation offre un terrain favorable à la détérioration des structures environnantes.

Afin d'observer ces changements, des chercheurs ont développé un modèle expérimental de scoliose chez la chèvre[30]. Déjà après seulement 15 semaines, des signes de modifications dégénératives biochimiques et physiques au niveau des disques situés dans les zones de transitions ont pu être observés. Plusieurs équipes de recherche ont confirmé ces résultats chez l'humain également[31,32,33,34,35,36,37].

Parmi les modifications observées, notons:

- Une dégénérescence à l'intérieur du disque
- Une diminution de l'activité cellulaire régénératrice du disque
- Porosité accrue au niveau des plaques cartilagineuses (les portions inférieure et supérieure du corps vertébral où s'attache le disque et par lesquelles le disque se nourrit)
- Infiltration de substances inflammatoires dans le disque qui accélèrent les phénomènes de dégénérescence

Ces modifications caractéristiques à l'arthrose sont amplifiées par une autre altération biomécanique qui a des conséquences majeures sur le disque. La perte d'efficacité de la « pompe de réhydratation ».

Le disque est l'une des rares structures du corps à ne pas être doté de vaisseaux sanguins pour assurer sa nutrition. Seule la portion externe du disque est irriguée par des capillaires sanguins. Le centre, quant à lui, doit compter sur un autre mécanisme pour assurer l'apport en eau, en nutriments et pour expulser les déchets métaboliques : la pompe de réhydratation.

Lorsque vous bougez et que votre colonne est sollicitée, le mouvement des vertèbres provoque sur le disque un effet de compression-relâchement. Ce mouvement active la circulation des fluides environnants vers le disque et hors de celui-ci. Ainsi, le disque peut se réhydrater, s'alimenter constamment (et adéquatement) et rejeter les déchets. C'est cette succession de compression-relâchement qu'on appelle la *pompe de réhydratation*.

Une bonne analogie qui peut vous permettre de mieux comprendre est celle de l'éponge plongée dans l'eau. Si vous la serrez entre vos mains, l'eau est expulsée et lorsque vous relâcher la pression, l'éponge se regorge d'eau.

Vous comprenez bien maintenant pourquoi une restriction de mouvements entre vos vertèbres empêche une hydratation adéquate du disque, favorise une malnutrition discale et enclenche ainsi un processus de dégénérescence.

Il n'y a pas que le disque qui se nourrit ainsi. Les cartilages des articulations se procurent leurs nutriments selon le même mécanisme. Ainsi les mouvements qui sollicitent les articulations activent les échanges de liquides et de nutriments entre l'intérieur de la capsule articulaire et l'environnement extérieur[38,39,40,41]. Ce phénomène s'appelle le *transport transsynovial*.

L'altération des axes de mouvement optimal ainsi que la réduction de la mobilité, contribuent à l'installation de phénomène de dégénérescence locale telle l'ostéoarthrite (arthrose) [42,43], l'atrophie des capsules, des ligaments et des tendons, ainsi que la formation d'adhérences[44] dans les articulations.

Ces phénomènes mécaniques ont un impact direct sur la mobilité vertébrale ainsi que la qualité des messages transmis par les mécanorécepteurs locaux et par conséquent, sur l'intégrité de l'algorithme cybernétique postural[45].

Un véritable cercle vicieux qui catalyse l'émergence et la persistance des subluxations vertébrales.

Et la douleur dans tout ça!

Au chapitre 2, j'ai mentionné que toutes les informations sensitives (signaux douloureux, proprioception et information provenant des organes internes) convergent toutes vers la même entrée à chaque niveau de la colonne vertébrale et de la moelle épinière. Dans une situation de mouvement anormal à une unité vertébrale, les phénomènes d'irritation et d'inflammation locale contribueront à amplifier le signal générateur de douleur et à *faciliter* le chemin neurologique qui achemine les signaux de douleur[46].

En neurologie, une *facilitation* signifie qu'un certain seuil limite est abaissé (comme le seuil de la douleur), donc qu'une stimulation inférieure à la normale peut générer un signal et si la stimulation persiste, avec le temps, le chemin nerveux s'enracine. Cette neuroplasticité du système explique, dans bien des cas, les douleurs persistantes et chroniques[47,48].

L'amplification du signal douloureux et sa facilitation engendrent une affluence accrue des messages à l'entrée de la moelle épinière qui pourrait « contaminer » ou stimuler des nerfs moteurs environnants. C'est ainsi que des spasmes musculaires ou des déséquilibres musculaires régionaux pourraient apparaître dans des situations de stimulations excessives douloureuses.

Une lésion vertébrale (subluxation) représente donc beaucoup plus que la notion simpliste de *vertèbre déplacée*; c'est une véritable lésion *neuro-mécanique* (ou *mécano-neurologique*) qui a des conséquences globales sur la stabilité et l'équilibre du corps, sur la modulation de la douleur et les fonctions d'homéostasie.

Les informations neurologiques provenant entre autres de la colonne vertébrale contribuent dans une large mesure à alimenter l'algorithme cybernétique postural. Des données faussées altèreront cet algorithme et, par conséquent, auront inévitablement des effets sur la mécanique globale du corps et la posture.

La douleur également impose une réorganisation de l'algorithme. Au lieu de céder devant l'échec d'une articulation à fonctionner de façon optimale, le cerveau procédera à une réorganisation globale du programme qui gère les patrons moteurs[49]. Conséquemment, si la douleur s'installe avec le temps, les conséquences neurologiques et cérébrales sont éminentes.

Comme je le mentionnais précédemment, l'algorithme cybernétique postural intègre les données provenant des propriocepteurs de l'ensemble du corps. Toutefois, il existe une hiérarchie de prédominance des informations où certaines sources seront priorisées. Ainsi, ces blocs d'information pourraient grossièrement se comparer à des modules que nous retrouvons dans des appareils électroniques. Chaque module fournit un type d'informations particulières au système d'intégration globale.

Dans le corps, j'ai appelé ces modules des *métamodules cybernétiques*.

Il y a quelques parties du corps ou *métamodules cybernétiques* où nous allons porter attention dans les prochaines pages, car ils exercent une influence capitale sur la posture (macro et micro) et par le fait même sur l'apparition des subluxations vertébrales ainsi que la douleur d'origine mécanique.

Métamodule cybernétique #1 : le cou

Votre mère vous a-t-elle déjà dit de faire attention pour ne pas vous « casser le cou »?

L'expression fait partie des phrases qui se répètent de génération en génération. Mes parents m'ont lancé cet avertissement après l'avoir évidemment entendu des leurs et je me suis retenu de ne pas trop l'utiliser avec mes enfants, même si elle me venait automatiquement en tête[*]. Même si nous n'analysons pratiquement jamais d'où viennent ces expressions et pourquoi nous utilisons ces mots, un fait demeure : se casser le cou peut avoir des conséquences tragiques.

Le cou représente la seule jonction entre votre cerveau et votre corps. Toutes les informations qui arrivent ou quittent le cerveau doivent transiter par votre cou! *[à part quelques-unes qui sont destinées au crâne… et même à cela, elles ont fréquemment des branches qui joignent des relais dans la région du cou]*

Je pourrais écrire un livre entier sur l'influence du cou sur le système nerveux et la santé, mais je vais garder mon focus sur la posture puisque cette dernière représente une clé capitale pour déverrouiller l'énigme qui contribue à la persistance des douleurs chroniques du squelette axial.

L'intégration de la mécanique du cou avec le système nerveux est distinctive. D'un point de vue purement mécanique, rappelons que la colonne cervicale présente des caractéristiques qui incitent à conclure à sa plus grande fragilité relative.

Les vertèbres de votre cou sont minuscules par rapport à celles du bas de votre dos par exemple. Ces vertèbres possèdent également une mobilité beaucoup plus imposante. Essayez de bouger d'autres parties de votre dos avec la même amplitude que votre cou; impossible! De plus, votre cou doit, en plus de supporter et maintenir l'équilibre de votre tête qui pèse environ 4,5 kg (8-10 livres), s'adapter à tous les mouvements et impacts provenant du restant de votre corps. Je reprends mon exemple de la hache qui frappe un arbre; la portion de l'arbre qui exhibera le plus de secousses sera évidemment la cime puisque l'onde de choc sera absorbée par la partie la plus mobile. Tous les impacts que vous subissez sont donc absorbés, jusqu'à un certain point, par votre cou.

C'est l'une des raisons pour laquelle la colonne cervicale possède des particularités neurologiques peu égalées ailleurs dans le corps[50,51]. Il existe des connexions directes et indirectes entre les capteurs de position (propriocepteurs) du cou et le système vestibulaire (organe d'équilibre situé dans les oreilles) et le système visuel. Le cou représente donc en lui-même un système de proprioception extrêmement influent et unique[52,53,54].

---

* Si je ne l'ai pas souvent dit à mes enfants, ce n'est pas que je ne crois pas à la fragilité et l'importance du cou, mais ma philosophie d'éducation était davantage axée sur l'encouragement et la confiance que sur la répression et la peur.

Inhérent même à cette région, la spécialisation a été poussée au point où il existe deux sections qui possèdent leurs propres spécificités mécaniques et neurologiques; la région haute cervicale (la jonction entre le crâne et les deux premières vertèbres) et la partie inférieure de la colonne (C3 à C7).

Des études effectuées sur des animaux indiquent que la façon dont les informations de proprioceptions et douleurs sont gérées au niveau du cou pourrait influencer les fonctions cérébrales supérieures[55].

Par exemple, lorsque vous êtes en mouvement, il existe une interaction continuelle entre les capteurs situés dans votre cou qui permettent à votre cerveau de maintenir l'horizontalité de vos yeux et de vos oreilles. Aussi, pour maintenir une vision claire et précise, les informations provenant de la partie supérieure de votre cou seront vitales pour la coordination des muscles extraoculaires, ceux qui contrôlent le mouvement de vos yeux et contribuent par le fait même à maintenir une vision claire. *[Ce sont les réflexes vestibulo-oculaire et cervico-oculaire pour les férus de noms compliqués ;-)]*

Encore une fois, s'appuyant sur des recherches animales, des chercheurs ont pu identifier des circuits de rétroaction entre les récepteurs de douleurs situés dans la portion haute cervicale et plusieurs relais nerveux (appelés noyaux) dans le cerveau, notamment dans le système limbique[56]. Ces connexions pourraient expliquer les symptômes post-commotion cérébrale et forcer les cliniciens à considérer davantage les blessures au cou dans ce type de traumatisme[57].

Il faut également mentionner que parmi les relais qui reçoivent des informations (de positionnement et de douleur) provenant des premières vertèbres cervicales, le bulbe rachidien représente une zone transitoire importante et de là, les signaux se projettent vers d'autres régions, entre autres, le cervelet[58,59].

Notez que le cervelet est principalement responsable de la coordination des mouvements de votre corps. Des informations déformées provenant de la haute région cervicale auront donc des répercussions sur l'équilibre, la fine mobilité et la stabilité à cause de ces interrelations entre le cervelet, les yeux et les oreilles[60].

Le but premier de ces interactions est de fournir au cerveau toutes les données nécessaires pour qu'il puisse maintenir l'orientation optimale de la tête par rapport au reste du corps. En plus d'analyser les informations provenant des yeux, des oreilles et du cou, le cerveau compare les données et interprète la position exacte de votre corps dans l'espace[61]. Si un décalage ou une contradiction entre les messages survient, une perturbation d'analyse en découle et des symptômes tels des étourdissements, des vertiges et des déséquilibres posturaux se manifestent[62].

Des chercheurs ont même poussé les recherches plus loin en tentant de vérifier l'importance du cou dans tout cet algorithme cybernétique postural.

Pour l'expérience, des sujets en santé, n'ayant ni douleurs au cou, ni d'historique de maladie neurologie ou de problème vestibulaire, ont été sélectionnés. Alors qu'ils étaient en position debout, à l'aide de stimulus électrique, les chercheurs ont infligé un signal douloureux au niveau du cou. Ces douleurs ont enclenché un phénomène de déséquilibre et d'instabilité postural important[63].

Cette expérience démontre bien le lien néfaste des douleurs au cou sur l'intégration cérébrale des informations proprioceptives (capteurs de position)[64] et conséquemment sur la posture.

De plus, on ne peut ignorer les nombreuses études qui établissent un lien entre les dysfonctions cervicales et une perte de contrôle postural comme dans les cas de fatigue musculaire des muscles du cou[65], de douleur chronique cervicale[66,67], de syndrome cervico-brachiale (douleur au cou se projetant dans un bras)[68], de compression des racines nerveuses[69,70], et bien sûr des traumatismes de type commotions cérébrales et syndrome de coup de fouet (whiplash)[71,72].

Vous avez peut-être tendance à penser qu'un choc violent est nécessaire pour perturber la mécanique du cou et causer les problèmes précédemment énumérés.

Depuis plusieurs décennies, les scientifiques tentent de mesurer quelle est la force d'impact nécessaire pour déstabiliser la colonne cervicale et causer des dommages.

Le scénario qui permet de colliger les données se déroule dans les laboratoires d'ingénierie où la physique des collisions automobiles est décortiquée. Devant la montée des poursuites aux États-Unis de la part des victimes de collisions arrière qui invoquent le syndrome du coup de fouet, les compagnies automobiles et d'assurances ont mandaté des firmes spécialisées pour mesurer la vitesse minimum requise pour endommager les tissus de la région du cou.

Les études menées avec des mannequins d'impact (*crash test dummies*) ne peuvent pas produire des résultats qui reflète la réalité. Les premiers tests avec des humains ont été effectués il y a plus de 50 ans et les vitesses critiques mesurées étaient de l'ordre de 12 à 15 km/h[73]. C'est donc dire qu'en situation de collision, si la différence de vitesse lors de l'impact est supérieure à 15 km/heure, la probabilité que vous ayez subi des dommages est très élevée.

Par exemple, vous roulez à 40 km/h et un autre conducteur qui roule à 55 km/h percute l'arrière de votre voiture, la différence est de 15 km/h.

Voici un scénario qui va vous surprendre maintenant. Vous êtes dans une cour de centre commercial et vous cherchez un stationnement, vous roulez à 5 km/h. Une autre voiture s'en vient en sens inverse à 15 km/h. Le conducteur de ce véhicule est momentanément distrait et dévie de sa route et vous frappe. L'impact subit correspond une vitesse différentielle de 20 km/h : les directions opposées font que l'impact est plus violent!

Et si vous croyez que c'est peu, retenez bien votre souffle parce que les études effectuées dans les dernières décennies, avec des appareils de mesure plus précis, tendent davantage à démontrer que la vitesse minimum qui blesse les muscles, les tendons, les ligaments, les capsules articulaires est de l'ordre de 8 km/h[74,75,76,77].

Maintenant, réfléchissez-y quelques minutes. Il n'y a pas qu'en auto que des chocs et des impacts peuvent survenir!

Repensez aux impacts équivalents (ou supérieurs à 8 km/h) que vous avez déjà subis au cours de votre vie. Pour vous aider dans votre réflexion, voici quelques exemples :

- Accrochage ou accident d'automobile
- Sport de contact ou de combat
- Chutes importantes en vélo, patins, ski, escabeau, balançoire, etc.

- Violence ou agression physique
- Jouer au soccer à un niveau où vous faisiez des têtes sur un ballon qui voyageait à plus de 8 km/h?
- Avez-vous déjà subi une commotion cérébrale?

Ce dernier point est intéressant. Au cours des dernières années, à travers des campagnes de sensibilisation, les sportifs et les entraîneurs sont maintenant conscients des effets néfastes des impacts à la tête. L'attention est portée sur le retentissement subit par le cerveau dans la boîte crânienne, mais trop peu sur les dommages cervicaux qui ont le potentiel de mener à des conséquences dramatiques.

Parfois même, les symptômes physiques et cognitifs sont présumés provenir du traumatisme cérébral alors qu'ils prennent leur origine dans la région du cou.

Par exemple, diverses études ont mis en évidence que les blessures et les douleurs chroniques cervicales concourent à la diminution de la perfusion cérébrale (apport sanguin au cerveau) secondairement à l'hyperactivité qu'elle provoque sur le système nerveux sympathique[78]. Cette hypoxie régionale du cerveau contribue assurément à certains symptômes caractéristiques de la commotion cérébrale.

En résumé, la colonne cervicale représente un module crucial dans la transmission d'informations pour l'algorithme cybernétique postural. Cependant, quoique déterminantes, le cerveau ne s'appuie pas uniquement sur les données provenant du cou pour gérer la stabilité et l'équilibre de votre corps autant au niveau de la micro que de la macroposture. Toutes les autres unités vertébrales fonctionnelles et les articulations sacro-iliaques qui forment des *micromodules* contribuent également dans une mesure importante.

Métamodule cybernétique # 2 : Le système vestibulaire

Nous inclurons même l'oreille de façon globale, car comme vous le verrez, une diminution de l'audition, principalement si elle est plus prononcée d'un côté, pourrait avoir des conséquences sur la posture.

Si vous vous bouchez une oreille avec du coton et que, face à vous, je vous parle d'une voix normale avec un timbre qui ressemble à une confidence, vous aurez automatiquement tendance à tourner votre tête pour me présenter votre « bonne » oreille. Vous désirez ainsi optimiser votre audition.

Dans cet exemple, la perte d'audition artificielle est grossière, mais combien de personnes connaissez-vous qui feront le même geste si vous parlez à voix basse ou si vous vous trouvez dans un environnement bruyant?

Au départ, cette rotation de la tête ne se fait qu'occasionnellement, mais ce geste peut devenir une compensation fréquente, sinon permanente avec le temps avec une détérioration unilatérale de l'audition. Ainsi la rotation de la tête provoque immanquablement une compensation au niveau des épaules, du milieu du dos et éventuellement, qui se propagera jusqu'au bas du dos.

Vous êtes probablement tenté d'argumenter sur l'impact réel d'une telle compensation et je vous comprends. Toutefois, considérez les conséquences d'un mauvais alignement, même minime, des roues de votre auto après 20 000 km et vous comprendrez les séquelles insidieuses d'une telle compensation.

L'élément qui retient toutefois davantage l'attention est le système vestibulaire.

Situé dans l'oreille interne ce métamodule est doté de capteurs sophistiqués qui informent le cerveau de la position de la tête dans l'espace (en trois dimensions), de la vitesse et de l'accélération des mouvements de votre tête. Ces informations servent à conserver la tête et les yeux horizontaux, de maintenir une position d'équilibre de la tête par rapport au reste de votre corps et de coordonner les mouvements oculaires.

Ces informations contribuent de façon importante à l'algorithme cybernétique postural.

Un brouillage de l'information provenant de ce module engendrera des symptômes de déséquilibre, de vertige et de compensation posturale.

Métamodule cybernétique #3 : les yeux

En plus des fonctions évidentes de vision, les yeux participent à situer notre corps par rapport à l'environnement et, conséquemment, participent activement à l'algorithme cybernétique postural.

Toutefois, contrairement aux systèmes vestibulaires et aux propriocepteurs qui acheminent des informations internes (c'est-à-dire sur la position des structures du corps lui-même), les yeux fournissent des données relativement à la position du corps par rapport à l'environnement externe[79,80].

La contribution du système visuel sur la stabilité posturale a été amplement démontrée en situation de recherche[81,82,83,84] et il est dorénavant reconnu qu'il constitue un métamodule important[85,86,87].

Lorsque vous fixez un objet ou la direction vers laquelle vous marchez (ou conduisez), votre tête devrait se positionner perpendiculaire à ce point cardinal pour qu'il soit directement devant vous et que l'image se projette directement sur la fovéa. Cette portion de la rétine représente la zone où la vision des détails est la plus précise.

Or, si votre tête n'est pas horizontale ou perpendiculaire au sujet visé, les muscles externes qui coordonnent les mouvements oculaires devront compenser. Tout comme les autres muscles de votre corps, les muscles extraoculaires sont dotés de propriocepteurs. Ainsi, les informations transmises à l'algorithme cybernétique postural seront biaisées et risquent d'engendrer des compensations pathologiques.

Cette notion a pu être vérifiée expérimentalement par des chercheurs qui ont induit une vibration à un des muscles extraoculaires simulant ainsi un étirement. L'information biaisée acheminée à l'algorithme cybernétique postural induisait des effets sur la posture[88].

Telle qu'évoquée pour l'oreille, une diminution de l'acuité visuelle plus marquée d'un côté provoquera une compensation de la tête pour favoriser une vision optimale. Habituellement, cette rotation de la tête, même subtile, sollicitera une adaptation des muscles extraoculaires et, conséquemment, une compensation posturale.

Donc, un problème de vision pourrait entraîner un déséquilibre postural et vice versa.

De par leurs interactions continues, les systèmes visuels, vestibulaires et le cou représentent un *supramodule* qui contribue largement à l'équilibre postural.

Cette situation impose donc aux cliniciens traitants de travailler en étroite collaboration interprofessionnelle.

Métamodule cybernétique #4 : L'articulation temporo-mandibulaire

En termes simples, il s'agit de l'articulation de la mâchoire. En fait, je devrais écrire DES articulations puisque nous en avons deux, une de chaque côté, juste devant les oreilles.

De plus, on ne peut parler de cette articulation de façon isolée alors qu'elle fait partie d'un système minutieusement rodé, le système stomatognathique. Ce dernier comprend la mâchoire, la mandibule, l'articulation temporo-mandibulaire, les tissus associés et les muscles de la mastication. À cause des interconnexions ligamentaires et musculaires, plusieurs auteurs incluent également l'os hyoïde, la colonne cervicale et la ceinture scapulaire (omoplates, joint de l'épaule et la clavicule).

L'Université d'Illinois a proposé un modèle imagé de blocs et de bandes élastiques pour représenter le système stomatognathique[89]. Même si ce modèle a été présenté en 1945, il demeure encore pertinent aujourd'hui.

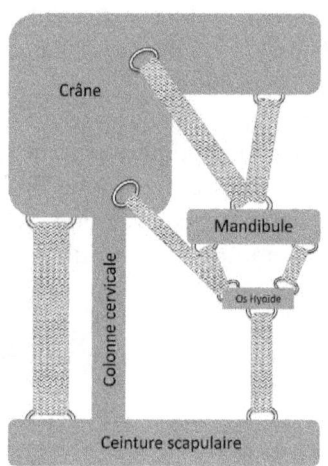

Figure 14 : Diagramme simplifié et modifié du système stomatognathique originalement proposé par l'University of Illinois.

Quoique les mécanismes exacts mis en cause ne soient pas entièrement élucidés, l'influence du système stomatognathique sur la posture a été démontrée à maintes reprises[90,91,92,93,94].

D'un point de vue mécanique, vous pouvez immédiatement voir par exemple que si les muscles situés devant la colonne cervicale (ceux qui s'attachent au crâne, à la mandibule, à l'os hyoïde et à la ceinture scapulaire) sont tendus, la tête aura tendance à s'incliner vers le bas. Le regard quitte alors l'horizontal et le cerveau doit donc compenser en contractant les muscles extraoculaires pour élever le regard ou encore, en contractant les muscles arrière du cou pour relever la tête et contrer la tension excessive venant de l'avant. Les deux situations provoqueront des tensions musculaires qui risquent d'évoquer des symptômes, mais plus important encore, de changer la perception des capteurs de tension (propriocepteurs) qui fourniront alors des informations biaisées à l'algorithme cybernétique postural.

De plus, en situation où l'horizontalité de la tête est compromise, la position de la mâchoire (qui est littéralement maintenue en suspension) sera perturbée. Ainsi, sa fermeture ne permettra pas un appui parfaitement réparti entre les dents supérieures et inférieures. C'est ce qu'on appelle une *malocclusion*.

Or, les ligaments situés à la base de chaque dent (ligament alvéolo-dentaire) informent le cerveau de la pression exercée sur chacune d'elle. Une différence de pression déclenchera immédiatement une réponse neurologique pour rééquilibrer l'occlusion.

Voici une expérience intéressante qui va vous convaincre.

Des chercheurs ont tenté de déterminer quels seraient les effets d'une malocclusion sur la posture de rats. Pour ce faire, ils ont placé une pièce d'acrylique sur une molaire des animaux afin de les forcer à modifier la position de leur mâchoire pour s'adapter à cette nouvelle situation. Après seulement une semaine, tous les rats avaient développé une scoliose!

Encore plus intéressant est le fait que lorsque les chercheurs ont implanté une autre pièce d'acrylique sur la molaire correspondante de l'autre côté pour équilibrer l'occlusion, 83 % des rats ont retrouvé une colonne alignée.

Les compensations compromettent le délicat équilibre du système stomatognathique et, par conséquent, de la posture en général. Les chaînes musculaires descendantes et l'attachement continu des aponévroses (enveloppe des muscles) expliquent en partie cette symbiose.

Des études ont démontré qu'un changement dans la position de la mâchoire avait une influence sur la position du centre de gravité et de l'équilibre à la marche[95, 96].

Notons que l'inverse est également vrai; une modification de la posture aura également une influence sur la position de la mâchoire[97,98].

Malgré l'abondance d'études qui confirment un lien entre l'intégrité de l'articulation temporo-mandibulaire et la posture, ces observations ne font pas entièrement l'unanimité. Certains chercheurs n'ont pu établir ce lien à travers leurs recherches,[99] mais disons que les évidences sont de plus en plus solides.

Il n'y a pas que les stimulations proprioceptives qui possèdent le potentiel de perturber le système stomatognathique et la posture. Des signaux douloureux persistants provenant de l'articulation temporo-mandibulaire, des muscles de la mastication, du cou, des épaules peuvent aussi brouiller les messages provenant de ce métamodule[100].

Métamodule cybernétique #5 : Les pieds
On ne peut parler de posture sans aborder les points d'appui qui assurent le contact avec le sol. Nous avons parlé des pieds dans le chapitre 6, mais davantage d'un point de vue mécanique. Ici, je vais plutôt me concentrer sur l'aspect neurologique qui fait des pieds et des chevilles un métamodule important pour l'algorithme cybernétique postural.

Les informations transmises par les pieds sont principalement de deux types : d'une part, des récepteurs sensoriels cutanés qui informent le cerveau sur la pression, la température et la douleur[101] principalement localisées sous les pieds et, d'autre part, des capteurs proprioceptifs qui permettront au cerveau d'apprécier la position exacte des pieds dans l'espace par rapport au reste du corps[102].

Les appuis au sol représentent les points fixes de la posture bipède. Ainsi, toute adaptation qui assure le maintien de l'équilibre et de la stabilité requiert que la ligne de gravité (l'emplacement où la ligne imaginaire qui représente le poids du corps) se projette dans un quadrilatère situé entre les pieds. Cette zone imaginaire s'appelle le *polygone de sustentation*.

Or, en station debout, les adaptations perpétuelles qui visent à maintenir la ligne de gravité dans cette espace s'exécuteront à partir d'un mouvement du haut du corps, schématiquement représenté par le modèle d'un pendule inversé[103]. Lorsque la posture est stable, le corps n'oscillera que de 1 à 4 degrés[104].

Les pieds représentent à la fois une structure de soutien active et aussi un capteur sensoriel majeur; une sorte d'œil qui voit chacune des moindres variations à la surface du sol, la moindre différence de pression sous la plante du pied, une sorte de *rétine tactile*[105].

Pour nous convaincre de la densité du nombre de récepteurs sous le pied, nous n'avons qu'à regarder la zone sensitive occupée par le pied dans la région dans le cerveau, ce qu'on appelle en jargon neurologique l'*homonculus sensitif ou de Penfield*.

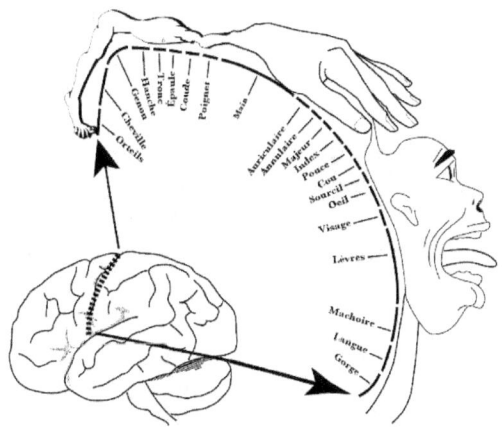

Figure 15 : Homonculus sensitif ou de Penfield

Le dessous des pieds agit comme une carte dynamométrique qui collige les informations de pression sur l'ensemble de la plante. Une stimulation plantaire provoque des déviations posturales qui peuvent même être prédictibles selon l'endroit sous le pied où elle est appliquée[106].

Les capteurs plantaires desservent principalement l'algorithme cybernétique postural. Par exemple, il a été démontré qu'une douleur infligée expérimentalement aux pieds détériore la posture.

En observant l'homoncule, vous pourriez être tenté de déduire que puisque la main occupe un espace encore plus grand que le pied, et par conséquent contient encore plus de récepteurs, qu'une douleur à la main pourrait également modifier la posture. Or, le principe d'attribution des informations sensitives révèle qu'une telle douleur ne provoque aucun changement postural[107].

Il n'y a pas que les capteurs sensitifs situés sous les pieds qui contribuent au maintien d'une posture stable, les propriocepteurs y sont aussi significatifs. Ces capteurs localisés dans les articulations, principalement au niveau de la cheville, informent sans cesse le cerveau de la position du pied par rapport au sol.

Par exemple, lorsque vous marchez le long d'une montagne ou même d'une dénivellation telle en bordure d'une route, l'étirement compensatoire des différents muscles et tendons de vos chevilles (incluant évidemment ceux de la jambe) sera capté par ces récepteurs et l'information immédiatement acheminée vers les centres de contrôle de la posture pour permettre une correction instantanée.

En station debout, même lorsque vous tentez de demeurer parfaitement immobile, votre corps oscillera constamment, d'à peine quelques degrés, pour maintenir votre équilibre. Ce phénomène de compensation est nécessaire car le corps est toujours soumis à des forces externes outre celles de la gravité.

Le vent, le sol qui n'est peut-être pas parfaitement horizontal, le rythme de votre respiration, les sons environnants, vos yeux qui ciblent différents objets sont autant de raisons qui pousseront votre corps à devoir procéder à de micro-adaptations pour maintenir votre équilibre. Ce sont ces mouvements subtils qui causent les oscillations.

Ces oscillations (et toute compensation d'ailleurs) demandent un synchronisme des parties de votre corps (chevilles, genoux, hanches, épaules et têtes). L'action musculaire impliquée dans ces corrections délicates s'effectue principalement au niveau des chevilles[108], ce qui explique le modèle du pendule inversé que j'ai décrit plus tôt.

Métamodule cybernétique #6 : La colonne vertébrale

À cause de ses multiples rôles, entre autres d'intégrateur neurologique, de contributeur majeur au maintien et d'axe central des mouvements, la colonne vertébrale doit être considérée comme un métamodule en soit. Toutefois, il s'agit d'un module multi-segmenté où chacune des unités vertébrales fonctionnelles opère comme des micromodules intégrés et interdépendants.

Comme c'est le cas pour les autres articulations du corps, les articulations vertébrales sont dotées de capteurs proprioceptifs[109]. Dû à la grande précision requise pour coordonner et contrôler les fins mouvements vertébraux et de maintenir les axes de mouvements de chacune des unités vertébrales, il importe que le cerveau reçoive des données précises et abondantes.

Avec les informations que je vous ai transmises précédemment, vous savez que la région cervicale est riche en capteurs et surtout, qu'elle possède une influence déterminante sur la posture et la stabilité de votre corps. La région lombaire (et du bassin) y participe aussi grandement.

Voici un fait intéressant qui renforce l'idée de micromodules interdépendants : il a été démontré que le contrôle général des mouvements de la colonne provient du cerveau alors que la coordination locale de chacune des unités vertébrales relève de centres locaux situés dans la moelle épinière (à l'intérieur de la colonne vertébrale)[110].

De plus, il semble que la demande rapide de correction qu'impose le maintien de la posture, de la stabilité et des mouvements (quotidiens et sportifs), pourrait être principalement sous le contrôle des centres d'intégrations situés à chaque niveau vertébral. Ces centres locaux de commandes stabilisatrices situés dans la moelle épinière s'occupent des premières corrections jusqu'à ce que les niveaux supérieurs du système nerveux prennent le relais[111].

Prenons un exemple simple, la marche. Bien que cette activité puisse sembler banale puisqu'elle s'exécute automatiquement, elle comporte un défi biomécanique et neurologique important.

Afin de bien comprendre l'implication des mécanismes décrits dans le précédent paragraphe, supposons que vous marchiez en forêt où vous êtes confronté à plusieurs obstacles : tronc d'arbre à franchir, terrain dénivelé, ruisseau à traverser en marchant de pierre en pierre, etc. La marche, même sur un terrain plat, constitue une série de déséquilibres contrôlés où votre corps est déporté vers l'avant à chaque fois que vous projetez un pied devant. Vous récupérez de ce déséquilibre lorsque votre pied avant se pose au sol, mais immédiatement après, c'est l'autre pied qui passe à l'avant. Ce patron de marche est intégré dans votre système nerveux et se fait automatiquement. Cependant, dans notre situation de promenade en forêt, votre corps sera constamment confronté à des déséquilibres. C'est alors que votre colonne vertébrale et toutes les données de proprioceptions seront capitales.

Chacune des données est acheminée vers les centres d'intégration de la moelle épinière, à chaque niveau vertébral, où une réponse musculaire immédiate sera générée afin de maintenir votre équilibre. Les mêmes données parviennent ensuite vers les centres situés dans le cerveau où les patrons stéréotypés sont adaptés ponctuellement. Pour tous mouvements ou activités qui impliquent un déséquilibre, le phénomène est le similaire.

Les propriocepteurs localisés dans les articulations vertébrales et les tissus environnants (tendons, muscles, ligaments, etc.) représentent donc des sources d'informations cruciales qui contribuent grandement à maintenir à la fois la stabilité vertébrale et sa grande capacité d'adaptation.

De plus, la convergence des informations douloureuses et des informations sensitives (qui inclut la proprioception) résulteront en une surabondance d'un type de signal qui influencera l'autre.

Par exemple, une douleur lombaire, de par l'hyperactivité neurologique qu'elle provoque au niveau de l'entrée à la moelle épinière, brouillera des informations proprioceptives. Conséquemment, il en découle une modification des réponses musculaires locales et ainsi, contribue à délocaliser les axes de mouvements vertébraux entraînant une perte de la capacité d'adaptation. C'est ainsi que des tensions et des pressions anormales sont imposées aux articulations (facettes et disques), favorisant les restrictions de mouvements, l'irritation des facettes articulaires (syndrome facettaire), l'inflammation locale et bien sûr, la perte d'efficacité de la pompe de réhydratation et ses conséquences sur l'intégrité du disque.

Aussi, nous savons que des douleurs au bas du dos peuvent conduire à une réorganisation de l'activité musculaire locale afin de faciliter l'adaptation aux mouvements vertébraux[112]. Associés à ces modifications de l'activité musculaire, certains muscles sensés protéger l'unité vertébrale fonctionnelle s'atrophient et augmentent ainsi la vulnérabilité aux blessures locales[113].

Dans des situations de douleurs affectant l'axe vertébral, la compréhension de ce phénomène est capitale. Le métamodule vertébral représente un lien dynamique incontournable entre le supramodule supérieur (yeux-oreille-cou) et le métamodule des pieds.

Toute situation qui requiert une compensation, qu'elle soit ascendante (des pieds vers le haut) ou descendante (qui prends son origine à partir de la région de la tête), la colonne vertébrale devra inévitablement s'adapter. Ainsi, des douleurs vertébrales n'émanent pas nécessairement d'une lésion primaire au dos. Elles peuvent être le fruit d'une compensation provenant d'un des autres métamodules cybernétiques.

Ces 6 métamodules cybernétiques contribuent à enrichir l'algorithme cybernétique postural de métadonnées essentielles à l'exécution de mouvements harmonieux et mécaniquement efficace[114,115,116].

La mécanique du vivant

À partir des informations colligées, traitées et intégrées, les centres nerveux impliqués dans le contrôle musculaire enverront leurs commandes à tous les muscles. En effet, incorporé dans chaque commande motrice repose l'identification des muscles à contracter, ceux à relâcher et la séquence exacte d'activation. C'est pour cette raison que lorsque vous levez un objet en contractant vos biceps, les triceps doivent se détendre pour permettre le mouvement.

Au niveau de la biomécanique du système musculo-squelettique, l'exécution du mouvement requiert une biomécanique qui est loin de ressembler à un simple *jeu de mécano* impliquant un système de câbles, de poulies et de leviers.

Les équations de base que vous avez apprises dans vos cours de physique au secondaire et même au collégial ne sont pas suffisantes pour expliquer l'harmonie et la stabilité du corps.

Si nous nous appuyions exclusivement sur les notions d'ingénierie mécaniques classiques, nous ne pourrions concevoir que notre corps puisse résister à de simples activités. Par exemple, les calculs concluraient que[117] :

- ✓ Un haltérophile qui soulève un poids de 220 kg devrait voir les muscles de son dos déchirer, ses disques se briser, ses vertèbres s'écraser et ses vaisseaux sanguins éclater;
- ✓ Un pêcheur à la mouche qui utilise une canne de 3 mètres et qui a la chance de sortir un poisson de seulement 2 kg, toujours selon les calculs théoriques, subirait une force de compression si grande que ses vertèbres lombaires devraient se briser ;
- ✓ Un joueur de baseball qui s'élance sur une balle lancée à 160 km/h subirait des blessures irréversibles ;
- ✓ Un coureur qui fait subir à ses pieds une force pouvant atteindre jusqu'à plusieurs fois son poids se briserait les os des pieds dès les premières enjambées.

De plus, sachant qu'un os présente sensiblement la même résistance/fragilité chez toutes les espèces, du plus petit au plus grand mammifère, comment se fait-il que le squelette de l'éléphant ne se pulvérise pas sous son poids?

Le modèle de tenségrité

Puisque le modèle traditionnel ne peut expliquer comment les structures du corps maintiennent un tel degré de stabilité et de résistance, il a fallu que des chercheurs s'appuient sur une référence qui tienne davantage la route. Ce modèle, c'est la tenségrité.

Le terme est un néologisme né de la fusion de *tension* et *intégrité*. Il a été proposé par l'architecte, ingénieur et philosophe américain, Richard Buckminster Fuller (1895 - 1983).

En architecture et selon *Wikipédia*, la tenségrité se définit ainsi : *la faculté d'une structure à se stabiliser par le jeu des forces de tension et de compression qui s'y répartissent et s'y équilibrent. Les structures établies par la tenségrité sont donc stabilisées, non par la résistance de chacun de leurs constituants, mais par la répartition et l'équilibre des contraintes mécaniques dans la totalité de la structure. Ainsi, un système mécanique comportant un ensemble discontinu de composants comprimés au sein d'un continuum de composants tendus peut se trouver dans un état d'équilibre stable. Ce qui signifie, par exemple, qu'en reliant des barres par des câbles, sans relier directement les barres entre elles, on arrive à constituer un système rigide[†].*

Pour illustrer des systèmes où le principe de tenségrité est utilisé, pensez au pavillon des États-Unis à l'Exposition universelle de 1967 à Montréal, où siège maintenant la Biosphère; un dôme géodésique qui ne contient pas de structures internes et où les éléments qui forment les murs extérieurs assurent une répartition des forces et la stabilité du « système ».

Un autre exemple plus simple, mais qui illustre bien le concept d'équilibre des *jeux des forces de tension et de compression* est la roue de vélo. C'est un système qui s'auto-stabilise, léger, et en théorie aucune de ses constituantes ne devrait résister à votre poids.

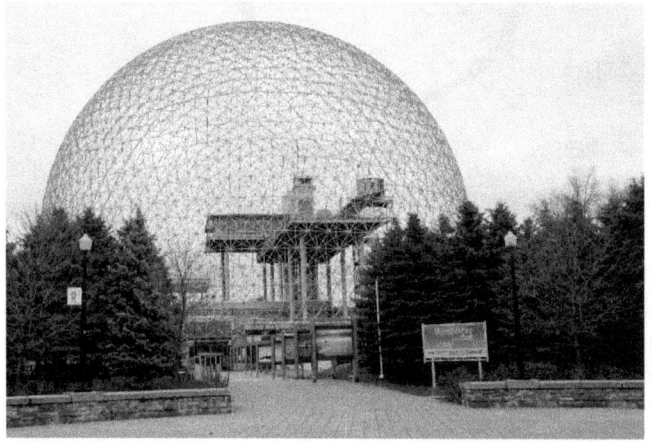

Figure 16 : Pavillon des États-Unis à l'Exposition universelle de Montréal (1967)

Prenez la jante en elle-même, sans les rayons. Elle ne possède pas la force pour supporter les forces de compression, car elle fléchit assurément sous un poids moyen. Les rayons, pris individuellement, ne peuvent certes pas résister à une bien grande force également. Cependant, parce que chacun des rayons est fixé à la jante et au moyeu et qu'ils exercent une tension, la structure prend alors toute sa stabilité.

---

† http://fr.wikipedia.org/wiki/Tenségrité_(architecture)

La roue, comme le dôme géodésique, deviennent donc des systèmes fermés en équilibre qui, lorsque confrontés à des forces externes, répartissent ces forces sur l'ensemble de la structure. Il s'agit d'une forme d'organisation extrêmement efficace qui ne peut pas être comprise en n'étudiant que ses parties individuellement.

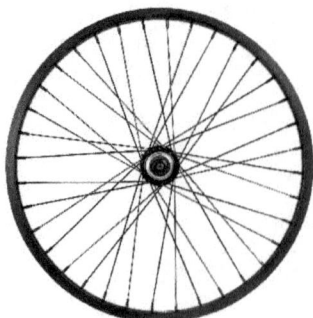

Figure 17 : Modèle de tenségrité tel qu'observé dans une roue de vélo

Un chercheur, Donald Ingber, a consacré une portion de sa vie à tenter d'appliquer le modèle de tenségrité aux vivants. En 1998, il publiait un article révélateur dans le *Scientific American* et depuis, ses idées sont de plus en plus acceptées[118]. Selon Ingber, de la cellule à l'organisme entier en passant par l'ensemble des systèmes sont organisés selon le principe de tension/compression.

La biomécanique classique conçoit que le squelette représente la structure « centrale » sur laquelle les autres « tissus » (muscles, ligaments, etc.) sont attachés afin de favoriser le mouvement. Dans le modèle de tenségrité, le squelette est l'élément de compression « suspendu » dans un réseau, une matrice de tension générée par les tissus musculaires, ligamentaires, etc.

Je vais arrêter mes explications théoriques ici et partager ce que ce modèle signifie vraiment et surtout, pourquoi il est important pour vous de bien saisir les implications. Évidemment, ce concept est encore plus significatif pour les professionnels de la santé qui traitent la douleur. Identifier la lésion primaire qui engendre les déséquilibres, et par la suite la douleur, représente un défi de tous les jours pour les cliniciens.

Ce que le modèle nous révèle, c'est qu'une force, un impact ou une résistance appliquée sur votre corps seront répartis sur l'ensemble des structures. Donc, hypothétiquement, la force générée par un impact au bas du corps sera absorbée et redistribuée à l'ensemble de votre corps via la matrice de tension. Il est donc possible et même probable qu'une douleur, où qu'elle se situe, puisse provenir d'à-peu-près n'importe où dans votre corps!

Votre corps est un tout indissociable de ses parties. Le modèle de tenségrité ne fait que confirmer ce que nous savons intuitivement depuis des millénaires. Cette prémisse fait d'ailleurs partie des préceptes de la profession chiropratique depuis ses tout débuts.

Actuellement, en médecine manuelle pratiquée par d'autres professions, un concept a émergé dans les dernières années, celui de l'*interdépendance régionale*. Ce modèle évoque qu'un événement dans une partie du corps pourrait contribuer à une douleur ou un symptôme à une région distante et anatomiquement non directement liée au site primaire de cet événement[119].

Selon certains chercheurs, les manifestations de l'interdépendance régionale s'appliquent évidemment au système musculo-squelettique, mais l'un d'eux spécule que les mécanismes impliqués sont certainement plus complexes et inclut d'autres systèmes[120].

Une seule explication s'impose pour expliquer ce phénomène: l'*algorithme cybernétique postural* qui gère des milliards de bits d'information à la seconde et synchronise les réponses musculaires à la milliseconde près afin de maintenir l'intégrité mécanique selon un modèle d'une efficacité inimaginable.

La tenségrité se conçoit assez aisément pour une structure immobile. Des éléments de compression unis entre eux par des liens de tension construits de telle sorte qu'un équilibre du système est atteint. Le modèle se complique lorsque le mouvement est introduit dans l'équation. Le système nerveux doit alors tenir compte d'un nombre incommensurable de données pour que chacune des portions compression et tension maintiennent un état de parfait équilibre.

Malgré les avancées de l'informatique, de l'ingénierie et de la robotique, je doute profondément que l'Homme réussisse un jour à produire un humanoïde aussi performant que l'original!

En comprenant davantage le modèle de tenségrité, la notion de *propriétés émergentes* que j'ai évoquée précédemment prend encore plus de poids. Le degré de complexité est immense. Chacun des éléments impliqués dans les processus d'équilibre, de mouvements et de stabilité (c.-à-d. pratiquement chaque parcelle de notre organisme) doit être cartographié dans une matrice unifiée du schéma corporel[121], probablement dans un réseau dédié de neurones, organisé telle une carte de calcul comprenant plusieurs dimensions[122].

Le niveau de complexité frappe l'esprit humain lorsqu'on voit les chiffres : le cerveau, à lui seul, possède plus de 10^{11} (10 à la puissance 11 donc 1 suivi de 11 zéros) de neurones et parfois, jusqu'à 10^4 (10 à la puissance 4) connexions (synapses) par cellule nerveuse[123]. La possibilité de chemins (patrons) nerveux et le potentiel d'interaction défient l'imagination.

Devant cette multidimensionnalité, l'un des plus grands cerveaux (sans jeu de mots ;-)) de la physiologie cérébrale, le Dr Karl H. Pribram de l'université Stanford, proposa même le modèle de l'hologramme pour expliquer les processus cérébraux. Selon lui, les milliards de connexions actives génèrent une multitude d'ondes dans le cerveau et leurs interactions contribuent à la formation d'interférences du même type que celles retrouvées dans les hologrammes. Ainsi, ces hologrammes serviraient de support biophysique aux processus cérébraux[124].

L'algorithme cybernétique postural pourrait donc devenir l'*algorithme holographique postural* si l'hypothèse du Dr Pribram s'avère véridique.

Genèse des déséquilibres de la micro et macro posture
Toute condition ou événement qui contamine la transmission des données vers le cerveau en passant par la moelle épinière engendre des phénomènes de compensation/adaptation posturaux. Puisque la colonne vertébrale possède de multiples fonctions, elle agit comme un élément de compensation primaire ou se révèle comme un générateur du déséquilibre et parfois même les deux en même temps.

Par exemple, un joueur de hockey se fait frapper dans le dos et dans sa chute, sa tête frappe la bande. Le mécanisme de blessure pourrait se présenter ainsi : le choc arrière pourrait ressembler à un mécanisme de syndrome du coup de fouet (blessure au cou par accélération/décélération ou whiplash), puis une commotion cérébrale lorsque sa tête percute la bande.

En plus des blessures aux tissus (ligaments, capsules articulaires, muscles, méninges, cerveau, etc.), les propriocepteurs seront hypersollicités et devant les perturbations mécaniques, un brouillage des informations convergeant vers l'algorithme cybernétique postural imposera une modification des schémas corporels. Ainsi, la microposture des éléments blessés est déstabilisée (subluxations vertébrales primaires) et conséquemment, la macroposture est bouleversée.

L'équilibre global du corps (tenségrité) est dérangé et le cerveau est dorénavant en recherche d'un nouvel équilibre basé sur les nouvelles données. Un phénomène d'adaptation descendant (des nouvelles données provenant des métamodules supérieurs vers le bas du corps) s'enclenche.

La colonne vertébrale est évidemment sollicitée et inévitablement, à la longue, des tensions limiteront le mouvement de certaines unités vertébrales fonctionnelles. La mobilité de ses segments diminue et parallèlement, les informations proprioceptives sont dorénavant modifiées. Avec le temps, la mécanique déficiente entraînera des irritations locales et éventuellement de l'inflammation. Lorsque le seuil de douleur est atteint, le mal apparaît et le signal douloureux vient entraver davantage les informations traitées au niveau de la moelle épinière. Un cercle vicieux s'enracine ; des subluxations vertébrales secondaires s'installent.

Les blessures qui étaient initialement locales (cou et tête) ont entraîné une réaction en chaîne neurologique et mécanique qui perturbe l'équilibre du corps.

Ce type de phénomène s'observe dans une multitude de traumatismes, qu'ils soient de grande amplitude ou non.

Maintenant que vous comprenez les concepts de proprioceptions, de métamodules, d'algorithme cybernétique postural et de tenségrité, il vous sera plus facile de concevoir que des situations courantes de la vie pourraient (remarquez le temps du verbe : au conditionnel!) avoir des conséquences importantes sur l'équilibre de votre corps et éventuellement être à l'origine de subluxations vertébrales. Ces dérangements vertébraux sont fréquemment à la source de douleurs chroniques.

ACTE 3

Causes des dysfonctions vertébrales

Il existe quatre causes de dysfonctions vertébrales :

1. **Les déstabilisateurs posturaux directs**
   Puisqu'une posture adéquate repose sur un amalgame complexe d'informations proprioceptives et d'équilibre musculaire, le moindre élément étranger qui vient perturber ce système risque d'induire des modifications néfastes.

   Voici quelques exemples de perturbation qui peuvent engendrer ces subluxations vertébrales :

   - ✓ L'affaissement des arches plantaires
   - ✓ Différence dans la longueur des jambes (congénitale ou acquise suite à une fracture par exemple)
   - ✓ Grossesse (à cause du changement postural important dans le dernier trimestre)
   - ✓ Ergonomie déficiente (au travail, ou à la maison). Par exemple, les personnes qui travaillent en position assise sur de longues périodes, la sédentarité ou le port de talon haut sont autant d'éléments perturbateurs de la posture et générateur de tension.

2. **Les traumatismes**
   Bien entendu, les accidents représentent la cause la plus évidente de subluxations vertébrales. Cependant, plusieurs des affections vertébrales se préciseront davantage avec le temps et moins immédiatement après le traumatisme. Le patron que l'on observe est fréquemment le suivant : une douleur au dos apparaît suite à un traumatisme et la combinaison de douleur et raideurs s'atténuera dans les jours ou semaines suivantes.

   Cela ne signifie pas pour autant qu'il n'y aura pas de conséquences à moyen ou long terme. Une subluxation vertébrale est un dérangement sournois qui bouleverse plusieurs fonctions corporelles, notamment la génération, la transmission et la modulation des signaux douloureux.

Voici une liste sommaire des traumatismes à l'origine de subluxations vertébrales primaires :

- ✓ Accidents de la route (auto, moto, vélo, etc.) comme le syndrome du coup de fouet par exemple
- ✓ Accidents de travail, lésions professionnelles (micro-traumatismes répétitifs)
- ✓ Impacts liés à des sports de contacts ou de combat
- ✓ Exposition à des vibrations régulières
  - Travail dans des transports (opérateurs de machineries lourdes, chauffeurs de taxi, police, etc.)
  - Travail dans la construction avec un marteau piqueur par exemple

3. L'aspect mental

Bien qu'il soit difficile de l'imaginer à première vue, l'attitude mentale et les stress de nature psychologique auront une influence certaine sur les tensions vertébrales.

Observez la posture d'une personne déprimée, découragée, qui a perdu espoir. Immanquablement, le port de la tête est projeté vers l'avant, les épaules sont recourbées et le reste de la posture est en adaptation. Même si ces modifications posturales sont difficilement perceptibles dans bien des cas, il n'en demeure pas moins que les compensations, avec le temps, auront des effets certains.

Les situations de stress associées à la vie rapide et exigeante ont assurément des effets perturbateurs sur la posture et ainsi, sur l'ensemble des unités vertébrales. Ces tensions, à la longue, favoriseront l'installation de subluxations vertébrales.

L'énoncé que l'aspect mental puisse être à l'origine de perturbations posturales et conséquemment de dysfonctions vertébrales semble à première vue invraisemblable.

À travers les époques, les artistes ont exprimé, à travers leurs œuvres que ce soit au théâtre, la danse, la peinture ou la sculpture que le corps et la pensée sont interreliés. Bien avant les médecins et les psychologues, ils ont exploré le lien entre posture et émotion.

À partir des écrits de Darwin sur l'expression des émotions chez l'homme et les animaux[125], le psychologue et neurophysiologiste Alain Berthoz affirme : « *la posture n'est pas seulement maintien de l'équilibre, elle est aussi expression des émotions* »[126].

Depuis quelques décennies, nous faisons grand état du langage corporel. Nous tentons de lire consciemment les autres en observant la position de leur tête, le regard, leur posture générale, etc. Mais cette analyse se fait depuis des millénaires, elle est « engrammée » en nous, car inconsciemment cette fois, nous percevons l'autre. Ce mécanisme de langage corporel représente une forme de communication à la fois rudimentaire et puissante.

Si nous considérons les milliards d'interconnexions neuronales dans le cerveau, la large part de l'activité cérébrale dédiée au maintien de l'équilibre et de la stabilité, et si nous appliquons le modèle de l'hologramme, il est alors aisé de comprendre que nos états d'esprit se refléteront dans nos postures.

Des chercheurs ont tenté de découvrir jusqu'à quel point une représentation simple de postures pouvait être décodée par des participants. Ils ont utilisé des dessins de bonshommes allumettes dépourvus de bras représentés dans diverses postures impliquant la colonne et la tête. Il en ressort que les observateurs se sont entendus sur les émotions liées aux différentes représentations. Les postures plus droites étaient jugées positives alors que celles qui présentaient une courbure avant, plus négatives[127].

Puisque nos pensées et nos émotions fluctuent constamment, la correspondance posturale sera en continuelle mouvance et un patron pathologique de déséquilibre ne risque pas de s'enraciner.

Cependant, un stress mental chronique insidieusement modifiera, à la longue, les patrons musculaires de l'algorithme cybernétique postural. Les émotions négatives tels la peur ou le manque de confiance qui engendrent souvent à leur tour une attitude défaitiste, d'abandon ou de résignation face à la vie s'exprimeront de façon assez similaire et caractéristique. La flexion de la colonne vers l'avant est l'attribut qui sera le plus remarqué.

En effet, remarquez les postures lorsque vous êtes en territoire inconnu et que votre confiance n'est pas optimale ou encore qu'une crainte vous habite. Votre tête ainsi que vos épaules seront courbées vers l'avant. Puisque vos yeux ne peuvent en tout temps fixer le sol devant vous, vos muscles extraoculaires relèveront votre regard. Votre niveau d'attention est amplifié et cette vigilance est accompagnée de tensions musculaires accrues… au cas où vous devriez vous défendre ou fuir.

Lorsque vécues sur une période courte, toutes ces réactions sont biologiques, mais les effets à long terme ne le sont évidemment pas.

Naturellement, les compensations qui accompagneront ces changements posturaux créeront des zones de tensions et des restrictions locales de mouvement qui pourraient vraisemblablement se transformer en subluxations vertébrales.

Chaque émotion est ultimement associée à des patrons musculaires lesquels se manifestent en modification de la tension musculaire, d'altération du système nerveux autonome et de tolérance à la douleur[128].

4. Les stress organiques/chimiques

La contribution des organes internes à l'apparition de dysfonctions vertébrales est souvent négligée principalement parce que le phénomène est mal compris.

Pourtant, nous reconnaissons d'emblée qu'une douleur au bras gauche, accompagnée de serrement à la poitrine, sont des signes qui suggèrent un infarctus.

Mesdames, si vous avez des menstruations difficiles, vous savez que les muscles du bas de votre dos sont tendus durant ces périodes.

Ces exemples représentent bien le lien qui existe entre un stress organique et le système musculo-squelettique.

Le lien est le suivant.

Lorsqu'un signal douloureux est généré à un organe, le message se propage en premier lieu par l'autoroute # 1 et empruntera le même chemin pour entrer dans la moelle épinière que n'importe quelle autre douleur. Or, la congestion des messages et la proximité des interconnexions favorisent l'activation de réactions protectrices musculaires. Ainsi, lorsqu'un signal douleur important se manifeste, des contractions musculaires visant à immobiliser et protéger la région blessée s'installent.

Que le message douloureux provienne d'une articulation, d'un ligament, d'un muscle ou d'un organe, la réaction musculaire sera similaire.

Cependant, dans le cas d'un organe, puisque le système nerveux autonome est directement impliqué, la réaction se manifeste également au niveau des vaisseaux sanguins, la peau et l'organe touché.

Est-ce que cette réaction peut-être à ce point importante et localisée pour générer des blocages vertébraux importants?

Des expériences sur des animaux ont vite fait de fournir des réponses. Des chercheurs ont appliqué des stimulations suffisamment importantes pour générer un signal douleurs à divers organes de lapin : trompes de Fallope, urètre, intestin et colon. Dans tous les cas, des contractions des muscles paravertébraux étaient observées. Fait encore plus intéressant, la localisation des spasmes variait selon l'organe stimulé[129].

Lorsqu'il s'agit d'une condition aiguë tels un infarctus, un calcul biliaire ou rénal, ou une appendicite, la réaction musculaire sera importante pour ne pas dire violente dans certain cas.

Dans une situation où l'organe exprime une situation de stress chronique, la contraction musculaire sera plus modérée et touchera davantage les muscles profonds de la colonne vertébrale[130].

Toute situation qui impose une demande excessive, sur une période moyenne à longue, à un organe se traduira par une sollicitation amplifiée des processus d'homéostasie. Ce stress, l'hyperactivité viscérale et les dommages potentiels aux tissus engendrent des signaux sensitifs intensifiés. La congestion ainsi créée à l'entrée de la moelle épinière provoque une contraction des muscles profonds à ce niveau vertébral et une hypomobilité.

Voici quelques exemples de stress organiques qui pourraient causer des lésions vertébrales :

✓ La fumée de cigarette et ses nombreux constituants toxiques sont de nature à causer une surcharge sur les poumons;
✓ Une alimentation riche en sucre raffiné impose une demande accrue sur le système endocrinien (pancréas, foie, glandes surrénales, etc.);
✓ L'abus d'alcool et autres substances toxiques hypothèquent les fonctions hépatiques.

Certes, ces exemples sont simplistes puisqu'ils ciblent une substance et un organe cible, mais il faut garder en tête la globalité du corps. Les systèmes forment un tout qu'on appelle le corps et si l'un d'eux ne fonctionne pas de façon optimale, les autres en souffriront ultimement. Quel que soit le problème de santé ou la douleur ressentie, il importe de toujours analyser le corps dans son ensemble. Bien sûr, la zone douloureuse ou symptomatique doit être évaluée prioritairement, mais en arrêter là représente une approche incomplète.

ACTE 4

Les effets et conséquences d'une subluxation vertébrale

Comme vous venez de le constater, outre les traumatismes violents, il existe maintes situations, qui peuvent causer des dysfonctions vertébrales.

Mais quels sont les effets d'une subluxation vertébrale sur le corps?

Il existe deux grands types de conséquences d'un dérangement vertébral [131,132,133] : un qui affecte la biomécanique, c'est-à-dire la mobilité des unités vertébrales fonctionnelles affectées ainsi que les répercussions sur l'ensemble de la posture et l'autre qui perturbe l'aspect neurologique autant sensitif que moteur.

Puisque le sujet principal de ce livre vise la douleur, je limiterai donc mes explications aux phénomènes qui influencent, directement et indirectement, la production, la perception et le traitement de la douleur.

Sachez toutefois que les effets des dérangements vertébraux peuvent avoir des répercussions beaucoup plus profondes sur le fonctionnement des organes internes, du système immunitaire et de l'homéostasie de votre corps. Je laisse cependant à d'autres auteurs le soin d'élaborer davantage sur ces aspects.

Dans les prochaines pages, je vais décrire les effets d'une lésion vertébrale en abordant les conséquences mécaniques et neurologiques séparément. Vous aurez bien sûr compris qu'en réalité, les répercussions s'entrelacent et que d'en parler séparément n'est qu'un exercice théorique.

Les effets biomécaniques

L'une des premières manifestations mécaniques à apparaître est généralement une hypomobilité d'une (ou de plusieurs simultanément) unité vertébrale fonctionnelle.

Suite à une réaction provenant d'un événement traumatique qui touche un niveau vertébral particulier, deux types de réactions musculaires sont observées. La réaction initiale implique une diminution de la tonicité musculaire des muscles profonds à proximité de la blessure. L'inflammation locale inhibe l'activité musculaire globale[134,135]. Pour compenser, la contraction de muscles accessoires sera amplifiée afin de remédier pour la protection perdue par les muscles profonds et assurer une protection de la région blessée; un genre de gaine musculaire[136].

Un phénomène de compensation globale peut également, avec le temps, générer des tensions locales et perturber la mécanique vertébrale à certains niveaux de la colonne. Les contractions musculaires deviennent erratiques et les axes de mouvements sont alors délocalisés. Cette situation est caractéristique des perturbateurs posturaux ainsi qu'aux stress mentaux et aux réflexes organiques décrits plus tôt.

C'est ainsi qu'une cascade de perturbations mécaniques croissantes et progressives s'installe.

Les lésions primaires à la colonne vertébrale sont majoritairement de type hypomobilité (diminution du mouvement normal) et la réaction des unités vertébrales en périphérie se manifestera par une hypermobilité compensatoire[137]. Cette augmentation de la mobilité vertébrale pourra engendrer des irritations locales et des douleurs, mais ces segments ne devraient <u>jamais</u> être manipulés puisqu'ils représentent une compensation et non la cause du dérangement.

L'immobilité chronique d'une unité vertébrale a des effets pervers qui ne se manifestent habituellement qu'avec le temps.

La perte de mobilité vertébrale s'accompagne inévitablement par les perturbations des axes de mouvements des segments lésés, autant directement que ceux qui sont touchés par l'hypermobilité compensatoire. Dorénavant, à toutes les fois que ces vertèbres seront sollicitées (et Dieu sait que c'est fréquent), des tensions, des frottements, des irritations et même, à la longue, de l'inflammation pourrait s'installer.

Voyons ce que deviennent les composantes suivantes :

Collagène : Le collagène est une protéine qui confère à la fois la résistance et l'élasticité aux tissus comme entre autres, aux ligaments, aux tendons, aux capsules articulaires et aux cartilages. En situation où la mécanique est dans les limites de la normale, les fibres de collagènes sont orientées dans le sens de la tension afin d'assurer à la fois résistance, protection et liberté de mouvement.

Toutefois, si la mobilité est réduite et même inexistante, les fibres nouvellement formées seront désorganisées et ainsi, les tissus environnants verront leurs caractéristiques réduites. Plus le temps passe, plus il sera difficile pour le corps de retrouver ses propriétés mécaniques originales à l'endroit où l'hypomobilité s'est installée[138].

Ligaments : Puisque le collagène représente le constituant majeur des ligaments, l'immobilité les affaiblira et, par le fait même, engendrera de l'instabilité articulaire[139,140]. De plus, à chaque tentative de mouvement, des microblessures peuvent apparaître au niveau de l'attachement des ligaments sur l'os. Si le corps « perçoit » que le ligament est inadéquat pour stabiliser l'articulation, il enclenchera un processus de calcification pour le renforcer. C'est alors qu'apparaissent les ostéophytes, communément appelés *becs osseux*, aux abords des vertèbres.

Tendons : La perte de mobilité, la réduction de la tension sur les tendons et la dégradation du collagène sont autant de situations qui contribuent à affaiblir l'attachement des muscles sur les vertèbres. En plus, puisqu'il y a moins d'activité localement, il y a une diminution de la vascularisation dans le tendon affectant du même coup sa capacité à se régénérer adéquatement[141].

Capsules : Puisque la mobilité est considérablement réduite, les capsules articulaires (enveloppes qui recouvrent les facettes arrière des unités vertébrales fonctionnelles) se rétrécissent et s'atrophient. Des adhérences s'installent, ce qui contribue à réduire encore davantage la mobilité[142,143]. Il a été établi que la formation des adhérences s'amorce aussi peu que 15 jours après l'instauration de l'immobilité et est bien organisée après 30 jours[144,145].

Cartilages : Les cartilages qui tapissent les articulations arrière des vertèbres sont également affectés. Le manque de mouvement entrave l'activité de la pompe de réhydratation, ce qui entraîne la déshydratation et la malnutrition des cellules cartilagineuses. Un processus de dégénérescence est donc enclenché si la situation n'est pas corrigée rapidement.

Disque : Étant donné que le disque se nourrit selon le même principe, il subira des effets similaires en terme de déshydratation, de malnutrition et d'accumulation de déchets métaboliques. De plus, puisque les axes de mouvements sont désorientés, le disque et les facettes articulaires subiront des tensions anormales qui risquent de les blesser davantage à chaque effort.

La déshydratation graduelle du disque le rend moins résistant au poids du corps. Ainsi, avec le temps, il aura tendance à s'affaisser et à bomber. C'est le bombement discal. La plupart des professionnels de la santé ont tendance à minimiser ce diagnostic, mais il représente la première phase de la dégénérescence du disque qui pourrait mener à la hernie.

Plusieurs auteurs ont postulé que les modifications au niveau du disque étaient le point de départ de la cascade dégénérative. Ensuite, les vertèbres et les tissus conjonctifs sont impliqués[146].

Vertèbres : Les vertèbres risquent aussi de voir leur structure altérée par l'immobilité. L'affaiblissement progressif des structures de soutien (muscles, ligaments et tendons) mène à une instabilité locale. Tel que décrit plus haut, le corps tentera de renforcer certaines de ces structures en calcifiant principalement les ligaments.

Une étude effectuée sur des rats afin d'évaluer les effets d'une perte de mobilité s'avère révélatrice. Les chercheurs ont procédé à la fixation de trois vertèbres lombaires pour une durée de 8 semaines. Après cette courte période, déjà on pouvait observer la présence d'ostéophytes et des changements dégénératifs au niveau des articulations arrière (facettes)[147].

Cette brève description des conséquences d'une perte de mobilité vertébrale démontre de façon éloquente les effets plus profonds d'une telle perturbation, notamment au niveau histologique (des cellules). Évidemment, les tensions atypiques et les microblessures qui s'en suivent déclenchent des phénomènes d'inflammation et de douleur.

Pour l'instant, vous pourriez penser que les dommages se limitent à une zone restreinte, mais mécaniquement, cette lésion n'est que la première étape d'une réaction en chaîne qui se propagera à votre colonne dans son ensemble. Comme expliqué précédemment, tôt ou tard, la compensation aura envahi l'ensemble de la colonne vertébrale et de la posture.

En s'appuyant uniquement sur un raisonnement biomécanique et en excluant les effets neurologiques d'une telle situation que nous aborderons plus loin, nous pouvons extrapoler sur les impacts d'un blocage vertébral sur l'équilibre et le synchronisme remarquable que requiert la biomécanique de la colonne.

Un chercheur canadien, devenu une sommité mondiale, a consacré sa vie à étudier les processus de dégénérescence de la colonne vertébrale. Le Dr Kirkaldy-Willis a proposé un modèle qui explique la cascade dégénérative qui se résume en trois étapes distinctes[148] : dysfonction vertébrale, instabilité et stabilisation.

La première phase de la dégénérescence s'amorce avec une mécanique perturbée des vertèbres (dysfonction vertébrale). Les effets se manifestent au niveau du disque et des articulations arrière, c'est-à-dire les facettes. Si le traumatisme est important, le disque peut présenter des déchirures à son pourtour et même éventuellement se propager au travers du disque (déchirures radiales).

Ensuite, une période d'instabilité s'installe. Elle se caractérise par un amincissement du disque (dû à la déshydratation expliquée précédemment) et le début de la formation d'ostéophytes à l'avant des vertèbres. La subluxation vertébrale est dorénavant bien implantée et seule une correction ciblée pourrait arrêter ou ralentir le processus.

Afin de minimiser les impacts de la mécanique aberrante, le corps choisit l'option d'immobiliser définitivement l'unité vertébrale atteinte. C'est ainsi que des ostéophytes se développent à l'arrière des vertèbres et que des phénomènes d'arthrose importants sont visualisés sur les facettes.

Il s'agit bien sûr d'un modèle et les différents éléments caractéristiques peuvent varier d'un individu à l'autre et aussi selon la cause de l'hypomobilité initiale.

D'ailleurs, l'ostéoarthrite vertébrale a été bien étudiée au cours des dernières décennies. Aucun professionnel compétent ne peut évoquer uniquement l'âge, ou pire encore le vieillissement, pour expliquer l'arthrose qui affecte quelques segments de votre colonne vertébrale. Nous savons dorénavant que les traumatismes ponctuels, les microblessures répétitives et les perturbations posturales (déviation de l'alignement physiologique) sont fortement associés au développement de l'usure prématuré des articulations vertébrales (facettes et disques) [149,150,151,152].

Des études plus pointues nous offrent des réponses révélatrices quant à l'effet d'événements traumatiques uniques ou récurrents qui affectent la mécanique articulaire et déclenchent des phénomènes de dégénérescences localisées :

✓ Une étude parue dans le *Journal of Physical Activity and Health* en 2009 relatait que les joueurs de football retraités de la *NFL (National Football League)* étaient 3 fois plus touchés par l'arthrite/arthrose des genoux et des hanches que la population américaine du même groupe d'âge[153];

✓ En 2004, une étude européenne démontrait que de frapper un ballon de soccer (faire de tête) de façon répétitive, accélérait les processus de dégénérescence de la colonne cervicale de 10 à 20 ans par rapport à la population qui ne pratique pas le sport[154];

✓ En 1997, le *Journal of Orthopedic Medicine* faisait la démonstration qu'une collision automobile unique accélérait l'usure de la colonne cervicale de 10 ans comparés à un groupe contrôle[155] ;

✓ Un article publié quatre ans plus tôt (1993) dans la revue spécialisée *Injury* arrivait à une conclusion similaire : un seul accident d'automobile précipite les processus de dégénérescence des disques de la colonne cervicale[156].

Un fait demeure, toutes ces modifications mécaniques et cellulaires auront un impact certain sur les fonctions neurologiques, localement et globalement.

Les effets neurologiques

C'est ici que toute l'ampleur des conséquences d'une lésion vertébrale sera exposée. Malgré que les effets biomécaniques puissent être qualifiés de tragiques s'ils ne sont pas abordés à temps, les effets neurologiques, quant à eux, sont définitivement catastrophiques.

Deux types d'atteintes neurologiques sont associés aux dysfonctions vertébrales : les lésions compressives et les lésions réflexives ou non compressives.

Les lésions compressives

Ces lésions se définissent comme étant des atteintes directes aux tissus nerveux causées par une mécanique déficiente des unités vertébrales fonctionnelles. Par exemple, si une hernie discale crée une pression directe sur une racine nerveuse, il s'agit d'une atteinte directe.

Les premières prémisses de la chiropratique qui ont été énoncées à la fin du 19e siècle reposaient sur cette supposition; une vertèbre déplacée crée une pression sur un nerf et entrave la transmission du cerveau vers une organe cible. Dans les cabinets chiropratiques, il n'était pas rare d'entendre un praticien utiliser l'analogie du boyau d'arrosage (comprimer le boyau réduit le débit d'eau en aval) pour expliquer les conséquences d'une subluxation vertébrale.

Quoique simpliste, elle représentait une façon imagée de communiquer l'objectif du traitement au patient. De fait, cette métaphore a survécu plusieurs décennies. Les connaissances en neurologie ne permettaient pas non plus de décrire les effets d'un « déplacement » plus précisément.

En 1973, un médecin, professeur d'anatomie, publia dans le *Scientific American* une étude dans laquelle il affirmait que, selon la définition même d'une subluxation vertébrale de l'époque, une compression nerveuse causée par un déplacement était impossible puisqu'il y a suffisamment d'espace à la sortie des nerfs entre les vertèbres (trou de conjugaison)[157]. Cette étude fit les délices des détracteurs de la profession chiropratique et sa diffusion verbale s'est propagée dans les cabinets de médecins qui désiraient décourager leurs patients de consulter.

Malheureusement, les conclusions tirées de l'étude du Dr Crelin étaient dénudées de rigueurs scientifiques et teintées d'une certaine malhonnêteté intellectuelle. Même s'il est véridique d'affirmer que la racine nerveuse n'occupe qu'un pourcentage du trou de conjugaison, il y a d'autres structures qui occupent le reste de l'espace : artères, veines, vaisseaux lymphatiques et tissus adipeux.

Les racines nerveuses (chaque nerf périphérique est issu d'une racine ventrale et une racine dorsale) peuvent occuper, à elles seules, jusqu'à 50 % de la superficie de l'ouverture[158].

De plus, pour ajouter à la complexité de la région (trou de conjugaison), il a été découvert qu'un réseau de ligaments traverse l'ouverture pour assurer une certaine stabilité et, pense-t-on, afin de créer des compartiments pour les différentes structures[159].

À la lecture de l'étude, nous avons l'impression que le chercheur a omis ces éléments pour rendre sa conclusion plus élégante. C'est comme si un électricien nous disait que dans un certain type de fil, la branche orange n'occupe que 20 % de l'espace (omettant les autres structures qui occupent l'autre 80 %) et qu'elle ne peut être affectée par une compression externe

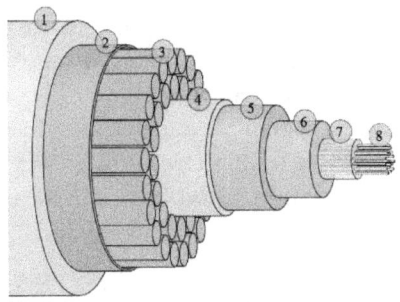

Figure 18 : Image de l'intérieur d'un fil électrique sous-marin [tirée de Wikibédia http://fr.academic.ru/dic.nsf/frwiki/260404]

Nous savons qu'une compression osseuse directe sur la racine nerveuse est possible dans les cas de hernie discale, d'affaissement (dégénérescence avancée) discal où les vertèbres se rapprochent suffisamment pour rétrécir, au point d'écraser, la racine. Un genre d'effet guillotine. De plus, puisque les facettes articulaires marquent la limite postérieure du trou de conjugaison (espace formé entre deux vertèbres voisines d'où émergent la racine nerveuse), de l'arthrose avancée et/ou des ostéophytes locaux pourraient empiéter cette espace et comprimer les tissus nerveux.

À la lumière des données récentes, les faits confirment maintenant que d'autres situations peuvent aussi générer une compression légère, mais néanmoins neurologiquement significative.

Avant de dévoiler ces causes de compression, une question mérite d'être préalablement répondue :

Quel est le niveau de pression minimum qui entrave la conduction nerveuse et perturbe l'activité neurologique distante?

Premièrement, il y a lieu d'établir une différence majeure entre une compression sur un nerf périphérique et une racine nerveuse. Les nerfs périphériques sont ceux qui quittent la colonne vertébrale et qui se rendent par exemple dans vos membres. La racine nerveuse est quant à elle, située dans le trou de conjugaison et n'est pas encore enveloppée d'une membrane protectrice.

Si vous vous croisez la jambe et que vous comprimez un nerf périphérique, vous ressentirez des picotements, puis un engourdissement et, si vous persistez dans cette posture, vous ne sentirez plus la partie de votre jambe innervée par ce nerf. Lors d'expériences faites sur des animaux dans la première portion du 20e siècle, il a été mesuré que la conduction nerveuse sur un nerf périphérique est significativement diminuée à des pressions variant de 130 à 1000 mm de Hg (millimètre de mercure)[160,161,162]. Pour vous donner un point de référence, une tension artérielle idéale est de 120 / 80 mm de Hg.

Avec les observations récentes en anatomie qui démontraient que la racine nerveuse est dénudée d'enveloppe protectrice et pouvait donc présenter la même sensitivité à la pression que le système nerveux central (cerveau et moelle épinière)[163], des chercheurs ont lancé de nouvelles expérimentations.

En 1975, une étude relatant une série d'expériences effectuées sur des animaux a fourni à la communauté scientifique de nouvelles réponses. Il a été déterminé qu'une pression aussi faible que 10 mm de Hg (l'équivalent du poids d'une pièce de 25 cents) sur une racine nerveuse pouvait diminuer la conduction de 40 % après 15 minutes et de 50 % après 30 minutes. Cette faible force de compression retirée, le nerf récupère presque entièrement en moins d'une demi-heure. Cependant, lors d'une compression plus forte, la récupération est incomplète même après plusieurs heures[164].

20 ans plus tard, d'autres chercheurs arrivèrent à des résultats similaires[165].

Depuis l'étude originale il y a plus de 40 ans, d'autres données nous indiquent qu'une compression variant entre 5 et 10 mm de Hg cause une congestion veineuse et une diminution de 20 à 30 % d'apport nutritionnel dans la racine nerveuse et contribue à un fonctionnement sous-optimal[166,167].

La pression requise sur une racine nerveuse pour affecter l'activité nerveuse est donc minime.

À titre de référence, des mesures de pression sur les racines nerveuses de 34 patients souffrant de hernie discale ont été effectuées avant leur chirurgie. La pression moyenne était de 53 mm de Hg et la pression la moins élevée était 7 alors que la plus imposante, 256 mm de Hg[168].

Comme je le mentionnais plus haut, personne ne discute le fait qu'une hernie discale puisse causer une compression neurologique. Plus récemment, il a été démontré qu'une dysfonction vertébrale qui entraîne une irritation et une inflammation des facettes (syndrome facettaire) pouvait causer une compression. Le mécanisme identifié est le suivant : le liquide inflammatoire se répand dans le trou de conjugaison et comprime les tissus présents[169].

Une autre source sous-évaluée de compression d'origine mécanique repose sur l'anatomie même du trou de conjugaison. Il existe trois morphologies pour cette ouverture[170] : en forme de poire inversée chez 76 % de la population, la forme ovale (16 %) et la forme ronde pour les 8 % restants.

Ces deux dernières formes offriraient plus d'espace pour les racines nerveuses et les vaisseaux sanguins, mais la forme la plus fréquente (poire inversée) représenterait une adaptation de compromis entre la stabilité et la mobilité des vertèbres lombaires[171].

Or, les auteurs de cette étude mentionnent que dans 8 % des cas, les racines et les vaisseaux sont situés dans la partie inférieure et plus étroite du trou de conjugaison, ce qui favorise les compressions dans des situations où l'alignement vertébral est compromis[172].

De plus, certains auteurs ont émis l'hypothèse qu'une mécanique vertébrale déficiente pourrait créer une distorsion des éléments situés dans le trou de conjugaison (surtout des ligaments) et entraîner des compressions[173].

Ces situations de compression des racines nerveuses peuvent être génératrices de douleur directe et bien souvent, elles contribuent également à amplifier et/ou faciliter un message douloureux. Ce type de mécanisme est surtout observé dans les lésions réflexives.

Lésions réflexives

Ces lésions incluent toutes les perturbations neurologiques qui ne sont pas issues d'une compression et se résument principalement à la proprioception et la douleur. Ces deux phénomènes cohabitent, s'influencent, se potentialisent parfois et à d'autres moments, compétitionnent.

Puisque cet aspect de la lésion vertébrale n'est pas visible sur un test d'imagerie diagnostique (radiographie, IRM, scan, etc.), elle est souvent négligée et même parfois ignorée par les cliniciens qui ne sont pas spécialisés en dysfonctions mécaniques du squelette axial. Pourtant, les conséquences collatérales liées aux perturbations réflexes associées aux subluxations vertébrales sont dévastatrices puisqu'elles sont à la fois productrices de douleurs chroniques, corruptrices de patrons neurologiques et génératrices d'un cercle vicieux qui perpétue les déséquilibres posturaux locaux et globaux.

L'origine de ces réflexes neurologiques aberrants prend naissance dans une perturbation mécanique qui engendre des microblessures aux tissus vertébraux[174]. Ces mini-traumatismes peuvent provenir des conséquences d'accidents, mais le plus souvent ils s'installent avec le temps soit par des mouvements répétitifs inadéquats, des déséquilibres posturaux chroniques ou de stress organiques (voir la section *Causes des dysfonctions vertébrales*).

La tension anormale supportée par les ligaments, les tendons, les capsules articulaires ou les disques engendre avec le temps des micros-dommages[175] et même des micros-ruptures[176] non seulement aux fibres de collagènes, mais aussi aux terminaisons nerveuses (mécanorécepteurs) associées à la proprioception[177].

Cette situation donne lieu à 2 séquelles déterminantes :

1) **Une perte d'intégrité spatiale et temporale**.
   Conséquemment aux blessures infligées aux mécanorécepteurs, la transmission des informations vers la moelle épinière et le cerveau est dorénavant déphasée[178,179]. Ainsi, ces données viennent contaminer l'algorithme cybernétique postural et introduisent une perception faussée de la position du segment touché par rapport à l'ensemble du corps[180].

En informatique, il existe un dicton qui dit « *garbage in – garbage out* » et l'explication libre pourrait se résumer ainsi : si nous introduisons des données inexactes dans un programme, le résultat sera inévitablement corrompu. Il en est de même pour le système nerveux, des données proprioceptives aberrantes précèderont nécessairement une réponse musculaire corrompue.

2) **Patrons musculaires corrompus**.

Comme je l'ai mentionné précédemment, l'équilibre et la stabilité de votre corps reposent entre autres sur une coordination ainsi qu'une synchronisation musculaire rigoureuse. Or, des données perceptives atypiques génèreront une corruption des patrons musculaires en favorisant un décalage dans la séquence d'activation, la coordination et tension générées des muscles associés au segment vertébral touché. Incidemment, c'est toute la stabilité de la colonne vertébrale, la posture et les patrons de mouvements qui sont perturbés[181].

Ce qui affectait un seul segment se propage dorénavant aux vertèbres adjacentes et contribue à entraîner des microtraumatismes aux ligaments, aux capsules, aux disques et, bien entendu, aux mécanorécepteurs. Une réaction en chaîne est alors enclenchée et les déséquilibres engendrés prédisposent à des blessures plus sérieuses dans le futur.

Évidemment, les microblessures locales sont accompagnées d'inflammation[182, 183,184] qui, par les substances qui l'accompagnent, irritera les récepteurs de douleurs. Cette cascade inflammatoire résultera, à moyen et long termes, à l'installation de douleurs chroniques et récurrentes[185,186], à une proprioception faussée ainsi qu'à une perte de capacité fonctionnelle pour la personne affectée.

De plus, il a été abondamment démontré qu'en réponse aux blessures et à l'inflammation, le corps produira des tissus cicatriciels[187,188,189,190,191,192,193,194,195,196] qui eux-mêmes possèdent la capacité d'entretenir une réponse inflammatoire[197]. De plus, puisque les tissus cicatriciels ne possèdent pas la même élasticité, ils contribuent à perpétrer une mécanique anormale de l'unité vertébrale touchée.

Une des conséquences de l'inflammation sur les nocicepteurs est d'en abaisser le seuil de douleur. Ainsi, si l'inflammation persiste sur une longue période, le signal de douleur est plus aisément produit et devient permanent.

En vertu du principe de neuroplasticité, ces stimulations douloureuses constantes induisent des modifications dans le cerveau[198,199]. Ces altérations cérébrales contribuent à modifier davantage les patrons musculaires de l'algorithme cybernétique postural et peut aussi expliquer l'installation de douleurs chroniques.

La douleur peut donc altérer l'activité de certaines régions du cerveau associées à la gestion de la douleur[200]. Il a été démontré que si vous souffrez d'un mal de dos récurrent, des modifications des régions cérébrales qui contrôlent l'activité musculaire de votre corps seront observées. Ces altérations sont associées à des changements de la coordination motrice du corps[201].

Les douleurs chroniques au dos n'auront pas qu'un effet fonctionnel, mais pourraient engendrer également des processus de dégénérescence cérébrale prématurée. En effet, une perte significative de matière grise dans différentes régions du cerveau a été observée chez des patients qui souffraient de douleurs au dos chroniques. Malheureusement, ces dégénérescences cérébrales impliquaient des structures impliquées dans la gestion de la douleur, handicapant davantage ces patients[202].

Des signaux douloureux persistants au cou et dans la partie supérieure du dos pourraient présenter un autre impact important sur votre cerveau. Des chercheurs ont établi que ces stimuli douloureux pouvaient activer le système nerveux sympathique localement au niveau de la région lésée[203,204,205,206,207,208], mais aussi aux unités vertébrales fonctionnelles environnantes[209,210]. Les conséquences de ces perturbations du système nerveux autonome pourraient mener à une réduction de la circulation sanguine dans le cerveau[211].

Malheureusement encore de nos jours, et malgré les quantités d'études qui démontrent les conséquences dramatiques des lésions vertébrales sur la douleur et la biomécanique, trop nombreux sont les praticiens à aborder la colonne vertébrale comme une simple portion du squelette.

Les dysfonctions vertébrales sont précisément celles que les docteurs en chiropratique sont entraînés à détecter et à corriger.

Au cours des dernières décennies, de plus en plus de cliniciens et de praticiens dont les noms se terminent souvent en « *...peutes* » ou en « *...pates* » se sont lancés dans le traitement de la colonne vertébrale par la manipulation. Lorsque j'ai amorcé ma carrière en 1985, quelques ramancheurs et thérapeutes obscurs se prétendaient habilités à faire des « corrections vertébrales ». Aujourd'hui, devant la popularité de l'approche et les études supportant les résultats, plusieurs désirent profiter de cet engouement.

Malheureusement, on ne peut s'improviser « spécialiste » en suivant des formations de fin de semaine ou encore pires, en « apprenant sur le tas ». Et dans ce cas-ci, « le tas », c'est peut-être vous. Sachez que diagnostiquer un problème à la colonne vertébrale et en faire la correction nécessite des notions avancées en orthopédie, en biomécanique et en neurologie. Et c'est sans compter tout le bagage clinique requis pour différencier les cas qui requièrent cette médecine et ceux qui doivent être référés!

Comme je le dis souvent à mes patients, si vous avez un problème dentaire, confiez-vous votre bouche à un ophtalmologiste ou pire encore, à un arracheur de dents ou vous consulter le professionnel de la santé spécialisé dans le domaine : le dentiste?

Je vous invite maintenant, pour la dernière partie de ce chapitre, à découvrir toute la puissance qui réside dans un geste qui a été trop longtemps banalisé, mais qui demande un niveau de finesse « chirurgicale » de la part du clinicien; l'ajustement vertébral de précision.

ACTE 5

Effets d'un ajustement vertébral

Vous aurez remarqué que j'utilise le terme « ajustement » plutôt que manipulation. Je vais dans les prochains paragraphes utiliser les deux termes alternativement. Cependant, cette décision est justifiée par un souci esthétique pour éviter de répéter trop souvent un mot afin de diversifier le vocabulaire et rendre votre lecture plus agréable. Or, dans les faits, puisque le terme *ajustement* implique un acte qui demande de la précision et l'idée derrière l'acte thérapeutique est de réajuster à la fois la mécanique déficiente et la dysfonction neurologique, il est donc, selon moi, plus approprié.

De plus, avant d'énumérer les effets physiologiques d'un ajustement vertébral, il est utile de différencier deux termes qui sont souvent utilisés sans discernement, mais qui expriment deux modalités thérapeutiques bien différentes : manipulation (ajustement) et mobilisation.

Souvent la littérature scientifique ne fait pas la différence entre un ajustement (manipulation) vertébral et une mobilisation. Or, comme nous l'avons vu, les effets physiologiques et neurologiques présentent des différences qui nous forcent à véritablement les discerner.

La mobilisation consiste en un mouvement passif inculqué à une ou plusieurs articulations à la fois dans le but d'en améliorer principalement la mobilité. Cet étirement lent et de grandes amplitudes vise à étirer les tissus environnants et s'exerce à l'intérieur des limites physiologiques, c'est-à-dire, en respectant la limite qu'imposent les capsules articulaires, les ligaments et les muscles.

Par exemple, si vous tentez de fléchir vos doigts au maximum (sans fléchir des phalanges), vous atteignez une limite que vous ne pouvez plus franchir. À ce moment, vous prenez votre autre main et doucement, vous forcez délicatement la flexion. Vos doigts franchiront quelques degrés supplémentaires. Vous venez de faire une mobilisation.

D'autre part, un ajustement est une manœuvre passive, mais forcée qui vise à porter l'articulation au-delà de la limite normale de son amplitude de mouvement physiologique. Cette manipulation se fait de façon très contrôlée, selon des caractéristiques précises (direction et amplitude) et à très grande vitesse. Vous comprenez que cette manœuvre demande une grande dextérité, car elle requiert à la fois précision et vélocité. Ce sont d'ailleurs ces caractéristiques qui initient les modifications mécaniques, physiologiques et neurologiques.

Pour bien comprendre, reprenons notre exemple des doigts refermés vers votre paume que j'ai décrit quelques lignes plus hautes. Dans l'exemple de la mobilisation, lorsque la limite du mouvement actif était atteinte, vous poussiez délicatement jusqu'à l'atteinte de la limite qu'imposent les tissus et vous en arrêtez là. Dans le cas d'un ajustement, à ce moment où la limite physiologique est atteinte, vous inculquez une impulsion rapide et de très faibles intensités. Vous poussez donc dans une zone paraphysiologique, c'est-à-dire que sans brimer les tissus, vous permettez à l'articulation de gagner quelques degrés supplémentaires… et ce sont ces quelques millimètres qui déclencheront tous les changements positifs liés à la manipulation.

Il est possible qu'au moment où vous avez procédé à l'impulsion finale, vous ayez entendu un craquement. Bien qu'intimidant, ce bruit est tout à fait inoffensif.

En voici l'explication.

Lorsque vous bougez une articulation, une pression s'accumule dans la capsule qui l'enveloppe. Au moment où vous avez fait franchir la limite physiologique à cette même articulation, la pression est libérée subitement provoquant un son. Il s'agit du phénomène de cavitation. Certes, lorsque l'ajustement est pratiqué dans la région cervicale, la cavitation, étant tout près des oreilles, est impressionnante, mais n'est pas davantage dangereuse que le craquement de vos doigts, lorsque pratiqué par un expert.

« Craque mon dos doc! »
Nous sommes en pleine période de chasse au gros gibier. À l'époque, je possède une clinique à St-Georges dans la Beauce. En travaillant âprement pour sortir son trophée de la forêt, Robert a fait resurgir une douleur lombaire qui le guette au moindre écart important. Lorsque j'entre dans la salle de traitement, avec un sourire taquin, il me lance ces mots : « j'ai besoin que tu me fasses craquer le dos doc ». Pour lui avoir dit souvent, il sait que je n'aime pas cette façon de qualifier un ajustement.

Pour bien des patients, si le praticien n'a pas pris le temps d'expliquer, un ajustement consiste à *« replacer une vertèbre déplacée »*. Or, autant une subluxation vertébrale peut avoir des conséquences étendues, autant la correction de cette dysfonction aura un effet profond, déterminant et tentaculaire.

Quoique l'action directe d'un ajustement soit manifestement mécanique, c'est cette composante qui entraînera des effets collatéraux au niveau neurologique.

Les impacts liés à la correction des subluxations vertébrales se déclinent en trois catégories qui auront, comme vous le verrez, des effets à la fois directs et indirects sur la production, la transmission et la perception de vos douleurs.

Les effets mécaniques

L'objectif premier visé par un ajustement de haute vélocité et de faible amplitude est de restaurer la biomécanique normale de l'unité vertébrale fonctionnelle lésée. Le rétablissement des axes de mouvement optimal représente l'une des clés pour normaliser la mécanique déficiente locale. Ainsi, il est possible briser le cercle vicieux auto-générateur d'irritation et d'inflammation qui perturbe la transmission normale des messages neurologiques et initie les signaux douloureux.

Mais y a-t-il un effet physique réel lorsqu'une manipulation est appliquée?

Quelques chercheurs ont endossé la mission de quantifier le déplacement subit par les vertèbres lors d'un ajustement, soit à l'aide d'imagerie à résonance magnétique ou en mesurant le déplacement d'insertions métalliques implantées sur les apophyses épineuses (les protubérances que vous sentez si vous touchez votre dos)[212]. Dans une des expériences, l'augmentation de l'espace moyen entre les facettes articulaires était de 1,2 mm[213]. Considérant la dimension de ces articulations, cette augmentation peut être considérée comme étant significative.

D'autres chercheurs qui travaillaient sur ce même objectif (mesurer l'impact mécanique d'un ajustement) ont même noté que l'amélioration de la mobilité était davantage observée chez les patients qui souffraient de douleurs importantes[214].

Parmi les hypothèses qui font davantage consensus quant à l'impact mécanique veux que l'impulsion rapide liée à l'ajustement vertébral provoque un étirement des capsules articulaires et ainsi, libère des ménisques bloqués dans l'articulation, brise des adhérences, réduit la distorsion sur les fibres externes du disque et relâche des tensions aux tissus avoisinant l'unité vertébrale[215,216,217] et améliore la mobilité[218].

Ce dernier point est capital lorsqu'on considère la pompe de réhydratation qui assure une saine nutrition des cartilages et des disques intervertébraux.

Puisque le mouvement des unités vertébrales est amélioré, l'activité associée aux transports des fluides et des nutriments dans les disques ainsi que dans les facettes s'en trouve également bonifiée[219]. Ainsi, les processus de dégénérescence des tissus discaux et des cartilages articulaires pourraient être ralentis, arrêtés et même parfois, renversés[220].

L'amélioration de la biomécanique vertébrale déclenche une série de modifications cellulaires qu'il importe de souligner. La nouvelle mobilité stimule d'une façon différente la régénérescence des tissus.

Chaque minute de votre vie, des cellules meurent et sont remplacées par de nouvelles, votre corps est en perpétuel renouvellement. Si ces cellules demeurent dans le même milieu physique, les cellules filles et toute l'organisation des tissus, ressembleront à celles des générations précédentes. Ainsi, dans un environnement où la mobilité des unités vertébrales est minimale, les tissus (principalement le collagène) seront désorganisés rendant les ligaments, les tendons, les capsules articulaires et les disques moins efficaces mécaniquement et plus fragiles[221,222,223,224,225,226].

En réintroduisant le mouvement, les nouvelles tensions stimuleront les cellules naissantes à se réaligner dans les lignes de stress contribuant à normaliser la mécanique locale à moyen terme[227] et la stabilité.

De plus, la réintroduction de la mobilité vertébrale favorise un meilleur apport sanguin nécessaire à la réparation des tissus et la régénérescence cellulaire[228].

Les effets neurologiques

Des livres complets ont été consacrés à ce sujet. Pour des raisons d'espace et pour demeurer dans des limites qu'impose le sujet de ce livre, je laisserai de côté tout l'aspect des répercussions neurologiques sur le système immunitaire, sur les organes et sur l'homéostasie.

L'ajustement à haute vélocité entraîne un étirement rapide, à la fois des capsules articulaires et des petits muscles profonds qui gèrent la fine motricité vertébrale. Cette élongation de courte durée, mais intense, provoque une stimulation vive des mécanorécepteurs locaux. Ces nouvelles données introduites dans le système nerveux entraînent une réaction réflexe musculaire et une régularisation de l'activité musculaire locale, mais dans la région également[229,230,231].

L'amélioration de la mobilité provoque une distension des capsules articulaires. Conséquemment, les informations proprioceptives ainsi modifiées favorisent des contractions musculaires locales plus normales. Des chercheurs ont validé cette information en injectant une solution saline dans les capsules articulaires de porcs afin de reproduire cette distension. Ils ont noté une réduction significative de la tension des muscles superficiels qui longent la colonne vertébrale[232].

Pour initier ces modifications réflexes musculaires, il faut d'abord provoquer un barrage de stimulations des mécanorécepteurs en créant cet étirement rapide des tissus autour de l'articulation. Il semble, selon les études, que seul un ajustement vertébral peut arriver à cette fin. Des scientifiques ont mesuré le niveau de stimulation subit par ces capteurs lors d'un ajustement et d'une mobilisation. Le niveau de stimulation avait augmenté de 200 % suite à l'ajustement et de seulement 30 % pour la mobilisation[233].

Considérant le fonctionnement du système nerveux, cette donnée est importante. Le cerveau doit prioriser les données qui lui sont acheminées. Ainsi, il favorisera les informations nouvelles qui diffèrent de l'habituel afin d'y réagir toujours dans le but de maintenir l'équilibre du milieu, l'homéostasie[234,235,236]. Le fait qu'un ajustement vertébral provoque un tel niveau de stimulation des mécanorécepteurs présuppose que ces informations seront traitées prioritairement et qu'ils occasionneront des modifications de l'algorithme cybernétique postural[237].

En effet, bien qu'un effet réflexe ait été noté localement au niveau où la manipulation vertébrale ait été effectuée, plusieurs études attestent que des modifications sont également observées dans les couches supérieures du cerveau[238,239,240,241].

Des études récentes utilisant les toutes nouvelles technologies ont démontré qu'un ajustement vertébral causait des modifications dans la façon avec laquelle les centres supérieurs du cerveau traitaient et intégraient l'information provenant et se dirigeant vers les bras[242,243,244]. Ces mêmes chercheurs ont eux-mêmes conclu que ces résultats contribuaient à expliquer la réduction de la douleur et le retour à une mécanique normale suite à un ajustement.

Toutes ces modifications neurologiques autant locales que cérébrales encourageront un retour de l'équilibre et de la stabilité vertébrale dans les limites de la normale.

Une étude de cas le confirmant a été effectuée auprès d'un golfeur d'expérience. L'objectif de cette étude était de quantifier les modifications de la mécanique vertébrale et de l'activité musculaire de la région lombaire chez ce golfeur qui souffrait de lombalgie chronique. Les mesures étaient prélevées en situation où le golfeur devait effectuer une tâche mécaniquement complexe; un élan complet (swing). Il a été noté qu'après un seul ajustement vertébral, la mécanique vertébrale et l'activité musculaire s'étaient déjà significativement améliorées[245].

Le retour à une biomécanique vertébrale plus cohérente, la diminution des irritations locales et la réduction des phénomènes inflammatoires contribuent assurément à apaiser le signal douloureux. Cependant, d'autres facteurs, d'ordre typiquement neurologique, expliquent l'effet des manipulations vertébrales sur la génération et la perception de la douleur.

Les effets sur la douleur

Plusieurs explications neurologiques et mécaniques peuvent expliquer la diminution de la douleur suite à un ajustement vertébral. Il y a aussi bien des théories qui restent à être confirmées. Je vais toutefois me contenter d'y aller avec les quatre mécanismes qui semblent les plus plausibles et qui ont été appuyés par des études.

1) **Réduction de l'inflammation**

    Tel que décrit plus tôt, l'amélioration de la mobilité vertébrale prévient les irritations locales et, par le fait même, l'inflammation. Puisque les substances irritantes liées au phénomène se dissipent avec l'inflammation, une réduction de la douleur sera ressentie.

2) **Modulation à la moelle épinière**

    La théorie du portillon est l'explication la mieux documentée pour expliquer la réduction et même la suppression d'un signal douloureux. Le principe expliqué au chapitre 2 veut que les messages provenant des mécanorécepteurs compétitionnent avec les signaux douloureux dans un relais nerveux situé dans la moelle épinière; le portillon. Ainsi, les signaux le plus imposants auront la priorité.

    Lors d'un ajustement de haute vitesse, si la décharge des propriocepteurs génère des signaux plus nombreux que ceux de la douleur, ils remportent la « victoire » et bloquent l'accès aux messages douloureux. C'est ainsi que la douleur peut être réduite et même éliminée suite à un ajustement[246,247].

Des chercheurs ont tenté de quantifier la réduction de la douleur suite à une manipulation vertébrale. Après seulement 30 secondes, la tolérance à la douleur avait été augmentée de 50 % et, 9 minutes après, la sensibilité était 2,4 fois moins importante[248]. Une autre étude de cas concluait que la diminution de douleur était en moyenne de 45 %[249].

3) Modulation au cerveau

Même si la douleur représente une modalité protectrice, le cerveau se garde un droit de réserve sur l'ampleur de la souffrance que vous allez ressentir. Ainsi, la nature a doté votre cerveau de mécanisme pour moduler la perception des signaux douloureux. Ce contrôle de la douleur peut aller de l'atténuation jusqu'à sa disparition complète.

Les premières observations de ce phénomène ont été faites sur les champs de bataille ou dans les sports d'élite où les soldats et les athlètes ne sentent pas la douleur dans le feu de l'action. Cette suppression de la douleur implique une distraction de l'attention devant la tâche à effectuer et/ou un circuit neurologique qui, chimiquement, atténue le signal de douleur.

Ce circuit s'appelle le C.I.D.N. (Contrôle Inhibiteur Diffus induit par des Stimulations Nociceptives). Ce système (encore une fois discuté au chapitre 2) possède la capacité de déclencher la production des substances opioïdes. La portion la plus importante de ce circuit est située dans le tronc cérébral juste à la jonction entre votre cerveau et votre moelle épinière. Plusieurs considèrent cette zone, appelée *substance grise périaqueducale* (pour votre culture personnelle ;-)) comme la pièce maîtresse du contrôle de la douleur.

Des informations provenant du cerveau sous forme de distraction ou de stress pourraient envoyer un signal à cette portion du tronc cérébral et initier une suppression du message douloureux.

Lorsque cette découverte a été faite dans les années '70, les chercheurs ont imaginé deux façons de contrôler la douleur en profitant de ce système (le C.I.D.N.) : par stimulation électrique directement de la zone du tronc cérébral et chimiquement en incitant le système à produire des substances opioïdes.

Voici une étude relatée par le neurobiologiste Dr Richard Restak, MD dans son livre *The Brain, The Last Frontier*[250].

Des neurochirurgiens de l'Université de la Californie à San Francisco ont implanté des électrodes dans la zone cible dans le tronc cérébral de 6 patients souffrant de douleurs chroniques. Les électrodes étaient reliées à une boîte de contrôle qui pouvait être activée par les patients lorsqu'ils ressentaient une douleur plus importante. À chaque fois, les 6 patients ressentaient un soulagement qui pouvait durer de longue période.

Afin de s'assurer que l'effet n'était pas causé ou amplifié par un phénomène placébo, à son insu, des piles mortes ont été insérées dans la boîte de contrôle d'un des patients. Peu de temps après, la patiente rapporta que l'appareil ne fonctionnait plus car ses douleurs étaient redevenues incontrôlables. Lorsque de nouvelles piles furent mises dans l'appareil, elle fut capable de soulager ses douleurs.

Cette procédure pourrait difficilement devenir une approche commune à cause des dangers inhérents à cette intervention. Il faut en effet aller implanter des électrodes en plein centre du tronc cérébral qui représente une structure vitale du cerveau.

L'autre approche, chimique, consiste à fournir au corps des substances qui iront occuper tous les sites du corps où il existe des récepteurs opioïdes. Ces médicaments antidouleurs sont les opiacés d'ordonnances, une classe de médicaments antidouleur qui englobent la morphine, la codéine, l'hydromorphone (Dilaudil) et l'oxycodone (OxyContin et Percocet).

Ces substances procurent aux patients à la fois un soulagement, mais aussi une sensation d'euphorie exquise, assez pour créer une dépendance. Des substances comme l'oxycodone peuvent créer une dépendance en seulement deux semaines.

Cette pharmacodépendance représente un effet secondaire extrêmement destructeur et vicieux des antidouleurs.

Malheureusement, leur consommation augmente constamment. Au cours des 11 premières années du nouveau millénaire (2000-2011), les sommes remboursées par le régime d'assurance maladie du Québec sont passées de 487 000 $ à 12,9 millions uniquement pour l'OxyContin et de 962 000 $ à 4,4 millions pour le Dilaudid[251].

D'autres avenues doivent donc être explorées. Parmi celles-ci, il semble que les manipulations vertébrales puissent représenter un secret trop bien gardé.

À la fin des années 1990, un chercheur australien a apporté un éclairage nouveau sur l'effet des ajustements vertébraux sur le système descendant d'inhibition de la douleur. L'étude à double insu a été effectuée sur des patients souffrant d'épicondylite, douleur au coude souvent ressentie entre autres par les joueurs de tennis (*tennis elbow*).

Le groupe qui a reçu des manipulations vertébrales cervicales a connu une diminution significativement supérieure de leurs douleurs et une amélioration de la fonction du coude comparativement au groupe contrôle.

Devant ces résultats, les chercheurs concluent que la manipulation vertébrale constitue une modalité thérapeutique valable pour le recrutement du système descendant d'inhibition de la douleur.

Une étude prometteuse effectuée par des chercheurs de Toronto semble confirmer l'effet de l'ajustement sur la production de substances antidouleur. Il a été constaté une augmentation faible, mais significative de 8 % des bêta-endorphines sanguins, par rapport aux dosages mesurés avant l'administration de la manipulation et aux groupes témoins mobilisés[252].

À la lumière de ces données, il serait audacieux d'écarter les manipulations vertébrales de l'équation thérapeutique de la douleur. En fait, la colonne vertébrale représente même un accès privilégié au système nerveux lorsqu'il s'agit de régulariser les messages proprioceptifs et de moduler des signaux douloureux.

Puisque la colonne vertébrale est à la fois génératrice et modulatrice des messages douloureux ainsi qu'axe central des phénomènes compensatoires, elle constitue donc le fer de lance de toute stratégie non invasive pour le traitement des douleurs d'origine mécanique.

C'est pour toutes ces raisons que l'ajustement vertébral est la pierre angulaire du traitement non invasif des syndromes douloureux.

La véritable science ne réside pas uniquement dans la technique de l'ajustement vertébral (précision, direction, amplitude, vitesse, etc.), mais dans le choix des vertèbres à manipuler et surtout dans celles qui ne doivent pas être touchées.

Trop de thérapeutes « pianotent » la colonne vertébrale comme s'il s'agissait d'un clavier duquel il faut extirper le plus de son possible. L'amateurisme n'a pas sa place lorsqu'il s'agit de pratiquer une intervention vertébrale, particulièrement lorsqu'on sait que la colonne représente un accès direct au système nerveux.

Même si les manipulations vertébrales ont démontré leur efficacité dans maintes conditions douloureuses, leurs bienfaits peuvent toutefois être améliorés à l'aide de thérapie complémentaire ciblée.

Comme je l'ai mentionné au chapitre 8, trop souvent les chercheurs, en accord avec les règles qu'imposent les protocoles de recherches, isoleront une variable (tel l'ajustement vertébral) pour mesurer l'efficacité d'un traitement. En outre, en isolant l'ajustement vertébral, les études démontrent la supériorité des manipulations pour, entre autres, les lombalgies aigües et chroniques ; les cervicalgies, les migraines et céphalées cervicogéniques (d'origine cervicale); les vertiges cervicogéniques[253].

Toutefois, d'autres études suggèrent que l'ajout d'une thérapie complémentaire à l'ajustement chiropratique en augmente l'efficacité[254,255,256].

L'une de ces thérapies est la décompression neurovertébrale non chirurgicale.

CHAPITRE 9

LA DÉCOMPRESSION NEUROVERTÉBRALE NON CHIRURGICALE

Je n'ai jamais trouvé quoi que ce soit qui fonctionne aussi bien pour mes patients qui souffrent de maux de dos au cours de mes 39 années en médecine.

Dr Michael Gutmann, M.D.

En plus des dysfonctions vertébrales associées aux syndromes douloureux d'origine mécanique, d'autres messages du corps nécessitent d'être décodés et abordés dans une stratégie thérapeutique orchestrée.

Dans le contexte du *modèle idiomatique de la douleur*, le clinicien doit être attentif autant aux signes subjectifs qu'objectifs manifestés par le patient qui souffre.

Par exemple, souvent le corps crie sa douleur en surface, par l'entremise d'une sensation cutanée. La peau contient une concentration élevée de récepteurs, ce qui en fait une région privilégiée pour accéder au second poste de péage dans la moelle épinière; le portillon. Cette observation explique le réflexe d'auto-massage (expliqué dans les chapitres précédents) sur la peau en situation de douleur.

La musculature profonde de la colonne vertébrale réagit positivement aux manipulations, mais parfois, les muscles plus superficiels tardent à se relâcher, comme si le cerveau voulait s'assurer que toute menace de blessures supplémentaires soit écartée avant de déconnecter le mécanisme de protection.

Devant ces réalités et les limites mécaniques inhérentes à la manipulation vertébrale, il importe d'incorporer des stratégies thérapeutiques synergiques.

Les deux objectifs principaux visés :

1) Libérer les entraves qui nuisent au retour dans les limites de la normale des fonctions biomécaniques et physiologiques;
2) Accélérer les processus de réparation afin de réduire et d'éliminer les signaux douloureux.

Plusieurs modalités thérapeutiques peuvent être incorporées au plan de traitement afin d'atteindre ces objectifs rapidement. Je me limiterai à vous présenter la décompression neurovertébrale, une thérapie relativement nouvelle qui a déjà changé la vie de dizaine de milliers de patients à l'échelle mondiale.

La décompression neurovertébrale

Pour des conditions où le disque intervertébral est blessé ou en état de dégénérescence, parfois l'ajustement manuel de l'unité vertébrale ne suffit pas à stabiliser ou renverser le processus. C'est alors que les nouvelles technologies viennent à la rescousse du clinicien… et du patient.

Plusieurs études ont démontré que la source principale des douleurs vertébrales se localisait au niveau du disque et les autres douleurs, facettaires ainsi que musculaires, représentaient des effets collatéraux[1,2,3,4,5].

Toutefois, tel que discuté au chapitre précédent, le processus menant au développement des subluxations vertébrales et éventuellement aux dommages discaux démarre par une réduction de la mobilité de certaines unités fonctionnelles.

Cette modification de la biomécanique vertébrale enclenche un processus de dégénérescence discale qui s'explique par 3 facteurs fondamentaux; *la triade dégénérative.*

1) Déséquilibre des muscles profonds du dos, principalement au niveau de la blessure.
    Ainsi, l'unité vertébrale fonctionnelle perd sa fine motricité et les axes de mouvements sont alors délocalisés. Qui plus est, l'information

proprioceptive est dorénavant biaisée, contribuant à l'installation d'un cercle vicieux.

2) Diminution de la mobilité locale vertébrale
Puisque la mobilité vertébrale représente l'élément principal qui active la pompe de réhydratation, une restriction et parfois même un blocage complet déclenchera la déshydratation et la sous-alimentation discale.

3) Déshydratation du disque
Une fois le mécanisme de déshydratation amorcé, une cascade d'évènements s'en suit et conduira à une dégénérescence du disque avec tous les effets collatéraux.

À première vue, deux de ces facteurs (#1 et #2) peuvent être corrigés par manipulation vertébrale. Une fois la mobilité rétablie, la pompe de réhydratation devrait théoriquement être réactivée et conséquemment, le processus de réhydratation du disque réinitialisé.

Dans les faits, ces objectifs ne sont pas toujours atteints. À cause de la morphologie des articulations vertébrales et des limites qu'impose l'anatomie de surface du dos, il n'est pas possible de procéder à un ajustement qui bougerait principalement les vertèbres selon l'axe longitudinal, c'est-à-dire en distraction. La plupart du temps, la réintroduction de la mobilité et la normalisation des informations proprioceptives suffiront pour réinitialiser la pompe de réhydratation. Dans le cas contraire, il faut compter sur la technologie de pointe offerte par les appareils de décompression neurovertébrale.

Même Hippocrate savait intuitivement que l'étirement de la colonne vertébrale présentait un avantage. Au cours des siècles, divers mécanismes de traction ont été développés.

Intuitivement, la traction, manuelle ou assistée, demeure une option logique considérant le développement des affections discales. Quoique plusieurs études utilisant la traction pour des problèmes de hernie discale ont démontré des résultats intéressants,[6,7] nombreuses sont celles qui n'ont pu établir de différences significatives avec un groupe contrôle.[8,9,10,11]

Malgré cela, encore de nos jours, la traction vertébrale est pratiquée. Devant l'inconsistance des résultats, certaines agences gouvernementales et plusieurs compagnies d'assurance ne déboursent plus pour ce traitement.

Le facteur principal qui entrave l'efficacité de la traction demeure la réaction protectrice musculaire[12].

Dans l'environnement terrestre où nous sommes confrontés à la force gravitationnelle, l'Homme a évolué et développé des mécanismes d'adaptation à cette force. Ainsi, notre corps et principalement l'axe central, la colonne vertébrale, subit et s'adapte à une force de compression constante.

Or, lorsqu'on applique une force contraire qui produit un étirement de la colonne vertébrale, le cerveau, à travers les différents mécanorécepteurs, interprète une forme d'agression. En guise de protection, il élicitera une contraction musculaire pour contrer cette élongation.

Certes, certaines personnes mentionnent obtenir un soulagement de leurs douleurs en utilisant des tables à inversion par exemple. Attaché par les chevilles, la personne fait basculer la planche sur laquelle elle repose pour adopter une position inversée. Ainsi, elle induit un étirement de sa colonne vertébrale.

Si le processus peut apporter un certain soulagement, trop de variables mal contrôlées peuvent cependant causer des dommages importants.

Par exemple, le facteur temps représente une considération déterminante. Lors d'une étude, des patients ont été placés en situation de suspension et l'activité électrique des muscles du dos mesurée. Il appert qu'au début de l'étirement, les muscles se relâchaient, mais ce phénomène était immédiatement suivi d'une contraction réactive.[13]

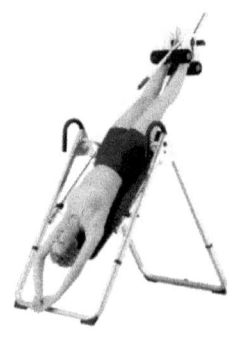

Dans une autre étude, une analyse radiographique de la colonne lombaire a été effectuée sur 100 sujets en santé, et ce, en position debout et suspendue. Les résultats ont démontré qu'en position suspendue, une élongation de la colonne a été observée chez 70 % des sujets, un rétrécissement de la colonne dans 22 % des cas et le *statu quo* dans 8 %[14].

Figure 19 : Table à inversion

Il est par ailleurs mentionné que le phénomène d'élongation de la colonne vertébrale est dépendant de la tonicité musculaire. Sur 70 % des sujets étudiés, une augmentation de l'espace intervertébrale a été notée lorsque le sujet fût placé en suspension et lorsque la force de traction représentait entre 40 à 50 % du poids total du corps.

Ces observations supportent la notion qu'une relaxation musculaire est nécessaire pour atteindre l'objectif thérapeutique. Cependant, dans 22 % des cas, la contraction protectrice était si puissante qu'une compression généralisée du rachis s'est manifestée par un rétrécissement; exactement l'effet contraire recherché!

Sur une table à inversion, comment peut-on s'assurer que la force de traction ne dépassera pas la limite thérapeutique ?

Si un disque est déjà déshydraté et affaissé, n'est-il pas risqué pour le 22 % des personnes qui subit une compression de leur colonne ?

Poser ces questions, c'est y répondre !

Les fabricants de technologie biomédicale ont donc investigué et développé des unités de décompression neurovertébrale non chirurgicale complètement informatisée qui permettent de pallier aux inconsistances de la traction manuelle, assistée et mécanisée.

Le premier à utiliser les avancées technologiques modernes pour métamorphoser la « traction vertébrale » fut un médecin canadien, le Dr Allan Dyer, PhD, MD. Le Dr Dyer est l'un des chercheurs qui a travaillé sur l'équipe qui a développé le défibrillateur cardiaque. Il a également été ministre de la santé de l'Ontario (Canada) de 1985 à 1988.

Souffrant lui-même de maux de dos chroniques causés par une hernie discale qui avait résisté à toute forme de traitements, il exploite ses connaissances et après quelques années de recherche, il développe le premier appareil de décompression neurovertébrale en 1991.

Une partie des bienfaits de la traction repose sur l'hypothèse qu'elle produira une pression négative dans le disque et, ainsi, permettrait à une hernie discale de se résorber[15].

Cette hypothèse a pu être vérifiée par deux chercheurs en 1994.

Les Drs Ramos et Martin[16] ont tenté de mesurer la pression intradiscale à l'aide de canules insérées directement dans le disque. Ils ont par la suite procédé à une traction à l'aide d'une unité décompression neurovertébrale et mesuré la pression générée. Ainsi, ils ont pu constater qu'après avoir franchi un seuil plancher entre 40 et 50 lb de traction, la pression intradiscale diminuait de façon inversement proportionnelle à la tension appliquée. Les chercheurs ont observé des pressions négatives variant entre -100 et -160 mm Hg.

Cette confirmation et le développement d'appareils pouvant produire une distraction vertébrale ciblée et contrôlée ont stimulé d'autres chercheurs à investiguer cette nouvelle forme de thérapie.

Même effectuées avec des appareils de première génération, les études initiales laissaient présager une percée importante dans le traitement des conditions vertébrales chroniques.

Une étude effectuée sur 778 patients souffrant de maux de dos chroniques illustre bien l'enthousiasme qu'ont dû ressentir les auteurs[17]. En se basant sur une échelle visuelle de douleur graduée de 0 à 5, les chercheurs ont déterminé que la réussite du traitement était atteinte lorsque le patient signifiait une diminution de la douleur à 0 ou 1. Ainsi, le traitement de décompression neurovertébrale a été une réussite dans 71 % des cas. Le taux de succès variant de 53 % chez les patients affectés de séquestre discal à 73 % pour ceux qui présentaient une simple hernie et 68 % des patients aux prises avec un syndrome facettaire.

Peut-être vous dites-vous en ce moment qu'une amélioration de 71 % n'a rien de spectaculaire?

Dans un guide de pratique clinique pour les lombalgiques qui a été écrit par les plus grands experts et organismes du Québec, le CLIP (*Clinique des Lombalgies Interdisciplinaire de Première ligne*), les auteurs en viennent au consensus suivant:

« *En pratique, le traitement de la douleur persistante vise une diminution de 30 à 50 % de son niveau subjectif, mais il faut savoir qu'environ 10 % des patients souffrant de douleurs persistantes ne seront pas soulagés.* »[18]

De plus, lors de conversations privées avec des spécialistes qui travaillent dans des cliniques de douleurs, ils m'ont informé que pour eux, « *20 % d'amélioration était déjà louable parce qu'on peut diminuer la forte médication que les patients prennent…* »

Dans une autre étude clinique, celle-ci effectuée avec des unités de décompression de la seconde génération et portant sur 219 patients[19], il a été démontré que la décompression neurovertébrale était efficace à 86 %. Pour l'étude, les patients sélectionnés devaient avoir un diagnostic de hernie discale ou de dégénérescence discale confirmé par imagerie par résonance magnétique (IRM). De plus, tous les candidats ont rapporté une douleur lombaire, accompagnée de symptômes dans les jambes (sciatalgie).

Des 86 % des cas qui ont vécu une diminution de la douleur, 92 % ont en plus démontré une amélioration des tests orthopédiques et neurologiques à la fin des soins. Ce qui est d'autant plus intéressant est que 90 jours après la fin des soins, seulement 2 % ont rapporté de la douleur et 3 % une récidive complète de leurs symptômes.

Plusieurs autres études cliniques subséquentes sont arrivées à des résultats similaires[20,21,22] et en plus, des modifications sur les IRM (Imagerie de Résonance Magnétique) étaient manifestes[23,24,25].

Le Dr Christian Apfel de la faculté de médecine de l'Université John Hopkins et son équipe[26] ont tenté de savoir s'il était possible d'établir une relation de cause à effet entre les améliorations rapportées par les patients qui entreprennent des soins de décompression neurovertébrale ct un gain en épaisseur des disques intervertébraux.

Afin d'obtenir les réponses à leur hypothèse de départ, les chercheurs ont sélectionné 30 patients affectés de lombalgies chroniques causées par des dégénérescences ou des hernies discales. Des tomographies axiales de chacun des patients ont été effectuées avant et après les soins et la hauteur des disques ciblés a été mesurée.

Sur une échelle visuelle de douleur (graduée de 0 [*aucune douleur*] à 10 [*la pire douleur jamais ressentie*]), la douleur perçue des patients est passée d'une moyenne de 6,2 avant les soins à 1,6 après seulement 6 semaines de traitements. La hauteur moyenne des disques traités est passée quant à elle de 7,5 mm à 8,8 mm. Ce qui est intéressant de cette étude est le fait que les chercheurs ont pu établir une corrélation statistiquement significative entre un accroissement en hauteur du disque et une diminution des symptômes du patient. Ainsi, pour un gain de 1 mm en épaisseur du disque, une diminution de 1,86 sur l'échelle visuelle de douleur est constatée.

Cette corrélation confirme des observations faites par d'autres chercheurs; cette fois entre l'épaisseur du disque et la mobilité de l'unité vertébrale impliquée.

Dans deux études, il a été déterminé qu'une diminution de la hauteur du disque, mesurée sur des radiographies, menait à une mobilité restreinte, première étape du processus de dégénérescence[27,28].

Comment se fait-il que des résultats aussi spectaculaires puissent être possibles de façon reproductible avec la décompression neurovertébrale et non avec la traction traditionnelle ?

Voici les caractéristiques spécifiques qui rendent cette nouvelle technologie si efficace :

1) Contrecarre la contraction musculaire protectrice
   Comme nous l'avons vu précédemment, le facteur principal qui fait obstacle à une élongation (décompression) de la colonne vertébrale est le mécanisme de protection musculaire. Les appareils de décompression neurovertébrale sont dotés de capteurs ultrasensibles localisés dans le moteur qui transmet la force de distraction. Au cours du traitement, si une contraction musculaire survient, les senseurs détecteront immédiatement la moindre résistance et signaleront à l'ordinateur central d'interrompre momentanément la distraction pour permettre aux muscles de se relâcher. Sans cette résistance musculaire, une véritable décompression est possible.

2) Contrôle de la force maximale de traction
La morphologie, la condition vertébrale et l'état général du patient permettent l'évaluation de la force de décompression maximale. Cette donnée est introduite dans l'ordinateur qui gère le traitement. Lors du traitement, nous avons l'assurance que cette force ne sera jamais dépassée.

3) Introduction graduelle de la force de distraction
Afin de prévenir au maximum la réaction musculaire, l'introduction de la force de distraction se fait graduellement selon une courbe logarithmique. Ainsi, les muscles peuvent s'acclimater progressivement à l'élongation.

4) Cycles qui reproduisent l'effet de pompage
Les études sur l'effet de la traction vertébrale mettent en évidence une relaxation musculaire au début de l'élongation, mais elle est suivie d'une contraction importante qui s'interpose à l'action recherchée. Devant ces faits, les chercheurs ont élaboré une stratégie d'application de la décompression par cycles. La séance de traitement est donc segmentée en cycles successifs pour éviter cette contraction néfaste.

Au début du traitement, une augmentation de la force est introduite progressivement à la colonne vertébrale jusqu'à l'atteinte de la distraction thérapeutique optimale. Cette dernière est maintenue quelques secondes pour ensuite diminuer graduellement jusqu'à un seuil thérapeutique minimal. Un autre cycle est par la suite réintroduit. Au cours d'un traitement complet, une vingtaine de cycles se succèderont.

Par cette stratégie, la contraction protectrice des muscles est éludée et, en prime, l'enchaînement de cycles reproduit l'effet de pompage dans le disque et une amorce de réhydratation.

5) Action ciblée sur le disque lésé
En plus de tous les avantages énumérés ci-haut, les unités de décompression neurovertébrale moderne permettent de cibler la force de distraction sur le disque blessé. Ainsi, plutôt qu'introduire une force de traction simple selon l'axe longitudinal de la colonne vertébrale, une force minutieusement contrôlée est dirigée sur la zone problématique.

L'introduction des nouvelles technologies dans les thérapies qui visent l'élongation contrôlée et ciblée de la colonne vertébrale a créé un fossé sans commune mesure entre la traction conventionnelle et la décompression neurovertébrale non chirurgicale.

Cette approche s'est avérée particulièrement efficace pour des conditions telles :

- ✓ Les bombements discaux
- ✓ Les dégénérescences discales
- ✓ Les hernies discales
- ✓ Les sciatalgies, les brachialgies

Comparer les deux approches serait comme tenter de voir des similitudes entre une boîte à savon et un véhicule automobile haute performance.

Thérapies complémentaires

Il existe d'autres thérapies complémentaires qui concourent à complémenter les ajustements vertébraux, désactiver le signal douloureux et supporter le corps dans les processus de guérison.

Je me contenterai d'en énumérer quelques-uns. Parfois, l'ajout d'une de ces tactiques potentialise la stratégie au point où elle représente le point de bascule et fait la différence entre un échec et une réussite thérapeutiques.

- Le massage
- La thérapie au laser [Photobiomodulation]
- La neurocryostimulation
- Les orthèses plantaires
- Les modifications alimentaires
- Test scientifique d'intolérances alimentaires
- Réhabilitation posturale et proprioceptive

CHAPITRE 10

LA RELATION DOCTEUR-PATIENT

Le médicament le plus utilisé en médecine est le médecin lui-même

Michael Balint

La relation docteur-patient représente l'un des éléments fondamentaux qui distingue le *modèle idiomatique de la douleur* d'autres modèles plus conventionnels.

Incontestablement, la pression de changement d'habitudes révolues repose principalement sur le docteur. C'est à ce dernier qu'incombent le devoir et la responsabilité de créer un environnement qui favorise l'écoute sincère, la compréhension holistique et le partenariat. Le patient, de son côté, doit accepter une métamorphose de son rôle, transigeant la passivité afin d'accepter une responsabilité plus active dans le processus.

Dans le modèle biopsychosocial de la douleur, le rôle du clinicien est davantage celui d'un observateur qui évalue la problématique douloureuse d'une position externe. Il devient un intervenant actif au moment où il prodigue des soins ou prend en charge le patient. Et même dans cet environnement thérapeutique, mise à part l'intervention elle-même, rares sont les docteurs qui considèrent que leur attitude, leurs croyances et leur façon de communiquer représentent des attributs importants de l'issue d'un traitement.

Puisque le *Modèle Idiomatique de la Douleur* s'appuie sur un modèle basé sur la communication, la relation docteur-patient devient donc un élément déterminant des soins.

C'est quoi un docteur ?

Avant de parler de la relation du docteur et son patient, voyons ce qu'est un docteur ou ce qu'il devrait être.

Il y a tout un processus qui amène un jeune à choisir une profession de la santé de premier contact (médecin, chiropraticien ou dentiste). Le désir d'aider et de changer des vies est assurément la motivation majeure. Un côté humaniste et être porté vers l'autre représente des composantes psychologiques incontournables.

Certes, il existera toujours de ces candidats qui poursuivront davantage le statut social, le prestige ou la bonification financière, mais il en est de même pour toutes les professions libérales.

Cependant, la grande majorité des étudiants amorce leurs études animés de grands idéaux.

La plupart intégreront la technicisation, la protocolisation ainsi que les règles et deviendront des professionnels à la fois compétent et humain. D'autres, plus cartésien (parfois trop) se laisseront dominer par les données brutes et ne considéreront que la « mécanique humaine ».

Certains, intoxiqués par les connaissances, développeront une attitude hautaine, paternaliste allant parfois jusqu'à la condescendance. Heureusement, ils représentent une faible minorité.

Les années de pratique peuvent également contribuer à faire dévier la mission initiale qui se transforme insidieusement en un travail axé sur l'exécution de techniques.

Certes à l'origine, et comme je le mentionnais au chapitre 8, le mot docteur définissait l'enseignant, l'éducateur. Avec les époques, l'activité de soignant a pris le dessus si bien que cet aspect d'éducateur, de communicateur s'est estompé.

Aujourd'hui, en dépit de l'arsenal thérapeutique et technologique qui domine, le docteur doit se ressaisir et épouser à nouveau sa vocation originelle.

Les connaissances des dernières décennies nous ont irrémédiablement démontré que l'humain représente beaucoup plus que l'ensemble de la mécanique qui l'anime. Ce fait doit se refléter dans l'interaction docteur-patient.

Je n'affirme pas que cette relation soit toujours inconvenable ou inexistante, mais il y a assurément une grande place à l'amélioration.

Avant toute chose, le docteur doit incorporer l'humilité dans sa relation avec son patient. Il doit reconnaître qu'il ne sait pas tout et que plusieurs choses peuvent lui échapper. Un judicieux mélange de confiance et d'humilité constitue assurément une recette gagnante.

Les bases d'une relation docteur-patient saine s'appuient sur 3 éléments : le temps, l'écoute et la communication. Le *modèle idiomatique de la douleur* comprends ces 3 mêmes constituants : *cadrer* qui représente l'espace et le contexte où la communication a lieu, *écouter* pour saisir le message et enfin, *comprendre* par un échange, une communication claire

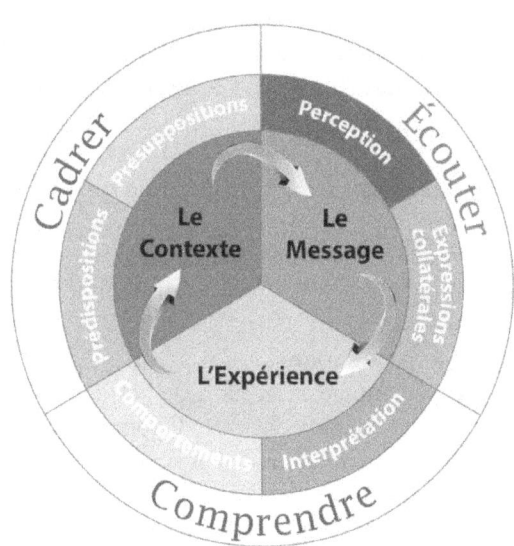

La base d'une relation docteur-patient saine

1. Le temps

Le temps représente la plus grande richesse démocratique qui nous puissions « posséder ». Le temps est le même pour tous et il nous appartient d'en disposer selon nos priorités. Les heures, les jours et même les mois perdus ne peuvent être récupérés et pour le futur, il nous « arrive » à la même vitesse. Nous arrivons tous à Noël au même moment!

Conséquemment, la gestion du temps est utopique. Nous pouvons gérer ce que nous faisons à l'intérieur de périodes données, mais nous n'avons aucun contrôle sur le temps qui passe.

Pour ces raisons, même si la pratique est répandue, l'échange du temps pour une rémunération, surtout avec un expert, n'est pas toujours approprié.

Par exemple, si vous rencontrez 2 professionnels afin d'obtenir un avis sur un sujet précis. Les deux réclament des honoraires de 200 $ de l'heure. Le premier trouve des réponses précises à vos questions et vous offre de judicieux conseils en 1 heure alors que le second en prendra 4 pour arriver à un résultat similaire. Lequel rencontrerez-vous pour vos besoins futurs?

Évidemment, le premier qui semble en contrôle de son savoir.

Sur un plan strictement financier, croyez-vous que cet expert devrait exiger des honoraires supérieurs? C'est à vous d'en juger ici.

Mon point est que le professionnel qui a performé aussi efficacement en une heure maîtrise davantage la gestion de ses activités et il peut ainsi servir plus de personnes dans le besoin. Il représente donc une valeur ajoutée pour la société, sa contribution est supérieure.

Il y a cependant un piège important qu'il importe d'éviter surtout dans le domaine de la santé.

Un objectif capital de l'industrie manufacturière consiste à produire le plus de produits par période de temps. Par exemple, une compagnie peut se targuer de pouvoir produire 12 500 bidules par jour. Cette règle ne s'applique pas et ne devrait pas s'appliquer dans le secteur de la santé.

Selon la profession, les techniques et la procédure utilisées, ainsi que la condition du patient, il existe une allocation de temps minimum et maximum.

Par exemple, si vous rencontrez un docteur pour la première fois et qu'il vous alloue 10 minutes pour établir un contact, écouter votre histoire, poser des questions, établir un diagnostic préliminaire et faire un examen, même sommaire, vous conviendrez que ce n'est pas suffisant. Cependant, s'il a bloqué son horaire pour 3 heures, il prive d'autres patients de son expertise et leur cause ainsi un préjudice.

Il appartient donc au docteur, selon son type de pratique, sa philosophie, ses valeurs et les règles déontologiques, d'établir les bases d'allocation de son temps pour les différentes rencontres-patients.

De plus, l'organisation des procédures doit viser l'efficacité pour servir le plus de patients possible tout en maintenant une qualité supérieure de soins.

Personne n'est gagnant lorsque le temps d'attente pour rencontrer un spécialiste dans une clinique de douleur est en moyenne de 2 ans[1] !

Et une attribution judicieuse du temps ne peut qu'être bénéfique pour le patient.

Par exemple.

La rencontre initiale est déterminante pour l'instauration d'une relation saine entre le patient et son docteur. Si le patient ressent qu'il a le temps d'exprimer son histoire, ses symptômes, mais aussi ses inquiétudes, les bases d'une relation authentique sont jetées.

C'est souvent dans ces premiers échanges que le docteur peut percevoir ce qui pousse le patient à consulter. Penser que le patient ne désire que se « débarrasser » de ses douleurs représente une conclusion sommaire et infantile.

En laissant le temps à la personne souffrante de s'exprimer, les motivations intrinsèques seront immanquablement dévoilées.

Ce faisant, le docteur envoie un message clair à son patient, mais inconscient, que sa souffrance est importante, prise au sérieux et qu'il est réceptif à l'écoute, non pas juste durant cette consultation, mais dans le futur aussi[2,3].

2. L'écoute

Accorder du temps à une personne ne signifie pas pour autant que nous soyons à l'écoute.

Combien de fois vous êtes-vous surprise à penser à autre chose pendant qu'une personne vous parlait ou encore, de préparer une question « pertinente » au lieu d'être pleinement attentive au propos de l'autre ?

La présence représente la condition *sine qua non* à l'écoute. Pour bien écouter, il faut être attentif, présent à 100 %. Ainsi, il est possible de communiquer authentiquement et de comprendre au-delà des mots. Le langage non verbal devient éloquent, les intonations révélatrices.

L'écoute permet aussi au docteur de se mettre au diapason du vocabulaire de son patient parce qu'avouons-le, les deux protagonistes ne parlent pas le même langage[4]. De son côté, le patient exprime la perception subjective de sa douleur et communique la souffrance qu'il ressent dans les différentes facettes de sa vie. Traditionnellement, le docteur cherche la source, la cause, le diagnostic, les indices qui lui permettront d'intervenir physiquement.

Dans un processus d'écoute où le clinicien adopte une attitude humaine avant tout, il exprime une attitude empathique qui est cet élément déterminant dans l'approche des personnes souffrantes[5,6]. Le docteur se met ainsi dans une position où il peut se rapprocher de l'expérience de l'autre et de saisir sa vision personnelle de la réalité.

Lorsque cette synergie est atteinte, inconsciemment, le docteur exprimera de façon non verbale sa compréhension qui sera perçue par le patient. La chimie de la relation docteur-patient s'opère.

Pour un clinicien qui est habitué à intervenir, il peut être difficile d'écouter sans interrompre soit pour émettre *illico* une opinion ou, pour partager des messages faussement rassurants. Ces interventions camouflent parfois une stratégie pour faire taire le patient qui exprime des symptômes qui se répètent de visite en visite[7].

Durant cette phase d'écoute, le professionnel ne doit pas se mettre une pression indue pour tout comprendre. Il doit se laisser le droit de ne pas complètement saisir. Cet acte d'humilité dans un contexte professionnel permet une relation plus humaine. Il doit « *accepter de n'y rien comprendre, ignorance nécessaire pour laisser à l'autre sujet, le temps et l'espace pour se dire* »[8].

3. La communication

Ce n'est que lorsque le patient a eu le temps d'exprimer sa douleur, sa souffrance et que le docteur s'est placé en état d'écoute active que l'échange peut véritablement commencer.

L'élément fondamental qui est la base d'une communication efficace s'exprime lorsque le patient perçoit que son professionnel comprend son problème[9].

La notion de compréhension mutuelle deviendra un élément déterminant dans la relation docteur-patient et conséquemment dans l'adhésion aux soins par le patient[10], dans la détermination du protocole de traitement[11,12,13,14,15,16,] ainsi que dans l'issu final[17,18,19].

Malheureusement, la faiblesse de la communication mène trop souvent à un niveau d'accord faible et au mieux modéré entre le patient et son clinicien[20,21,22,23,24,25,26,27,28,29]. Les professionnels de la santé ont fréquemment tendance à sous-estimer la souffrance et le niveau de douleur de leurs patients[30,31,32,33,34,35,36,37,38,39,40,41,42,43,44,45,46,47,48,49,50].

Selon certains chercheurs, cette sous-évaluation de la perception entre le praticien et son patient contribue au développement de la chronicité des douleurs lombaires entre autres[51].

Par contre, la compréhension du docteur peut basculer à l'inverse, c'est-à-dire qu'il surestime le problème de son patient. Ainsi, des recherches démontrent que certains docteurs perçoivent les limitations fonctionnelles et les douleurs de leurs patients à un niveau supérieur à ces derniers[52].

Dans l'établissement d'une relation entre le professionnel et son patient, une communication franche demeure un gage de succès. De nombreuses études ont établi que la qualité de la communication représente la base du succès d'une intervention[53,54,55,56,57,58].

Comme je l'ai cité précédemment, une étude portant sur près de 1000 patients en arrêt de travail depuis 8 à 12 semaines et souffrant de lombalgie a démontré que de simples informations transmises au patient, associées à des conseils de reprise des activités, étaient plus efficaces que les traitements conventionnels[59].

Une bonne communication serait aussi associée à une diminution de la perception de la douleur et du niveau d'incapacités fonctionnelles[60,61].

Et les bénéfices d'une communication claire et franche ne se font pas uniquement ressentir au niveau de l'efficacité du traitement. Une meilleure adhésion au plan de traitement, une satisfaction supérieure ainsi qu'une réduction du stress et de l'anxiété font également partie des avantages indéniables d'une expression libre et sincère autant du docteur que du patient[62].

Malgré que les mentalités aient changé, l'attitude paternalisme de la part du professionnel de la santé demeure encore bien présente. Il serait facile d'en attribuer la cause unique aux docteurs, mais des nuances méritent d'être exposées.

Influencé par une culture bien enracinée, le patient voit souvent son clinicien comme un « savant tout puissant », pouvant trouver, à l'aide des récentes techniques d'avant-garde, son érudition et son expérience clinique, la cause ainsi que la solution à tous les problèmes. Il s'en remet à son docteur comme il confie son automobile à un super-mécanicien : voilà, trouve et répare le problème !

Et avouez-le, même si vous avez fait vos recherches et que vous avez une bonne idée de ce qui pourrait contribuer à votre « guérison », vous n'oserez pas partager vos vues devant la certitude (ou l'apparence de certitude) et surtout, la communication unidirectionnelle de votre docteur.

Or, il a été pourtant bien démontré, autant dans le domaine de la santé qu'en milieu de travail, que l'adhésion active du patient (collaborateur, employé) au processus thérapeutique (ou de travail) repose sur une communication claire des attentes et des objectifs.

Et pour établir des objectifs et des attentes réalistes, le docteur et son patient doivent se comprendre mutuellement. Le docteur doit saisir, autant que possible, la douleur, la souffrance, les inquiétudes, les répercussions et les attentes du patient. Ainsi, il est possible d'engager un dialogue ouvert et adapté à cette réalité.

De son côté, vous devez bien comprendre en tant que patient les attentes de votre professionnel, son pronostic et les limites que votre condition impose.

C'est ainsi que vous vous sentirez impliqué dans la démarche et que la véritable collaboration pourra s'engager.

Trop de patients entretiennent encore la croyance que de consulter un professionnel de la santé doit impérativement mener à un *restitutio ad integrum*, c'est-à-dire à une réparation intégrale, une disparition complète de la douleur. Or, devant des conditions chroniques, il arrive qu'il soit peu probable d'atteindre une disparition complète des douleurs.

Encore une fois, seules une discussion franche et des attentes réalistes contribueront à viser des objectifs communs.

Une communication transparente, notamment pour les cas de lombalgies chroniques, entraîne des résultats supérieurs, principalement chez les patients sélectionnés par le praticien et motivés[63].

Les croyances et les attitudes de votre docteur

Nous savons que toute communication est teintée des croyances des protagonistes. Dans la description du *modèle idiomatique de la douleur*, nous avons considéré les croyances, mais ce, particulièrement de l'angle de la personne qui souffre.

Le thérapeute, par ses croyances, exerce également une influence sur la détermination du traitement[64,65,66,67,68], les recommandations et conséquemment, sur les résultats obtenus[69,70,71,72,73,74,75,76,77].

Il a été démontré que l'attitude du clinicien et ses croyances relativement à la sévérité des douleurs lombaires chroniques ressenties par le patient influencent la nature de ses recommandations[78].

Juste le fait que le professionnel de la santé doute de la crédibilité du patient dans l'expression de ses douleurs influence sa récupération[79,80,81].

Nous avons précédemment vu que la crainte d'exacerber une douleur au dos menait à des comportements d'évitement de certains mouvements. Cette croyance s'appelle le modèle *peur-évitement*.

Or, il a été observé que des cliniciens partagent des croyances de peur-évitement similaires à celles de leurs patients. Pour cette étude, 60 médecins et 71 physiothérapeutes ont été interrogés. Il en est ressorti que 60 % des médecins et 71 % de physiothérapeutes ont avoué recommander l'évitement de certains mouvements douloureux, renforçant ainsi la croyance de peur-évitement chez les patients[82].

À cela, il ne faut surtout pas négliger l'effet Pigmalion décrit au chapitre 5. Les croyances du médecin sur l'issu d'un traitement exercent une influence certaine.

Toute cette notion de relation docteur-patient ne doit certes pas être prise à la légère. Comme le disait il y a plus de 50 ans le psychiatre Michael Balint : *« Le médicament le plus utilisé en médecine est le médecin lui-même »* [83].

Il importe donc que vous choisissiez votre docteur avec soins, non pas uniquement pour ses connaissances cliniques, mais également pour ses champs d'intérêt personnel et sa disponibilité à entrer dans une relation professionnelle engagée avec vous.

Dans l'état actuel du système de la santé, je comprends qu'il soit difficile de choisir son médecin. L'accessibilité est tellement réduite que bien souvent, on garde celui qu'on a ou on accepte celui qui est disponible.

Dans ces circonstances et à la lumière des connaissances que vous avez acquises à cette étape de ce livre, il devient évident que l'option de consulter en établissement privé constitue une alternative à considérer. L'investissement, plus souvent qu'autrement, est amplement justifié.

Comprenez-moi bien, je n'affirme pas que le privé représente le seul refuge où vous allez dénicher le professionnel qui vous convient. Le réseau public regorge de praticiens compétents et dédiés.

4e PARTIE :

QUELQUES MOTS SUR CERTAINES CONDITIONS DOULOUREUSES

CHAPITRE 11

QUELQUES MOTS SUR LES MAUX DE DOS

Il est essentiel de connaître la colonne vertébrale. Une ou plusieurs vertèbres peuvent se déplacer même minimalement, et le cas échéant, pourraient produire des complications sérieuses allant même jusqu'à la mort. Plusieurs maladies prennent leur origine à la colonne.

Hippocrate, père de la médecine

L orsqu'on parle de maux de dos, deux constats frappent :

1. Ceux qui en souffrent depuis longtemps sont inquiets et,
2. Ceux qui ne sont pas touchés directement banalisent ce problème de santé, à moins bien sûr que les effets sur un proche ne soient manifestes.

Les deux grands ennemis du mal de dos sont justement la banalisation et la résignation, autant des patients eux-mêmes que des professionnels qui les soignent.

Lorsqu'aux prises avec une crise de lombago ou de torticolis qui perdure le moindrement, la personne atteinte angoisse, se demande si ce mal ne cache pas un problème encore plus grave.

De son côté, le médecin tentera d'écourter votre « martyr » en s'attaquant *illico* aux symptômes, soit la douleur, l'inflammation et la contraction musculaire. Du côté psychologique, il n'oubliera pas de vous rassurer en étalant la statistique incomplète qui révèle que 90 % des maux de dos vont guérir tout seuls, avec ou sans traitement, en moins de 3 mois.

Nous verrons plus loin pourquoi cette affirmation est partielle et équivoque.

Par ailleurs, si les douleurs sont chroniques, l'inquiétude peut prendre des proportions encore plus grandes parce que les conséquences et les insécurités débordent du cadre de la santé physique et envahissent les autres aspects de la vie : mental, relationnel, professionnel, financier, etc.

Est-ce grave docteur?

Même si les douleurs sont insupportables et/ou persistantes, rarement un mal de dos ou de cou est grave. Lorsqu'on est celui qui souffre cependant, les pires scénarios traversent (et même s'installent) dans notre tête; tumeur? Infection? Métastase? Invalidité? Handicap?

Les statistiques devraient pourtant vous rassurer.

97 % des douleurs à la colonne vertébrale sont d'origine mécanique (subluxations, entorses, dégénérescence des disques et/ou des facettes, etc.), 2 % représentent des douleurs provenant d'organes malades (maladie rénale, du système gastro-intestinal, anévrisme de l'aorte abdominale, etc.) et le dernier 1 % est partagé par le cancer, les arthrites inflammatoires et les infections[1].

Si vous souffrez, il y a tout lieu de croire que vos problèmes sont davantage mécaniques que pathologiques.

Comment en êtes-vous arrivé là?

Plusieurs des concepts qui vous seront étalés ici ont été préalablement expliqués dans les chapitres précédents. Je vais tout de même reprendre les explications, la répétition, autrement exposée, améliore la compréhension me disait un prof d'université.

La colonne vertébrale est composée de 24 vertèbres mobiles empilées les unes sur les autres. Entre chacune de ces vertèbres se trouve un disque qui agit comme un coussin, un amortisseur. Ce disque agit également comme une articulation en parallèle avec deux autres joints situés juste à l'arrière des vertèbres. Ces articulations postérieures (appelées « facettes ») sont formées par les portions arrière des vertèbres adjacentes.

Le disque est composé de 2 parties importantes : un anneau fibreux externe qui retient un noyau gélatineux central. Imaginez un beigne (anneau fibreux) à l'intérieur duquel se trouve de la gélatine, du « *Jell-o* » (le noyau).

L'ensemble sert d'amortisseur. En effet, les liquides ou les gels comprimés ont la propriété de répartir dans toutes les directions les forces qui s'exercent sur eux, de ce fait, les pressions retransmises sur l'étage inférieur sont moindres. L'anneau fibreux subit donc des forces exercées par la pression qui est relayée par le noyau.

Le disque est composé à 80 % d'eau… et oui, 80 %! Ainsi, lorsque le disque est bien hydraté, il peut supporter des charges importantes. S'il perd de son eau, il devient de plus en plus fragile et prédisposé à s'affaisser!

Pour que le disque demeure en santé, il doit demeurer hydraté et bien nourri.

Le disque : une alimentation bien spéciale!

Toutes les parties de votre corps se nourrissent à partir des nutriments qui sont transportés dans le sang. Si l'alimentation sanguine est coupée, c'est la famine pour les cellules et leur mort éventuelle!

C'est pour cette raison que des vaisseaux sanguins se rendent à chaque petit recoin de votre organisme… sauf pour quelques structures comme votre cornée et vos disques!

Seulement quelques capillaires atteignent la portion externe du disque. Tout l'intérieur du disque n'est donc pas desservi.

Alors, comment se nourrit cette partie du disque me direz-vous ?

Deux mécanismes assurent l'apport en nutriment et en eau :

1. Mécanisme passif de **diffusion** : Pour faire une analogie facile à comprendre, imaginez qu'une portion de l'eau et des nutriments pénètre dans le disque par effet d'osmose ou d'infiltration.

2. Mécanisme actif de **convection** : Ici, on réfère à un mécanisme où l'eau et les nutriments sont « poussés » à l'intérieur du disque, comme la chaleur qui est poussée dans votre four à convection.

Cette poussée est générée par le mouvement des vertèbres qui produit un effet de pompe.

Voici comment ça se passe au quotidien ou plutôt ce qui *devrait* se produire.

Lorsque vous êtes en mouvement, votre colonne vertébrale est sollicitée et vos vertèbres bougent. Ce mouvement de vos vertèbres produit un effet de compression-relâchement sur vos disques, comme un massage sur ces derniers.

Je reprendrai ici mon analogie de l'éponge : Imaginez que vous teniez une éponge dans l'eau et que vous la compressiez et la relâchiez à répétition. L'éponge se gorge d'eau lorsque vous relâchez la pression et se vide lorsque vous comprimez. C'est exactement ce qui se passe lorsque vous êtes en mouvement et que vos vertèbres bougent adéquatement. Ainsi, les disques peuvent s'alimenter normalement.

Familièrement, ce mécanisme est aussi appelé *pompe de réhydratation*.

Quand le déséquilibre s'installe...

Un problème de dos (d'origine mécanique) n'est pas une fatalité, ce n'est pas une « maladie » qu'on attrape comme la grippe! Il y a une cause, ou plutôt plusieurs causes aux lombalgies. Plus souvent qu'autrement, il est difficile de les cerner, mais les études nous fournissent un modèle qui nous permet de mieux comprendre les lombalgies d'origine mécanique :

Habituellement, un traumatisme ou plusieurs petits traumatismes répétitifs entravent la mécanique de certaines régions de la colonne vertébrale. Étant donné que les vertèbres du bas du dos supportent une bonne partie du poids du corps, cette région est donc plus vulnérable.

Aussi, pour les raisons expliquées au chapitre 9, le cou est également une région fragile.

Le déséquilibre installé, des blocages interfèrent avec la mobilité des vertèbres, donc de la pompe de réhydratation. Aussi, le disque commence à souffrir de « sous-alimentation ». Il s'assèche et devient ainsi plus fragile et friable.

De plus, pour s'adapter à cette mobilité locale réduite, le corps amorce des phénomènes de compensation qui souvent, provoque une compression inégale sur le disque atteint. En plus de l'affaissement provoqué par la déshydratation, cette situation amène le noyau à migrer vers l'extérieur et cause un **bombement discal** qui risque d'irriter et de comprimer des structures nerveuses sensibles à la douleur.

À la longue, les fibres de l'anneau du disque se détériorent et se fissurent sous l'effet de la pression continuelle et alors le noyau peut se frayer un chemin et traverser les tissus endommagés : c'est la **hernie discale**.

Nous savons aujourd'hui que le disque est la structure vertébrale la plus sensitive. Il n'est donc pas surprenant de constater que la cause principale des maux de dos est une affection impliquant le disque lui-même.

En réaction à ces blessures et aux déséquilibres, le corps enclenche un **mécanisme de protection musculaire**. En effet, pour éviter toute blessure subséquente, le corps contracte les muscles en périphérie de la blessure afin de constituer un « corset musculaire naturel ». Cette contraction continuelle provoque une tension supplémentaire au niveau du disque et augmente ainsi la pression intradiscale, ce qui ajoute au problème déjà existant.

Cette augmentation de la pression intradiscale contribue à maintenir et amplifier le bombement discal ainsi que les blessures de l'anneau fibreux. Un cercle vicieux s'installe alors :

Plus de blessures → plus de contractions → plus de blessures → plus de contractions, etc.

Afin de favoriser la guérison des tissus endommagés, le corps enclenche un processus inflammatoire local, ce qui contribue à augmenter davantage la douleur.

À la longue, le disque se détériore et s'affaisse. Nous assistons alors à une dégénérescence discale. La hauteur du disque diminue et la charge du corps est alors transférée vers les articulations arrière (les facettes).

Habituellement, le disque supporte 90 % du poids du corps et les facettes l'autre 10 %. Dans un cas de dégénérescence discale, les facettes doivent supporter un poids de plus en plus important, pouvant aller jusqu'à 50-70 % du poids total. Cette surcharge sur les articulations arrière est la cause du **syndrome facettaire** qui représente environ 26 % des douleurs lombaires.

Durant tout le processus, des pressions et des irritations peuvent affecter les racines nerveuses qui émergent entre les vertèbres du bas du dos, vous ressentez alors des douleurs vives dans une ou les deux jambes, c'est la **douleur sciatique**!

Assez simple n'est-ce pas ?

Si ça semble si évident, pourquoi cette information ne vous est pas transmise aussi simplement?

Ce qui nuit souvent à la compréhension, à la communication et à des actions différentes, repose fréquemment sur des mythes bien encrés. En voici quelques-uns

Les mythes

1. « Ça va passer tout seul »

Par exemple, la première fois que vous avez consulté pour un mal de dos, vous avez déjà entendu votre docteur vous dire :

« Ce n'est pas grave et il n'y a rien à faire. De toute façon, 90 % des maux de dos vont guérir tout seuls, avec ou sans traitement, en moins de 3 mois. »

Cette phrase, je l'ai tellement entendue au cours de ma carrière! Il y a deux problèmes majeurs avec cette affirmation :

Ces chiffres proviennent originalement d'un article publié en 1966 (oui, oui, il y a près de 50 ans) et l'étude recensait la fréquence à laquelle les patients souffrants d'un épisode de mal de dos revenaient consulter leur médecin. Les données ont été colligées à partir des livres de rendez-vous des cliniques[2,3]. Ce n'est pas parce qu'un patient ne revient pas chez son médecin qu'il est guéri!

Selon une étude publiée récemment (avril 2012), 73 % des patients qui ont expérimenté un premier épisode de mal de dos voient leur douleur réapparaître <u>au moins une fois</u>[4].

Un épisode de mal de dos mal traité à l'origine représente donc <u>le facteur de risque n° 1</u> de développer une lombalgie chronique.

Il y a <u>2 faits que vous devez connaître</u> relativement à l'évolution naturelle des maux de dos… (et vous les avez probablement vécus tous les deux) :

La plupart des professionnels abordent le mal de dos de la même façon qu'un rhume, c'est-à-dire qu'ils assument que chaque épisode est indépendant et non influencé par l'attaque précédente. Or, les études démontrent qu'en général, chaque épisode est pire que la précédente[5]. Chaque évènement endommage les structures vertébrales et affaiblit la région. La prochaine crise risque donc d'être plus importante.

C'est ce que vous avez remarqué?

La douleur a tendance à se déplacer avec le temps… et ce n'est pas un bon signe. Les chercheurs observent que la douleur tend à être localisée au bas du dos au départ. Plus les crises se répètent, plus la douleur s'étend vers les fesses, les cuisses, les mollets et, finalement, les pieds[6].

2. « C'est causé par le vieillissement normal! »

Il faut bien l'avouer, vieillir représente une règle démocratique… personne n'y échappe. Cependant, nous ne vieillissons pas tous de la même manière, il est trop facile de mettre tous les maux de la terre sur le dos de cette réalité physiologique.

Il se peut que vos maux de dos soient causés par une usure prématurée de certaines articulations vertébrales ou encore plus probables, de certains disques.

Les questions à se poser ici sont :

✓ Toutes les parties de votre corps ont le même âge… alors pourquoi certains disques seraient-ils « plus vieux » que d'autres?

✓ Si c'est vraiment une question d'âge ou de vieillissement, tous vos disques devraient présenter à peu près le même état d'usure

✓ Alors, si un disque est beaucoup plus usé ou amoché que les autres, il y a une autre raison que le « *vieillissement normal* »...

Il y a certes le « vieillissement normal » qui participe à l'usure des disques, mais les connaissances actuelles sur les processus de dégénérescence des disques nous forcent à considérer un autre mécanisme :

La déshydratation causée par un mal fonctionnement mécanique que je vous ai expliqué à nouveau il y a quelques pages et qui réduit l'efficacité de la pompe de réhydratation.

À la lumière de cette explication du mécanisme d'hydratation du disque, vous déduisez probablement qu'un blocage mécanique entre deux vertèbres accélère le processus de vieillissement local.

Si ce blocage (subluxation) initial avait été corrigé dès les premiers signes, possiblement que le processus aurait pu être renversé!

Ainsi, votre (ou vos) disque a subi un « vieillissement provoqué et prématuré »

Voici donc, de façon imagée, le processus qui vous a probablement mené là où vous êtes actuellement

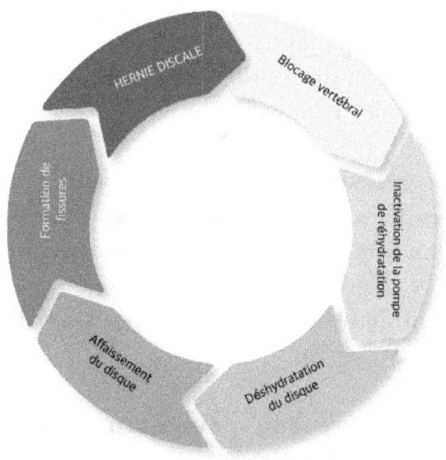

Figure 20 : Séquence possible qui mène à une dégénérescence discale et ultimement, une hernie

3. « On ne sait pas d'où ça vient, on ne connaît pas la cause »

Il est possible que dans votre cas, votre praticien n'ait pas découvert la source de vos souffrances. Toutefois, affirmer qu'en général la « science du dos » n'a pas des éléments de réponses est une preuve d'ignorance.

- **La source principale de douleurs lombaires chroniques provient du disque intervertébral[7].** Quoique les causes de la douleur pour les cervicalgies tenaces soient plus variées, les experts semblent identifier que les facettes articulaires et les disques sont les principaux responsables.

- **Dans 26 % à 39 % des cas, la douleur provient d'un disque où <u>aucun signe de hernie n'est visible</u>[8]**

Et c'est là où les cliniciens qui ne sont pas à jour manquent le bateau. On vous dit que si vous n'avez pas de hernie, ce n'est pas un problème de disque. Or, les recherches nous démontrent qu'un disque peut-être la source de la douleur même s'il ne présente pas de signe de hernie franche

- **Sur une résonance magnétique, des signes de déshydratation et d'affaissement du disque représentent des indices forts d'un disque douloureux**[9]
  Des traces de déshydratation représentent une indication forte que le disque soit probablement la source de douleur, même s'il n'y a pas de hernie ou d'usure prononcée.

- **Les trois facteurs principaux qui mènent à la dégénérescence du disque**
  Au cours des années, à force de consulter les publications spécialisées, j'ai pu identifier les 3 facteurs qui contribuent et mènent à la dégénérescence discale et évidemment aux syndromes vertébraux chroniques.

J'ai nommé ces trois facteurs, la *Triade Dégénérative* et nous l'avons abordé au chapitre 10.

Si vous vous rappelez bien, elle consiste en :

a. Diminution de la mobilité locale vertébrale
   Puisque la mobilité vertébrale représente l'élément principal qui active la pompe de réhydratation, une restriction et parfois même un blocage complet déclenchera la déshydratation et la sous-alimentation discale.

b. Déshydratation du disque
   Une fois le mécanisme de déshydratation amorcé, une cascade d'évènements s'en suit et conduira à une dégénérescence du disque avec tous les effets collatéraux.

c. Déséquilibre des muscles profonds du dos, principalement au niveau de la blessure.
   Il est dommage que cet aspect musculaire ne soit pas bien compris, car les traitements proposés ne pourraient qu'être mieux adaptés pour les affections chroniques au dos.

Le corps est intelligent, si une blessure survient, il va vouloir immobiliser la région blessée pour que la guérison puisse se faire adéquatement. Et pour immobiliser les segments blessés, il va contracter les muscles profonds, ceux qui sont tout près des vertèbres. Le blocage sera local et les autres vertèbres vont prendre la relève pour compenser le manque de mouvements des segments bloqués.

C'est ce blocage qui limitera la mobilité vertébrale et par le fait même, la déshydratation du disque.

Malheureusement, pratiquement tous les programmes de réhabilitation construits pour les lombalgiques chroniques ciblent les muscles superficiels (tels les abdominaux ou les muscles du dos).

Je n'affirme pas que ces programmes n'aient pas de valeur, mais ils auraient tout intérêt à inclure des exercices qui rééduquent les muscles de la couche profonde... car ce sont ces muscles qui sont principalement responsables du déséquilibre local!

4. « Il faut renforcer votre dos »

Il n'est pas faux d'affirmer qu'une composante musculaire est présente dans les syndromes douloureux de la colonne vertébrale. Cependant, plusieurs éléments nous forcent à conclure que les stratégies actuelles ne sont pas appropriées dans une grande majorité des cas.

Par exemple, une observation qui revient fréquemment est celle qu'une perte de force accompagne souvent les lombalgiques chroniques. Il en découle donc 2 présomptions trompeuses :

1) La faiblesse des muscles du tronc mène à des blessures au dos
2) Renforcer ces muscles réduit les maux de dos

Afin de stabiliser la colonne vertébrale, lors d'activités courantes, il a été démontré que la force nécessaire utilisée pour les muscles du tronc s'élève seulement entre 2 % à 5 % de la contraction maximale volontaire. Pour une personne qui a subi une blessure au dos, ces données augmentent de seulement 2,5 %

Alors pourquoi les programmes d'exercices sont souvent orientés vers un gain en force?

Encore une fois ici, je n'affirme pas que ces exercices soient sans aucune valeur, mais le concept même défie les règles de la physiologie musculaire. Il y a des approches plus compatibles avec les stratégies d'adaptation corporelle.

5. « Les interventions traditionnelles sont suffisantes pour gérer vos maux de dos chroniques »

a. Dans des études à l'aveugle, les anti-inflammatoires performent à peine mieux qu'un placébo[10] (pilule de sucre)
b. Les opiacés (un médicament antidouleur comme le l'*Oxycontin* ou le *Percocet*) ne font pas meilleure figure. Malgré tout, entre 1997 et 2004, il y a eu une augmentation de 108 % du nombre de prescriptions (É.-U.)[11]
c. Il a été démontré que les injections à la colonne vertébrale ont des effets limités et malgré cela, leur utilisation a augmenté de plus 231 % en 7 ans (É.-U.) [12]
d. Même si pour certaines affections (fracture et difformités vertébrales) la fusion chirurgicale a justifié son utilité, des études ont démontré que pour des conditions dégénératives, les bénéfices sont limités. Malgré cela, le nombre de chirurgies a tout de même augmenté de 220 % entre 1990 et 2001[13].

Et en dépit de ces augmentations fulgurantes des interventions, le nombre de travailleurs indemnisés pour des maux de dos est passé de 20,6 % (1996) à 25,4 % (2005). Nous devons donc nous rendre à l'évidence que les approches traditionnelles ne ciblent pas les éléments fondamentaux à l'origine des maux de dos chroniques.

6. « Il n'y a pas une méthode meilleure qu'une autre pour un mal de dos chronique »

Encore une fois, une telle affirmation ne fait que démontrer l'impuissance de votre praticien à vous diriger vers des ressources hors de son champ de compétence. On ne peut recommander ce qu'on ne connaît pas!

Pourtant, il existe des **Guides de bonne pratique** (*documents cliniques et scientifiques écrits par les plus grands experts dans le domaine des maux de dos chroniques*) qui répertorient les meilleurs traitements pour ces conditions. Certes, pour les conditions tenaces et sévères de la colonne vertébrale, les stratégies efficaces sont plutôt rares... mais il y en a!

Par exemple, l'activité physique et la collaboration interprofessionnelle figurent parmi les approches à favoriser. Évidemment, elles doivent s'inscrire dans une démarche ciblée à votre situation particulière, mais pour cela, votre thérapeute doit posséder une bonne vue d'ensemble des conditions chroniques du dos... et il doit être ouvert à collaborer!

De plus en plus d'études confirment que l'approche interdisciplinaire représente une avenue pratiquement incontournable dans le traitement des maux de dos chroniques[14,15]. Cette stratégie de collaboration interprofessionnelle peut se faire à deux niveaux :

a) Plusieurs collaborateurs interviennent cliniquement en même temps dans une période intensive donnée. Vous recevez donc plusieurs traitements prodigués par différents professionnels. La difficulté de cette version de l'approche interdisciplinaire est que les traitements doivent se potentialiser et non interférer les uns les autres.

b) L'autre modèle implique des interventions successives de plusieurs professionnels, l'un à la suite de l'autre dans le temps.

Cependant, pour élaborer une telle stratégie, votre docteur doit posséder une connaissance approfondie des douleurs axiales chroniques afin d'orchestrer la séquence optimale des interventions appropriées dans votre cas.

7. « Un mal de dos chronique est incurable, vous devrez apprendre à vivre avec vos douleurs »

Voilà une croyance qui a anéanti l'espoir de retrouver un dos fonctionnel de bien des patients. Lorsqu'un mal de dos est qualifié de « chronique », la plupart des patients y voient une condamnation à vivre dans la souffrance pour le reste de leurs jours.

La bonne nouvelle est que cette croyance est FAUSSE!

En premier lieu, il convient de rappeler qu'une condition chronique, par définition, est persistante.

En aucun cas, la définition ne mentionne que la condition soit incurable. Cependant, sans une intervention qui s'attaque à la cause du problème, la détérioration qui est amorcée se poursuivra et la douleur s'installera de plus en plus.

Donc, si la cause véritable d'un mal de dos est identifiée, il est possible que la condition s'améliore au point où la douleur disparaîtra partiellement et même complètement.

Et si aucun professionnel jusqu'à maintenant ne vous a expliqué la définition du qualificatif « chronique », c'est qu'il était probablement dépassé par votre condition et qu'il n'avait plus d'options à vous offrir!

Vous n'avez donc pas à « *apprendre à vivre avec vos douleurs* »! Gardez espoir et continuez de chercher la solution qui vous convient.

Si le démantèlement de ces croyances vous a redonné espoir et que vous êtes prêt à poursuivre votre quête vers une solution qui pourrait vous procurer une vie « normale ».

Rencontrer un chiropraticien qui offre des soins à l'aide d'un appareil de décompression neurovertébrale représente peut-être, dans votre cas, la solution tant recherchée.

CHAPITRE 12

QUELQUES MOTS SUR LES CÉPHALÉES

La vie est une ivresse continuelle : le plaisir passe, le mal de tête reste.

Proverbe persan

La vie de Carole n'était plus maintenant qu'un pâle reflet de ce qu'elle avait déjà été. À l'âge de 23 ans, elle fait une vilaine chute en ski et se frappe la tête contre le sol couvert d'une neige bien tapée. Quelque peu ébranlée, elle peut tout de même compléter sa descente, mais ce sera la dernière de la journée.

Dans les jours qui suivent, elle ressent des tensions au dos, aux épaules et au cou. Tout à fait normal pense-t-elle.

Ces raideurs s'estompent et quelques mois plus tard des maux de tête se pointent de plus en plus fréquemment. Ils se manifestent généralement d'un côté de la tête avec des douleurs à la nuque, souvent accompagnés de nausées et d'une sensibilité accrue à la lumière.

Tous les professionnels que Carole a rencontrés s'entendent sur un diagnostic de migraine. Quoique le mécanisme exact qui a déclenché ces céphalées est incompris, aucun ne l'a associé directement au traumatisme subit.

Jusqu'à l'âge de 41 ans, Carole a été traitée pour des migraines à l'aide de médicaments. Dans les dernières années, les épisodes de maux de tête se sont accentués et le médecin traitant a conclu que des *céphalées par surconsommation de médicaments* se sont ajoutées au portrait clinique.

C'est à cette époque que Carole m'a consulté.

L'historique, la description des maux de tête ainsi que les essais cliniques précédents m'ont mené à conclure en une *céphalée cervicogène*. Le temps m'a donné raison et en quelques semaines de manipulations vertébrales, Carole a senti une amélioration de plus de 80 % de ses symptômes et a pu recommencer, enfin, à jouir de la vie à nouveau.

Cette histoire n'est pas unique. Beaucoup de personnes souffrent en ce moment sans avoir reçu un diagnostic ou un traitement adéquat.

Dans ce chapitre, je vais faire un tour d'horizon des types de céphalées qui réagissent positivement aux ajustements vertébraux. Évidemment, ce n'est pas tous les types de maux de tête qui y répondent favorablement.

Je ne vais donc pas aborder tous les types de céphalées. Je me concentrerai plutôt sur celles qui répondent généralement bien à une stratégie thérapeutique comme les ajustements vertébraux.

Selon la classification de l'*International Headache Society* (Société Internationale des Céphalées), il existe 13 groupes de céphalées qui regroupent un total de 129 sous-catégories. Globalement, on peut diviser les maux de tête en deux grandes catégories : les céphalées primaires et les céphalées secondaires.

LES CÉPHALÉES PRIMAIRES

Lorsqu'il est impossible de déterminer affirmativement la cause d'un mal de tête, il est catégorisé de *céphalée primaire*. Or, comme vous le verrez plus loin, cette notion d'origine du mal peut parfois se révéler ambigüe puisque dans bien des cas, il est possible de cibler la source des symptômes.

Dans cette catégorie, nous retrouvons entre autres les migraines et les céphalées de tension.

Les migraines

La mot *migraine* provient du grec ημικρανία (ημι moitié + κρανίον crâne = êmikrania) et du latin *hemicrania* qui se traduit par douleur à la moitié du crâne.

La migraine peut s'avérer, dans plusieurs cas, une source importante de préoccupations et un obstacle majeur à la réalisation de soi, autant au niveau professionnel que personnel. Parmi toutes les maladies, la migraine se classe au 7e rang des maladies qui engendrent des invalidités.

Cette céphalée peut se présenter sous deux formes : avec aura et sans aura.

L'aura est cette période, entre trente et soixante minutes avant la crise migraineuse, où environ 25 % des personnes ressente des symptômes comme des perturbations visuelles et des sensations cutanées inhabituelles qui se manifestent bien souvent par des picotements ou des engourdissements qui peuvent débuter par la langue puis envahir le visage pour enfin se rendre vers les bras[1]. Ces sensations peuvent être confondues avec accident vasculaire cérébral.

Malgré l'intensité que les douleurs peuvent atteindre et l'inquiétude qu'elles peuvent initier, ce mal de tête est rarement un signe de maladie grave telle une tumeur cérébrale par exemple. Cependant, la présence de migraine a été associée étroitement avec certaines autres maladies.

En effet, les études ont démontré que les personnes qui souffrent de migraines de façon régulière sont davantage atteintes d'épilepsie[2], de dépression[3], d'accidents vasculaires cérébraux[4], d'anxiété[5], de difficultés cognitives[6] et même d'asthme[7].

Il semble exister un lien réciproque entre l'épilepsie et la migraine. Selon une étude, les personnes qui souffrent d'épilepsic ont 2,4 fois plus de probabilité de souffrir de migraine que les membres de leur famille qui ne sont pas affectés par la maladie. Inversement, une autre étude a comparé la prévalence de l'épilepsie chez la population en générale et les migraineux. Alors que dans la population, on retrouve l'épilepsie chez 0,5 % d'entre eux, cette proportion grimpe à 5,9 % chez les personnes qui souffrent de migraines[8].

L'affection qui cohabite le plus fréquemment chez le migraineux est sans contredit la dépression qui est présente dans une proportion de 40 %[9].

Comme nous le verrons un peu plus loin, la migraine implique une altération de la circulation sanguine au niveau du cerveau. Devant ce fait, en 1975, un groupe de chercheurs ont émis l'hypothèse que la migraine pourrait représenter un facteur de risque pour des accidents vasculaires cérébraux[10]. Vingt ans plus tard, des chercheurs confirmaient que le risque de ce type d'accident augmentait de 400 % chez les femmes migraineuses âgées de moins de 45 ans[11].

Il est donc important que le clinicien qui évalue un patient migraineux dresse un portrait clinique complet afin de fournir une solution intégrée soit en proposant une approche plus globale ou en sollicitant l'aide d'autres intervenants.

Les manifestations

Les caractéristiques qui définissent une migraine, qu'elle soit précédée d'une aura ou non, sont les suivantes :

- Une douleur pulsatile
- Débute d'un côté de la tête et peut se propager de l'autre côté
- La douleur principale se localise dans la région des tempes et au-dessus de l'oeil
- Dure entre 4 et 72 heures si elle n'est pas traitée ou si le traitement est inefficace.
- Au moins un des symptômes suivants est présent :
  o Nausées accompagnées ou non de vomissements
  o Photophobie (sensibilité à la lumière)
  o Phonophobie (sensibilité au bruit)

Si la migraine est précédée d'un phénomène d'aura, vous pourriez ressentir les symptômes décrits précédemment.

L'aura n'est pas l'unique phase dans la présentation globale de la migraine. En fait, 4 phases ont été identifiées dans la progression de la migraine[12] et si vous souffrez de ce type de mal de tête, vous allez sûrement vous reconnaître.

1. Le prodrome ou la phase prémonitoire
   Cette phase représente le moment où la personne commence à ressentir les premiers signes qu'une migraine se pointe à l'horizon. Elle peut s'amorcer quelques heures à quelques jours avant

l'apparition de la céphalée. Environ 60 % des migraineux peuvent identifier cette phase qui se manifeste généralement par un changement d'humeur, des dérangements gastro-intestinaux, des envies de certains aliments précis, des bâillements répétitifs et une rigidité au niveau du cou.

Aussi, l'hypersensibilité sensorielle qui se manifeste par de la photophobie, de la phonophobie, des douleurs cutanées au niveau de la peau du scalp et les nausées caractéristiques de la crise migraine débutent souvent à cette phase.

2. L'aura
    Cette phase, lorsqu'elle est présente précède la céphalée de 5 à 60 minutes.

3. La céphalée
    Elle est de nature pulsatile et apparaît souvent derrière la tête (occipital) et se transporte progressivement vers la tempe et au-dessus de l'œil. Les autres symptômes ont été décrits plus haut. L'intensité est de modéré à (très) sévère, accentuée par l'effort physique ou la concentration, améliorée par le calme, le repos, l'obscurité.

4. La résolution
    Enfin la douleur intense associée à la migraine diminue. Cette phase de résolution peut durer des heures, voire des jours pour certains migraineux. La personne ressent souvent une grande fatigue, un état dépressif (ou, au contraire, d'euphorie), des difficultés à se concentrer et ses capacités intellectuelles ne sont pas optimales.

Le mécanisme

Lorsque j'ai étudié pour la première fois la migraine à l'université, la théorie acceptée à l'époque reposait sur une dysfonction vasculaire[13]. Ainsi, un déséquilibre chimique provoquait une vasoconstriction des vaisseaux sanguins privant le cerveau d'oxygène et de nutriments, une sorte d'ischémie transitoire. Cette phase de privation expliquait les manifestations physiques observées avant la céphalée comme la phase prémonitoire et l'aura.

Puis, en réaction, le corps forçait une vasodilatation rapide de ces mêmes vaisseaux provoquant la douleur et les symptômes caractéristiques de la migraine.

Aujourd'hui, avec l'avènement des technologies d'imagerie cérébrale, cette hypothèse a été abandonnée[14]. Certes, il demeure une composante vasculaire à la migraine, mais selon toute vraisemblance, elle est secondaire à une perturbation neurologique.

Développées au cours des dernières années, deux théories pourraient expliquer le déclenchement d'une crise de migraine.

L'une d'elles repose sur l'observation d'une « tempête électrique » qui prend son origine dans la portion la plus arrière du cerveau où est située l'aire visuelle. Une perturbation électrique (dépolarisation) importante s'installe et perturbe la vision et, telle une dépression météorologique, elle voyage vers l'avant du cerveau. Sous son passage, les neurones deviennent hyperexcités et suit ensuite, c'est-à-dire après le passage de la tempête, une suppression importante de l'activité nerveuse. Ce sont ces changements de l'activité électrique du cerveau qui engendrent la vasoconstriction et vasodilatation des vaisseaux sanguins[15]. De plus, cette *tempête électrique* serait responsable des symptômes associés à l'aura[16,17] et non la réduction du flot sanguin telle qu'initialement imaginée[18].

L'autre théorie, et celle qui semble la plus plausible selon les dernières recherches, implique des centres nerveux situés ou ayant un lien étroit avec la région cervicale supérieure. La cause primaire de la migraine serait une dysfonction épisodique de relais (noyaux) nerveux impliqués dans le contrôle de la douleur et situés dans le bulbe rachidien[19,20]. Un de ces noyaux reçoit à la fois les informations sensitives (comme les messages douloureux) provenant du nerf trijumeau et des premières vertèbres cervicales (le *noyau trigémino-cervical* dont je parlerai plus en détail un peu plus loin).

Or, le nerf trijumeau achemine l'information sensitive provenant entre autres du visage, des méninges et des vaisseaux sanguins en périphéries du cerveau vers le thalamus (poste de péage #2) et ensuite vers le cortex. De plus, les chercheurs ont confirmé que la plupart des maux de tête impliquent ce nerf crânien[21,22].

Une observation issue de recherches donne du poids à cette théorie. Des électrodes placées insérées dans la *substance grise périaqueducale* située dans le bulbe rachidien *(discuté au chapitre 9)* pour calmer les douleurs chroniques entraînent le déclenchement de migraines chez des non-migraineux.

L'élément initiateur qui déclenche un signal douloureux provenant des vaisseaux sanguins et des méninges n'est pas clair, mais les indications à l'effet que le système de modulation de la douleur soit défectueux au point d'entraîner une baisse du seuil de douleur sont quant à elles très plausibles. Cette condition déclenche soit la migraine ou contribue à l'hyperexcitabilité du nerf trijumeau[23,24].

Devant ces observations, à la fin des années 1990, un éminent médecin-chercheur y est allé d'une affirmation forte; selon lui, tous les types de céphalées ont un lien avec le noyau trigémino-cervical[25].

Plus récemment, une équipe de scientifique de l'Université Clermont en France a affirmé que la progression de la crise migraineuse était causée par une défaillance du système central de modulation de la douleur vers le noyau trigémino-cervical[26].

Une autre étude publiée à la même période dans la revue *Headache* offre un résumé intéressant sur la théorie impliquant les structures anatomiques et neurologiques de la jonction entre le crâne et les premières vertèbres cervicales[27] dans la production de migraines :

- Les patients souffrant de migraines ont souvent des douleurs au cou et à l'arrière de la tête suggérant une implication de ces structures dans cette céphalée;
- Une intervention visant à engourdir le grand nerf occipital (nerf qui émerge du haut du cou et qui voyage à l'arrière du crâne) réduit la douleur migraineuse;
- Une manipulation vertébrale du haut cou qui rétablit la mobilité et calme les impulsions proprioceptives diminue le niveau d'excitabilité du noyau trigémino-cervical;
- Les interventions manuelles (ajustements vertébraux) modulent donc les messages douloureux et ont un effet bénéfique sur la migraine.

La crise migraineuse serait donc associée à une dysfonction du système inhibiteur central de la douleur et à une mécanique déficiente de la mécanique du cou.

Existe-t-il un lien entre les deux théories? Sûrement. Mais pour l'instant, évoquer un mécanisme précis relèverait de la spéculation.

Les déclencheurs

Il y a évidemment des questions qui restent à élucider. Par exemple, pourquoi certains aliments ou événements déclenchent la crise?

D'autres recherches sont nécessaires et nous aurons assurément des réponses à ces questions dans les prochaines décennies. Entre temps, il importe pour vous qui souffrez, d'éviter ces éléments déclencheurs.

Les céphalées de tension

Comme son nom l'indique, ce mal de tête est provoqué par un excès de tension principalement dans la région du cou et des épaules. Généralement, on associe ce type de céphalée avec des épisodes de stress.

La manifestation classique se présente en un mal de tête lancinant, des deux côtés de la tête souvent comme un bandeau qui se resserre sur le front, les tempes et l'occiput. Des douleurs au cou sont fréquemment ressenties et l'intensité du mal varie de légère à sévère qui peut durer de 30 minutes jusqu'à une semaine.

D'apparence simple, la céphalée de tension peut s'avérer beaucoup plus complexe cependant. Si on s'en tient à la présentation classique, ce mal de tête rassure par sa simplicité. Mais dans la réalité, il en est tout autrement.

Premièrement. On se laisse souvent hypnotiser par le nom simpliste de cette céphalée... *de tension*. Aussitôt, on associe tension à contraction musculaire alors que la tension peut prendre son origine à bien des niveaux. Certes le mal de tête peut émaner de tensions musculaires et/ou de situations stressantes. Toutefois, les symptômes pourraient apparaître suite à un sommeil déficient ou inadéquat, une mauvaise alimentation, une dysfonction de l'articulation temporo-mandibulaire (mâchoire), des abus d'alcool et même des variations météorologiques.

Deuxièmement, même la manifestation de cette céphalée peut prendre des airs de caméléon. Par exemple, parfois les symptômes d'une céphalée de tension peuvent prendre des allures de... migraine : douleurs pulsatiles d'un côté de la tête.

Ce qui fait dire à plusieurs experts que la céphalée de tension et la migraine représentent une même et seule céphalée migraineuse qui se manifeste à des degrés d'intensité différente.

De plus, l'origine cervicale des céphalées de tension et des migraines fait de plus en plus consensus chez les spécialistes[28,29,30,31,32,33,34,35,36].

Les céphalées secondaires

Les céphalées sont classifiées de secondaires lorsqu'on peut identifier la source du mal. La seule qu'il est pertinent de décrire en accord avec le sujet de ce livre est la céphalée cervicogène.

Les céphalées cervicogènes

Si vous êtes confus, la description des céphalées cervicogènes ne sera pas de nature simplifier les choses. Non pas que je veuille vous rendre la vie difficile, mais il s'agit de l'essence même des céphalées... elles sont parfois (pour ne pas dire souvent) difficiles à différencier!

Par définition, les céphalées cervicogènes émanent des structures de la colonne cervicale[37], d'où le nom *cervicogène* (*cervico* = cervical/cou, *gène* = origine).

Des douleurs ou raideurs au cou sont souvent présentes dans les cas de céphalées primaires et ainsi, elles sont vues comme une symptôme collatéral. Dans le cas des céphalées secondaires, telle la céphalée cervicogène, le mal de cou représente l'origine du mal.

Or, la ligne entre un signe accompagnateur et la cause du mal est parfois mince.

Nous avons vu plus haut que la migraine et la céphalée de tension pouvaient fréquemment provenir du cou et, malgré ces observations, ces maux de tête demeurent catégorisés de primaires. Une étude menée dans une clinique universitaire révélait que 75 % des patients souffrant de migraines mentionnent des douleurs au cou lors de crises[38].

Parce que le diagnostic de ce type de céphalées requiert une expertise de la colonne vertébrale, les chiffres de prévalence officielle ne reflètent pas la réalité. Par exemple, il est estimé qu'entre 0,4 et 2,5 % de la population en est affectée alors qu'en clinique de la douleur, ce pourcentage atteint les 20 %[39].

Les symptômes qui laissent présager une céphalée cervicogènes sont les suivants :

- Douleurs toujours du même côté de la tête et du visage (parfois bilatérales)
- Intensité de modérée à sévère
- Épisode qui peut durer de quelques heures à quelques jours
- La douleur est profonde et non pulsatile comme pour la migraine
- La douleur est déclenchée par des mouvements du cou, une tension due à une posture inadéquate du cou ou reproduite des pressions sur les muscles cervicaux
- Raideurs et/ou douleur au cou

Et pour ajouter à la confusion, ce mal de tête pourrait être accompagné de symptômes de type migraines : nausées, vomissements, photophobie, phonophobie et étourdissements !

Plus nous creusons dans l'étude des maux de tête, plus les zones de gris se superposent entre les types de céphalées et plus un dénominateur commun s'impose; le cou.

Caractéristiques des trois types de céphalées

	Migraine	Céphalée de tension	Céphalée cervicogène
Prépondérance féminine	+++	++	+/-
Unilatéral	+++	-	+++
Radiation cou - front	+/-	-	+++
Radiation épaule-bras	-	-	+++
Nausée, photophobie, phonophobie	+++	+/-	+
Douleur pulsatile	+++	-	+/-
Intensité du mal	+++	+	++
Déclenché par une pression digitale	-	-	+++
Déclenché par la posture et mouvement	-	-	+++

Légende : + moins marqué, ++ marqué, +++ très marqué, +/- possibilité, - non présent

Soulager les céphalées

Il existe une panoplie importante de traitements qui visent à soulager les maux de tête. Puisque l'origine et les mécanismes impliqués dans les céphalées sont complexes, s'appuyer sur une seule thérapie ne vous permettrait pas de soutirer du maximum des connaissances cliniques que nous avons acquises récemment.

Évidemment, je ne peux élaborer sur tous les traitements disponibles et je vais donc limiter mes explications aux ajustements vertébraux.

Puisque la colonne cervicale représente un dénominateur commun et déterminant impliqué dans plusieurs types de céphalées, il est tout indiqué de cibler cette région dans une approche thérapeutique stratégique.

Allons-y d'un peu d'anatomie et de neurologie (très simplifiée, soyez rassuré ;-)) pour que vous compreniez bien le lien entre le cou et un mal de tête, ce qui constitue selon la définition une céphalée cervicogène. Toutefois, comme nous l'avons vu auparavant, cette relation avec le cou représente également une explication pour la migraine et les céphalées de tension.

Ce lien n'est d'ailleurs pas récent. Déjà en 1926, le Dr Jean-Alexandre Barré identifie une condition qui se manifeste par des maux de tête et des vertiges qu'il nomme *syndrome sympathique cervical postérieur*. Il émet alors l'hypothèse que ces symptômes proviennent du cou[40]. Un peu plus tard, un collègue, le Dr Liéou complète la description du syndrome qui sera nommé ensuite *syndrome de Barré-Liéou*.

En 1953, un neurochirurgien de Beverly Hills publie un article très détaillé dans une revue médicale californienne dans lequel il argumente qu'une irritation des racines nerveuses de la partie supérieure du cou se propage au nerf trijumeau et cause des maux de tête[41].

Ce n'est pourtant qu'en 1983 que la céphalée cervicogène a été officiellement reconnue[42].

Et c'est ici qu'il faut bien comprendre le lien neurologique qui existe entre le haut du cou, le noyau trigémino-cervical et les céphalées.

323

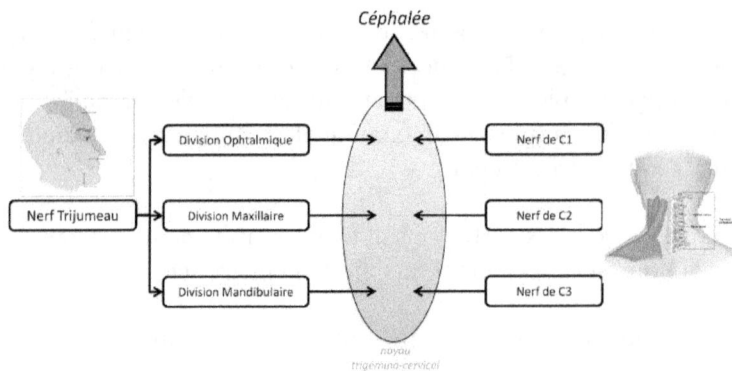

Figure 21: Lien neurologiques entre le cou, le nerf trijumeau, le noyau trigémino-cervical et les céphalées

En neurologie, un noyau est centre d'intégration d'informations, un relais si on veut. Le noyau trigémino-cervical est donc un relais qui reçoit à la fois des informations sensorielles des trois divisions du nerf trijumeau et des 3 premières racines nerveuses situées au niveau des trois premières vertèbres cervicales.

Autre information importante afin de bien comprendre la genèse des maux de tête à partir de la région cervicale est l'interrelation entre les muscles du cou et les méninges qui enveloppent la moelle épinière et cerveau. Trois membranes superposées recouvrent et protègent le système nerveux central. Celle qui nous intéresse davantage est la plus externe, c'est-à-dire la dure-mère.

Cette méninge est munie de récepteurs de douleurs et, lorsque stimulé, les messages transitent vers les racines nerveuses situées dans le haut du cou. Telle que décrit précédemment, ces signaux douloureux sont relayés dans le noyau trigémino-cervical et de là, possède le potentiel de stimuler le nerf trijumeau et déclencher un mal de tête[43].

La bonne question à se poser ici est donc : qu'est-ce qui pourrait occasionner un signal douloureux d'émaner de la dure-mère?

Puisque le système nerveux central est particulièrement sensible à la moindre pression, il importe que la moelle épinière maintienne sa forme lors de mouvement extrême de la colonne. Cette donnée est spécialement vraie dans la région cervicale où la mobilité est la plus marquée et la stabilité la plus vulnérable.

Par exemple, lorsque vous basculez votre tête complètement vers l'arrière, un repli des méninges est observé dans la portion concave de la moelle épinière et un étirement à l'avant, sur la face convexe. Je pourrais comparer ces replis à ceux que vous observez à l'arrière de vos pantalons au niveau des genoux ou encore les plis d'un accordéon.

Le maintien de ces replis méningés a le potentiel d'irriter la dure-mère et d'activer les signaux nociceptifs.

Cependant, le corps étant une « machine » extraordinaire, il existe un mécanisme pour éviter que ces replis ne compriment la moelle épinière.

En 1992, des chercheurs français ont procédé à une investigation anatomique détaillée de la région haute cervicale. Ils ont confirmé la présence longtemps suspectée de fines bandes de tissus fibreux qui unissent 3 groupes de muscles de la haute région cervicale et la dure-mère[44].

D'autres études depuis ont confirmé ces données[45,46]. Les chercheurs concluent que la contraction des muscles du cou lors de l'extension entraîne également une légère traction sur la dure-mère prévenant l'effet de repli.

Une observation intéressante nous provient du Dr Frank Scali, un chiropraticien qui étudie cette relation cou/dure-mère à l'école de Médecine de l'Université St-George, à Grenada en Inde. Lui et son équipe notent que lors d'une intervention chirurgicale de la région, si une légère traction est appliquée sur la dure-mère, un mal de tête est déclenché[47].

Une mécanique déficiente de la région haute cervicale, accompagnée d'une tension musculaire anormale sur la dure-mère, représente donc un catalyseur décisif qui participe à la génération de céphalées dans une proportion importante de cas.

Quelques études qui confirment la pertinence des manipulations vertébrales dans les cas de céphalées méritent d'être mentionnées.

Au début des années 2000, un rapport publié par l'Université Duke (*Duke University Evidence-Based Practice Research Center for Clinical Health Policy Research*) révélait que, dans deux études cliniques, les ajustements vertébraux du cou amélioraient les maux de tête chez les patients souffrant de douleurs cervicales. Les manipulations résultent en une diminution supérieure de la sévérité des céphalées cervicogènes comparées à un groupe contrôle[48].

De plus, les chercheurs mentionnent deux avantages importants des ajustements vertébraux sur la médication :

1. Le traitement cible la source de la douleur
2. Le traitement est sécuritaire et sans effet secondaire

Dans une autre étude, des chercheurs ont tenté de comparer l'efficacité des ajustements chiropratiques avec l'amitriptyline, un antidépresseur tricyclique aussi utilisé pour le traitement des migraines et commercialisé sous les noms *Elavil, Tryptanol, Endep, Elatrol, Tryptizol, Trepiline, Laroxyl, Redomex*.

Les chercheurs concluent qu'« *il n'y a pas d'avantage à combiner l'amitriptyline et les ajustements vertébraux pour le traitement de la migraine. L'ajustement semble être,* affirment-ils, *aussi efficace qu'un traitement bien établi et efficace comme l'amitriptyline et sur la base des effets secondaires bénins, il devrait être considéré comme une option de traitement pour les patients souffrant de migraines fréquentes**. »[49]

La prochaine étude a été réalisée en Australie auprès de 200 patients souffrant de céphalées cervicogènes et implique 6 universités[50]. Les patients ont été répartis au hasard dans 4 groupes pour y recevoir chacun une approche différente :

*   Groupe 1 : Manipulations vertébrales
*   Groupe 2 : Exercices légers
*   Groupe 3 : Manipulations et exercices
*   Groupe 4 : Groupe contrôle – aucun traitement

Le traitement était réparti sur une période de 6 semaines et comprenait entre 8 et 12 traitements. L'évaluation de tous les patients s'est faite à la 7e semaine ainsi qu'après 3, 6 et 12 mois.

---

* Traduction de l'auteur

Comparé au groupe contrôle (#4), les patients des groupes 1 à 3 ont tous ressenti une amélioration significative de la sévérité et de la fréquence de leurs maux de tête ainsi que de leur douleur au cou, et ce, même après 12 mois.

Et ce qui est important de noter : alors que le groupe contrôle a dû augmenter de 33 % la prise de médications au cours de l'année, les patients des trois premiers groupes ont pu substantiellement réduire leur utilisation.

Une étude similaire effectuée en sol américain est arrivée à des résultats similaires confirmant l'efficacité des manipulations vertébrales dans les cas de céphalées primaires[51].

Parfois, une hernie discale peut s'avérer être la source des céphalées et il est plus difficile d'utiliser les manipulations vertébrales. Et même à un niveau inférieur de la colonne cervicale, la correction d'une pathologie discale peut offrir un soulagement significatif des maux de tête chroniques[52,53].

C'est alors qu'un outil comme la décompression neurovertébrale représente le traitement de choix.

Si vous souffrez de maux de tête récurrents, j'espère que ce chapitre vous a ouvert sur d'autres pistes de solutions. Gardez espoir, à tout problème il existe une solution… même aux céphalées tenaces !

CHAPITRE 13

QUELQUES MOTS SUR LA FIBROMYALGIE

La mort n'est pas une chose si sérieuse ; la douleur, oui.

André Malraux

La fibromyalgie est une maladie – puisqu'on peut maintenant l'appeler ainsi – qui handicape la vie de trop de personnes. En fait, elle touche entre 2 à 5 fois plus de personnes que l'arthrite rhumatoïde[1].

Longtemps, ceux qui en souffraient étaient étiquetés de « malade imaginaire ». Molière aurait été bien heureux de constater que le diagnostic qu'il décrit dans sa pièce du même nom soit toujours d'actualité au 20ième siècle.

Heureusement, en 1990, l'*American College of Rheumatology* a établi des critères de classification et ainsi, la fibromyalgie a été reconnue comme une maladie[2]. Quelques années plus tard, l'*Organisation de la santé* emboitait le pas et reconnaissait officiellement la fibromyalgie.

Avant cette période, on parlait d'un syndrome, c'est-à-dire un ensemble de symptômes où on y donnait le nom de fibrosite (inflammation des tissus fibreux) ou de polyalgie (douleurs affectant plusieurs régions du corps).

Les premiers écrits qui décrivent des symptômes similaires remontent au début des années 1900 par le Dr William Gowers[3].

Malgré ces reconnaissances officielles, le statut de la fibromyalgie demeure controversé et plusieurs chercheurs continuent de la définir plutôt comme un amalgame de symptômes. C'est ainsi qu'est né le synonyme de fibromyalgie : *Syndrome Polyalgique Idiopathique Diffus.*

La controverse provient du fait qu'il n'y a pas de tests objectifs qui peuvent quantifier des biomarqueurs propres à la fibromyalgie. Le professionnel de la santé doit donc se fier sur des critères diagnostiques pour cerner la probabilité d'affection et ce, après avoir éliminé les autres possibilités. C'est ce qu'on appelle un diagnostic d'exclusion ou d'élimination.

Parmi les maladies qui pourraient présenter des signes et des symptômes similaires à la fibromyalgie, il y a l'hypothyroïdisme, l'anémie, le diabète, l'arthrite rhumatoïde, un cancer, une douleur myofasciale post-traumatique, la sclérose en plaques et bien d'autres conditions[4].

Ainsi, avant de poser le diagnostic final de fibromyalgie, ces conditions doivent impérativement être éliminées.

Les critères

Puisque qu'aucun test sanguin, urinaire ou d'imagerie ne peut confirmer ce diagnostic, l'identification de la maladie repose sur deux critères fondamentaux:

1. Le premier critère repose sur la présence de douleurs musculaires (ou des tissus fibreux) chroniques diffuses présentes depuis plus de trois mois;

2. Et le second s'appuie sur l'identification de points d'hypersensibilité situés à des endroits précis du corps. Il existe 18 points de douleurs caractéristiques de la fibromyalgie (9 de chaque côté du corps) et si 11 sont présents et répartis dans la région supérieure et inférieure ainsi que du côté droite et gauche, un diagnostic peut être prononcé.

    Il est également intéressant noter que la composante invariable de la maladie est une douleur du squelette axial, c'est-à-dire à la colonne vertébrale[5].

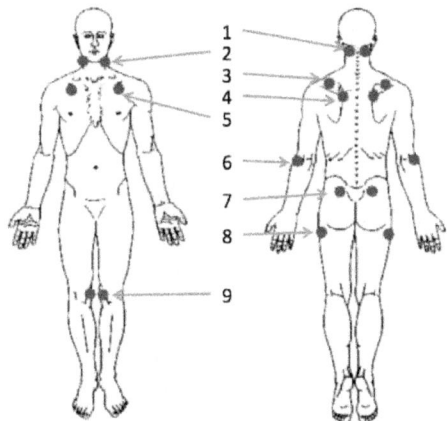

Figure 22 : Localisation des points d'hypersensibilité caractéristiques de la fibromyalgie.

Si vous pensez être atteint de fibromyalgie, voici une description de la localisation de points de tensions :

1. Juste sous le crâne approximativement 2 cm de la première vertèbre cervicale;
2. Sur la portion avant de la partie inférieure du cou, juste devant la région la plus latérale des vertèbres;
3. La partie du trapèze située juste au-dessus de l'omoplate;
4. Sur la partie médiale (vers la colonne vertébrale) de l'omoplate;
5. À la jonction entre la deuxième côte et le sternum;
6. Juste sous le coude à l'attachement du muscle situé vers l'extérieur lorsque la paume de la main fait face à l'avant;
7. La portion supérieure du muscle fessier près du sacrum;
8. Sur la protubérance de la hanche;
9. La partie intérieure juste au-dessus du genou

Quoique ces critères représentent les signes et symptômes caractéristiques de la fibromyalgie, une multitude d'autres signes peuvent accompagner les trois manifestations les plus fréquentes de la maladie, soit les douleurs musculaires, la fatigue et l'insomnie que l'on retrouve chez au moins 86% des patients[6].

Manifestation	Fréquence des symptômes
Douleurs musculaires	100%
Fatigue	96%
Insomnie	86%
Douleurs articulaires	72%
Maux de tête	60%
Syndrome de la jambe sans repos	56%
Engourdissements et fourmillements	52%
Troubles de la mémoire	46%
Crampes aux jambes	42%
Difficultés de concentrations	41%
Nervosité	32%
Dépression majeure	20%

Le diagnostic de la fibromyalgie, bien qu'il semble simpliste selon ces critères, représente toutefois un défi. Premièrement parce que les manifestations peuvent camoufler une maladie sous-jacente et aussi, parce qu'une autre condition lui ressemble étrangement : le syndrome myofascial.

Ce syndrome se caractérise par la présence de points gâchettes myofasciaux; des points d'hyperirritabilités accompagnés d'une tension musculaire palpable et dont la taille est similaire à une pièce de .25$. Ces points peuvent être latents et ne pas provoquer de symptômes au départ, mais ont le potentiel de générer des douleurs locales et référées.

Plusieurs cliniciens confondent les deux syndromes (fibromyalgie et syndrome myofascial) et pour cause. Même si des éléments peuvent les différencier, les similitudes sont tout de même frappantes. Alors que le syndrome myofascial est plutôt décrit comme une affection davantage locale, la fibromyalgie est considérée systémique.

Cependant, lorsqu'on creuse, les deux syndromes pourraient partager une origine commune tout en donnant naissance à des manifestations à la fois différentes et similaires... à tout le moins au niveau du système musculo-squelettique.

Pour ces raisons, vous me permettrez d'inclure les symptômes du syndrome myofascial dans la description de la fibromyalgie et je ne serai pas le premier à me permettre cette liberté! La superposition des symptômes est tellement fréquente.

Certes, les points de tensions identifiés dans la fibromyalgie n'ont pas de caractéristiques physiologiques, les tissus sont « normaux » et ne présente même pas d'inflammation. Se pourrait-il qu'un syndrome de fibromyalgie chronique puisse évoluer et donner lieu à une transformation des points de tension et points gâchettes? Ou bien, serait-il possible que la même origine se manifeste différemment selon les capacités d'adaptation individuelle?

Ces questions demeurent sans réponse pour l'instant, mais la similitude des deux syndromes impose cependant des réponses positives.

EXPLIQUER LES SYMPTÔMES

Bien des théories ont été élaborées pour expliquer les mécanismes qui conduisent à la fibromyalgie, mais celle qui semble faire l'unanimité réfère à l'hypersensibilité. En bref, la personne atteinte de fibromyalgie possède un seuil de douleur beaucoup plus bas que la normale. Les signaux douloureux sont amplifiés. Cette hypersensibilité se localise à la fois au niveau du cerveau et au niveau local, où le signal provient[7].

Dans les chapitres précédents, nous avons vu comment un signal douloureux pouvait être facilité par une dysfonction vertébrale. En effet, une subluxation abaisse le seuil de douleur tout en ouvrant tout grand le portillon au même niveau de la moelle épinière. La colonne devient donc à la fois un générateur de douleur et un modulateur.

Conséquemment, la convergence, et parfois la congestion, des signaux douloureux à l'entrée de la moelle épinière a le potentiel d'exciter d'autres circuits nerveux, ce qui explique la présence de contractions musculaires accrues (parfois sous forme de spasmes), de douleurs référées et d'une excitation amplifiée du système nerveux autonome.

Or, des observations cliniques sur des patients souffrant de fibromyalgie ont confirmé un fonctionnement anormal du système nerveux autonome[8,9,10,11,12, 13].

Il n'est donc pas surprenant que la liste des symptômes associés à la fibromyalgie soit si exhaustive sachant que le système nerveux autonome exhibe un fonctionnement erratique et frappe tant de systèmes.

En voici une liste pour vous en convaincre.

Symptômes associés à la fibromyalgie	
Système cardiovasculaire	Système endocrinien
• Palpitation • Phénomène de Raynaud	• Fatigue • Transpiration excessive • Hypoglycémie • Peau sèche • Perte de cheveux
Système respiratoire	Système musculo-squelettique
• Allergie • Toux • Dyspnée	• Costochondrite • Dysfonction temporo-mandibulaire • Spasmes musculaires
Système digestif	Système nerveux
• Bouche sèche • Dysphagie • Dyspepsie • Colon irritable	• Maux de tête, migraines • Dysesthésie • Hypersensibilité aux bruits/odeurs • Insomnie • Vision double • Acouphène • Troubles d'équilibre
Système génito-urinaire	
• Cycles menstruels irréguliers • Dysménorrhée • Vessie irritable	

Des dysfonctions vertébrales ne représentent évidemment pas l'unique composante, mais les études tendent fortement vers une origine traumatique à la fibromyalgie[14].

LES CAUSES

Bien qu'officiellement la fibromyalgie soit qualifiée de maladie dont la cause est inconnue, les patients atteints mentionnent fréquemment que les symptômes persistants sont apparus suite à un événement tel un accident d'auto, une grossesse, une infection virale ou une blessure[15,16,17,18,19,20,21].

Une cause physique, traumatique, qui perturbe la colonne vertébrale semble être un dénominateur commun chez un grand nombre de fibromyalgiques.

Un rhumatologue allemand, le Dr Müller et son équipe[22] ont bien résumé l'origine probable de la fibromyalgie :

« En dépit de la symptomatologie étendue des patients, la fibromyalgie débute habituellement à un endroit unique. Une lésion lombaire ou cervicale en particulier précède de plusieurs mois et mêmes années, les premières manifestations typiques des symptômes. À partir de cas où il a été possible de retracer les symptômes initiaux, le syndrome a débuté par une douleur lombaire chez 44 des 96 patients et par une affection cervicale chez 24 autres, ce qui signifie que 70% de ces fibromyalgiques ont consulté initialement pour une douleur à ces régions. Pour un autre 18% des cas, la présentation originale était pour une douleur diffuse au dos. Chez les autres patients, les premiers signes étaient localisés aux extrémités ou à la mâchoire. En conclusion, 88% des cas de fibromyalgie débutent par une douleur vertébrale! »

Ce qui est encore plus révélateur, c'est l'évaluation radiologique de ces patients. Ces mêmes chercheurs ont observé que les hyperlordoses (creux exagéré au bas du dos), les hypercyphoses (dos courbé vers l'avant) et la scoliose étaient plus fréquentes chez les fibromyalgiques que dans la population en général. Le résultat le plus spectaculaire : 80,6% des patients atteints de fibromyalgie présentaient une scoliose comparé à 8,9% chez un groupe contrôle… c'est pratiquement 10 fois plus!

Il n'est donc pas surprenant que l'un des tests qui est recommandé de faire pour un patient souffrant de fibromyalgie soit des radiographies du rachis. Vous pourriez conclure que cet avis soit inscrit dans des écrits chiropratiques. Il n'en est rien. Elle provient d'un document produit par les plus grands experts de la fibromyalgie en 2004[23].

Textuellement, la recommandation est la suivante *: radiographies de la région cervicale et lombaire avec une étude en flexion et extension pour déterminer la présence de problèmes mécaniques comme des désalignements*.*

Diverses études démontrent qu'en moyenne, un patient sur 5 (19 à 23%) peut retracer le début de ses symptômes suite à un traumatisme[24,25].

---

* Traduction de l'auteur

Au milieu des années '90, une enquête portant sur 176 fibromyalgiques, dont l'origine pouvait être associée à un traumatisme, révélait que 60,7% blâmait un accident d'automobile, 12,5% une blessure au travail, 7,1% une chirurgie, 5,4% une blessure sportive et divers traumatismes dans 14,3%[26].

Il semble que l'atteinte de la colonne vertébrale lors de ces traumatismes, encore une fois, représente un élément primordial comme le démontre une étude israélienne[27].

Pour cette étude, 2 groupes ont été suivis. Un premier groupe était constitué de 102 personnes préalablement en santé, mais qui venait de subir une blessure cervicale à la suite d'un accident d'auto (syndrome du coup de fouet). La seconde cohorte était formée de 49 personnes qui venaient de vivre une fracture à la jambe. Les deux groupes ont été suivis sur une période de 12 mois suite à leur accident.

Et c'est là la grande révélation. Dans le groupe où les patients avaient subi un traumatisme cervical, 21,6% ont développé de la fibromyalgie après en moyenne 3,2 mois, contre seulement 1,7% chez le second groupe. C'est donc dire que si vous être impliqué dans un accident où votre cou est blessé, vous avez 13 fois plus de « chance » de développer la fibromyalgie !

L'implication de traumatismes vertébraux a fait l'objet de plusieurs études et les résultats convergent pratiquement tous vers l'établissement d'une relation de cause à effet. Par exemple, dans une autre étude, on a demandé à des patients souffrants de fibromyalgie quel était, selon eux, le facteur déclenchant de leur maladie. 40% ont mentionné un traumatisme cervical et 31%, une blessure au bas du dos[28].

Le mécanisme de blessure qui semble toutefois le plus distinctif est sans contredit celui du syndrome du coup de fouet.

Ce type de blessure cervicale survient habituellement lors d'un accident de voiture, particulièrement durant une collision arrière. Le choc, qui n'a pas besoin d'être très violent (au moins 5 km/h comme nous l'avons vu précédemment) provoque une projection arrière de la tête suivi immédiatement par un rebond rapide vers l'avant. La mécanique de ces projections a le potentiel d'engendrer des blessures aux tissus mous du cou (muscles, tendons, ligaments) incluant parfois même les disques ainsi qu'aux tissus neurologiques (racines nerveuses et moelle épinière).

L'articulation temporo-mandibulaire peut également être blessée[29] et l'ensemble des blessures énumérées engendre des lésions neurologiques[30].

Tel que mentionné précédemment, ces blessures créent une distorsion des messages proprioceptifs. C'est ainsi que des répercussions posturales s'installent, à moyen et long terme, et perturbent la mécanique globale du corps, génèrent des tensions musculaires et entretiennent un cercle vicieux neuro-mécanique.

Encore une fois, nous avons vu comment un trouble de posture pouvait s'avérer crucial dans le développement de syndrome douloureux d'origine mécanique et vice versa. La fibromyalgie n'y fait pas exception.

Les conclusions du Dr Müller citées plus haut sont assez éloquentes. Évidemment, des déviations et des courbes anormales au niveau de la colonne vertébrale peuvent contribuer à compromettre l'équilibre du patient. C'est exactement ce qui révèle une enquête faite auprès de 2596 personnes atteintes de fibromyalgie. En effet, le manque d'équilibre fait partie des 10 symptômes les plus incommodants qu'elles supportent[31].

Plusieurs anomalies posturales ont été identifiées comme éléments contributeurs de la fibromyalgie dont une inégalité du bassin, une scoliose, une différence de la longueur des jambes ou un port antérieur de la tête[32,33].

Dans les études citées plus haut, nous remarquons qu'un pourcentage des personnes qui souffrent de fibromyalgie peut identifier un évènement traumatique comme point de départ.

Qu'en est-il des autres ?

L'origine de subluxations vertébrales peut être insidieuse. Comme je le mentionnais auparavant, des incidents qui semblent insignifiants ont parfois le potentiel de causer des dysfonctions vertébrales. Certes ces dérangements sont considérés anodins à l'origine puisqu'ils ne provoquent pas de douleurs immédiatement. Toutefois, à la longue, les répercussions peuvent être de plus grande amplitude et la fibromyalgie peut faire partie de ces conséquences.

Peut-on conclure que la fibromyalgie implique toujours une cause vertébrale?

Un tel constat relèverait d'une myopie intellectuelle. La fibromyalgie est une condition complexe et malgré les études, il n'y a pas de consensus quant à la cause du syndrome. Cependant, force est d'admettre le troublant parallèle entre les traumatismes vertébraux et l'installation de la maladie.

Et il semble que cet avis soit partagé par l'une des sommités dans l'étude de la fibromyalgie, le Dr Yunus, qui mentionne que les études présentent un argumentaire solide à l'effet que les traumatismes jouent un rôle prépondérant dans le développement de la fibromyalgie, mais pas dans tous les cas[34].

Parmi les causes probables de la maladie, on a souvent mentionné la dépression. Or, il semble qu'elle soit davantage une conséquence de la douleur chronique, de l'insomnie et de l'ensemble des symptômes que les fibromyalgies doivent endurer[35].

D'ailleurs, différentes recherches ont tenté d'établir le profil psychologique des personnes atteintes de fibromyalgie[36,37,38,39,40,41,42,43,44,45,46]. Il n'a pas été possible d'identifier un tel portrait, mais une tendance se dégage; environ le tiers des patients (36%) présente un profil psychologique normal, un autre tiers (33%) arbore un profil similaire aux patients qui souffrent de douleurs chroniques et l'autre 31%, est considéré souffrant de problème psychologique sérieux[47].

QUE FAIRE ?

Maintenant que nous avons identifié l'un des facteurs contributeurs importants de la fibromyalgie, que fait-on ?

Une chose est certaine, comme dans tous les cas de douleurs chroniques, ne rien faire ne représente pas une bonne stratégie, au contraire.

Dans une étude où des personnes atteintes de fibromyalgie ont été suivies sur une période allant jusqu'à 8 ans, il a été démontré que les symptômes ne se sont pas estompés avec le temps. On a même noté une détérioration des capacités fonctionnelles[48]. Ces données ont été confirmées dans d'autres publications[49,50].

À la lumière des données précédemment exposées, il apparaît évident que l'ajustement chiropratique est tout à fait indiqué pour un large pourcentage des patients qui souffrent.

D'ailleurs diverses études confirment l'apport plus que positif des manipulations vertébrales pour le soulagement des personnes atteintes de fibromyalgie.

Déjà dans une étude parue en 1984, il a été déterminé que les soins chiropratiques étaient l'approche privilégiée par la moitié des fibromyalgiques. Parmi ces patients, 46% rapportait des améliorations variant de modérées à importantes[51].

Ces résultats ne sont guère surprenants lorsqu'on considère les effets des manipulations vertébrales sur la modulation de la douleur, sur la détente des muscles paravertébraux et sur la régularisation des fonctions neurologiques[52,53, 54,55,56,57].

Une autre étude confirme qu'une approche intégrée combinant les manipulations vertébrales et un travail musculaire était de nature à donner des résultats intéressants. Dans cette recherche qui ne comptait que des femmes, 60% ont observé une diminution moyenne des douleurs de 77% (le minimum ressenti était de 50%), 63,7% d'amélioration de la fatigue et progrès moyen de 74,8% de la qualité du sommeil[58].

Malgré ces résultats encourageants, je tiens à souligner que ce n'est pas tous les fibromyalgiques qui pourraient être des candidats potentiels aux soins chiropratiques. Il importe de bien cibler les patients qui présentent des critères précis. Les autres pourront trouver la solution à leurs souffrances possiblement chez d'autres spécialistes.

ET MAINTENANT ?

Félicitations ! Vous y êtes arrivé. Vous faites partie des rares personnes qui se rendent à la fin d'un livre.

Vous êtes maintenant un consommateur avisé et un décideur autonome.

Avec l'information contenue dans ce livre, vous comprenez mieux le phénomène de la douleur et conséquemment prendrez des actions mieux alignées pour alléger vos souffrances.

Il se peut également que vous deviez relire certains chapitres ; je suis conscient que cet ouvrage représente une forte concentration d'information.

Avec l'évolution rapide des connaissances sur le corps humain et spécifiquement sur la douleur, il serait prétentieux de penser que les informations contenues dans ce livre demeurent statiques. Certes, il y a de ces principes de base qui restent immuables, mais au niveau des traitements, nous trouverons assurément des méthodes qui faciliteront davantage les processus naturels de guérison plutôt que de rechercher le camouflage à tout prix des signaux du corps.

Je ne sous-entends pas ici que le soulagement des symptômes devrait être systématiquement proscrit, mais j'affirme qu'une démarche pour dénicher la cause des souffrances et la corriger représente une nécessité incontournable dans une démarche qui vise le bien-être, non seulement immédiat, mais à moyen et long terme également.

Aussi, fuyez les professionnels ou les thérapeutes qui prétendent pouvoir venir à bout de vos douleurs – surtout si elles sont chroniques – par leur unique intervention. Il est possible qu'un seul clinicien mette le doigt sur l'origine de vos souffrances, mais il est plus probable qu'un problème récalcitrant qui a déjà résisté à plusieurs types de traitements nécessite une approche multidisciplinaire.

Je rêve d'une clinique où les médecins, les chiropraticiens et d'autres professionnels travailleront main dans la main dans le seul but de servir les patients qui souffrent.

Des conversations ouvertes, honnêtes et dénudées de préjugés permettraient aux différents intervenants de développer des protocoles cliniques adaptés à la condition particulière de chaque patient.

En toute transparence, je dois avouer cependant qu'une nouvelle ère s'installe et que la communication est de plus en plus ouverte entre professionnels. Il y aura toujours de ces cliniciens bornés qui pensent que seule leur thérapie est valable et qu'hors de leur champ de compétence, point de salut ! Aucun traitement ne peut prétendre obtenir 100% de réussite et seul un charlatan peut clamer une telle affirmation.

L'approche ecclésiastique et dogmatique à la santé n'a plus sa place en ce nouveau millénaire.

Le *modèle idiomatique de la douleur* représente une vision plus holistique et structurée du phénomène de la douleur. Il pourrait servir de base au développement de protocole multidisciplinaire où le patient serait au centre de toute intervention.

D'ici là, vous avez entre vos mains des informations vitales pour que vous puissiez encadrer votre quête vers une meilleure vie.

Persévérez !

À tout problème, il existe une solution… même aux douleurs chroniques. Vous devez cependant éviter de vous décourager. Ne cédez pas au désespoir.

En terminant, merci de votre confiance.

En investissant le temps nécessaire à la lecture de ce livre, vous avez à la fois enrichi vos connaissances, mais aussi m'avez honoré.

J'ai choisi de faire carrière dans une profession de la santé pour assouvir mon besoin viscéral d'aider, de servir et de faire une différence. Ce livre se voulait un prolongement de cette mission de vie. S'il a pu vous aider de quelque façon, faites-le-moi savoir. J'aimerais entendre vos histoires et si c'est physiquement possible, j'aimerais avoir le privilège de vous aider en étant votre docteur.

Merci et bonne chance dans vos démarches.

Au plaisir de vous lire et qui sait, de faire une différence dans votre vie.

Dr Yves Bélanger
Chiropraticien
dryves@ladouleurdemasquee.com

À propos de l'auteur

Lorsqu'il obtint son doctorat en chiropratique en 1985 du *Canadian Memorial Chiropractic College*, le Dr Bélanger et les membres de son équipe reçurent la bourse de la *Mutuelle d'Omaha* pour le meilleur projet de recherche de la cohorte. Déjà à cette époque le Dr Yves, comme le surnomme ses patients, démontrait un intérêt marqué pour la « science du dos » !

Après plus de 30 années d'intervention clinique auprès de plusieurs milliers de patients souffrants de maux de dos invalidants, cette passion de mieux comprendre et de soulager ne s'est pas estompée. Au contraire, après qu'un de ses patients se soit enlevé la vie, découragé de trop souffrir, le Dr Yves amplifie sa quête de compréhension du phénomène de la douleur et de communication.

En effet, le Dr Bélanger a toujours privilégié son rôle de docteur-éducateur. À preuve, il a animé et participé à plus de 200 émissions de télévision, autant d'émissions de radio. De plus, au cours de sa carrière, il a prononcé tout près de 500 conférences à des groupes variant de 10 à 250 personnes et aussi diversifié que des patients, des médecins ainsi que des membres d'associations et de corporations.

De plus, étant l'un des pionniers canadiens dans l'utilisation de technologie de pointe pour les affections vertébrales sévères, le Dr Yves Bélanger représente donc un interlocuteur de choix

Ce livre représente le fruit de 30 années d'expérience, de réflexion et de recherches acharnées afin de mieux comprendre les douleurs d'origine vertébrale. Ainsi, il est le concepteur du *modèle idiomatique de la douleur*, pour la première fois dévoilé dans ce livre.

Aujourd'hui, le Dr Bélanger est directeur clinique de *Solutions Discales* (à St-Hyacinthe), un cabinet chiropratique dédié au traitement des douleurs chroniques au dos par la haute technologie, notamment, la décompression neurovertébrale.

RÉFÉRENCES BIBLIOGRAPHIQUES

Références du chapitre 4

[1] Canadian Pain Survey. [www.painexplained.ca/gestion/20071102PainSurvey.pdf].

[2] Janet K. Freburger et coll. The Rising Prevalence of Chronic Low Back Pain. Arch Intern Med. 2009;169(3):251-258

[3] American Diabetes Association. http://www.diabetes.org/diabetes-basics/diabetes-statistics/

[4] Heart Disease and Stroke Statistics—2011 Update: A Report From the American Heart Association. Circulation 2011, 123:e18-e209, page 20. http://circ.ahajournals.org/content/123/4/e18.full.pdf

[5] American Cancer Society, Prevalence of Cancer http://www.cancer.org/docroot/CRI/content/CRI_2_6x_Cancer_Prevalence_How_Many_People_Have_Cancer.asp

[6] Freburger et al. The Rising Prevalence of Chronic Low Back Pain. Archives of Internal Medicine, 2009; 169 (3): 251

[7] Rindfleisch, Adam J. "Neck Pain." Integrative Medicine. Eds. David Rakel, et al. 2nd ed. Philadelphia: Saunders, 2007. 697-708.

[8] Scott Haldeman, DC, MD, PhD, Linda Carroll, PhD, et coll. The Bone and Joint Decade 2000 2010 Task Force on Neck Pain and Its Associated Disorders. Spine • Volume 33 • Number 4S • 2008

[9] Matti Mäkela et coll. Prevalence, Determinants, and Consequences of Chronic Neck Pain in Finland. American Journal of Epidemiology, Volume 134, Issue 11, Pp. 1356-1367

[10] Organisation Mondiale de la Santé. Céphalées. Aide-mémoire N° 277, Octobre 2012.

[11] Organisation Mondiale de la Santé. Céphalées. Aide-mémoire N° 277, Octobre 2012.

[12] Organisation Mondiale de la Santé. Céphalées. Aide-mémoire N° 277, Octobre 2012.

[13] Organisation Mondiale de la Santé. Céphalées. Aide-mémoire N° 277, Octobre 2012.

[14] Lawrence RC, Felson DT, Helmick CG, et al. Estimates of the prevalence of arthritis and other rheumatic conditions in the United States. Part II. Arthritis Rheum 2008;58(1):26–35.

[15] Miles-Chan JL, Sarafian D, Montani JP, Schutz Y, Dulloo A. Heterogeneity in the energy cost of posture maintenance during standing relative to sitting: phenotyping according to magnitude and time-course. PLoS One. 2013 May 31;8(5)

[16] Diederichs. Gilles, Travail : déstressons-nous !, Psychologie.com [http://www.psychologies.com/Travail/Souffrance-au-travail/Stress-au-travail/Articles-et-Dossiers/Travail-destressons-nous/4Gagner-de-l-energie-avec-une-bonne-posture]

[17] Liebeskind, J.C.. Pain can kill. Pain 44 :3-4, 1991

[18] Dhalla, I.A., M. M. Mamdani, et al. Prescribing of opioid analgesics and related mortality before and after the introduction of long-acting oxycodone. CMAJ 181 : 891-896, 2009

[19] Hagen EM, Svensen E, Ericksen HR et al. Comorbid subjective health complaints in low back pain. Spine. 2006; 31(13): 1491-1495

[20] Gore M, Sadosky A, Stacey BR, Tai KS, Leslie D., The burden of chronic low back pain: clinical comorbidities, treatment patterns, and health care costs in usual care settings. Spine (Phila Pa 1976). 2012 May 15;37(11):E668-77

[21] RWG Anderson, TJ Gibson, M Cox, GA Ryan, RT Gun, Whiplash associated disorders: a comprehensive review. CASR (Centre for Automotive Safety Research) Road Safety Research Report. © The University of Adelaide 2006

[22] Migraine and Fibromyalgia, http://www.fibromyalgia-

symptoms.org/fibromyalgia_chronic_headaches.html

[23] Vania Apkarian, Yamaya Sosa, Sreepadma Sonty, Robert M. Levy, R. Norman Harden, Todd B. Parrish, and Darren R. Gitelman; Chronic Back Pain Is Associated with Decreased Prefrontal and Thalamic Gray Matter Density; The Journal of Neuroscience, November 17, 2004, 24(46):10410-10415

[24] Giguère, R. Les ravages des maux de dos sur le cerveau, http://sante.canoe.ca/channel_health_news_details.asp?channel_id=2001&relation_id=3483&news_channel_id=2001&news_id=4388

[25] N.K.Y. Tang, et C. Crane. «Suicidality in chronic pain: A review of the prevalence, risk factors and psychological links», Psychol Med, vol. 36, no 5, 2006, p. 575-586.

[26] LE BRETON, D. (2010). "Douleur et sens : les modulations de la souffrance." DOULEURS Evaluation - Diagnostic - Traitement 11(4) : 177-181.

[27] Liebeskind, J.C.. Pain can kill. Pain 44 :3-4, 1991

[28] Edmeads J, Findlay H, Tugwell P, Pryse-Phillips W, Nelson RF, Murray TJ. Impact of migraine and tension-type headache on life-style, consulting behaviour, and medication use: a Canadian population survey. Can J Neurol Sci. 1993 May;20(2):131-7.

[29] Richard B. Lipton, MD; Walter F. Stewart, MPH, PhD; Seymour Diamond, MD; Merle L. Diamond, MD; Michael Reed, PhD. Prevalence and Burden of Migraine in the United States: Data From the American Migraine Study II. Headache 2001;41:646-657

[30] Guide de référence santé. «La douleur chronique: la souffrance au quotidien d'un mal incompris», [En ligne]. [www.guidesanteenligne.com/news_mail.asp?ID=99649].

[31] K. Meyer-Rosberg, et al. Peripheral neuropathic pain: A multidimensional burden for patients, European Journal of Pain, vol. 5, no 4, 2001, p. 379-389.

[32] Currie SR, and Wang J. Chronic back pain and major depression in the general Canadian population. Pain. 2004;107:54-60.

[33] Patton S, Juby H. Profil de la dépression clinique au Canada. Réseau des centres de données de recherche ; Série de synthèses de recherche: No 1; février 2008

[34] Patten SB, Beck CA, Kassam A, Williams JV, Barbui C, Metz LM. Long-term medical conditions and major depression: strength of association for specific conditions in the general population. Can J Psychiatry 2005;50(4):195-202.

[35] Organisation Mondiale de la Santé. Céphalées. Aide-mémoire N° 277, Octobre 2012.

[36] Choiniere, M., D. Dion, et al. The Canadian STOP-PAIN Project-Part 1 : Who are the patients on the waitlists of multidisciplinary pain treatment facilities?. Can J Anest 57 :539-548, 2010

[37] Bernard Al, Prince A, Edsall P. Quality of life issues for fibromyalgia patients. Arthritis Care Res 2000;13(1):42-50.

[38] Wolfe F, Hassett AL, Walitt B, Michaud K. Mortality in fibromyalgia: a study of 8,186 patients over thirty-five years. Arthritis Care Res (Hoboken). 2011; Jan;63(1):94-101.

[39] N.K.Y. Tang, et C. Crane. «Suicidality in chronic pain: A review of the prevalence, risk factors and psychological links», Psychol Med, vol. 36, no 5, 2006, p. 575-586.

[40] Schopflocher, D., R. Jovey, et al. (2010). "The Burden of Pain in Canada, results of a Nanos Survey." Pain Res Manage. Recencé sur le site : http://www.canadianpainsummit2012.ca/en/home/about-the-2012-summit/about.aspx

[41] Institude of Medecine. Relieving Pain in America : A blueprint for transforming prevention, care, education and research. Washington DC, Institute of Medecine, National Academies Press, 2011.

[42] The Canadian Pain Society. Pain in Canada Fact Sheet. http://www.canadianpainsociety.ca/pdf/pain_fact_sheet_en.pdf

[43] Katz JN. Lumbar disc disorders and low-back pain: socioeconomic factors and

consequences. J Bone Joint Surg Am. 2006;88(suppl 2):21-24.

[44] National Institute of Neurological Disorders and Stroke of the National Institutes of Health. 21st Century Prevention and Management of Migraine Headaches. Clinician, Vol. 19 No. 11, December 2001

[45] M. Meana, et al. «Douleur chronique: fardeau supplémentaire sur les Canadiennes», dans Institut canadien d'information sur la santé, Rapport de surveillance de la santé des femmes, 2003, [En ligne]. [www.phac-aspc.gc.ca/publicat/whsr-rssf/pdf/CPHI_WomensHealth_f.pdf]

[46] M. Meana, et al. «Douleur chronique: fardeau supplémentaire sur les Canadiennes», dans Institut canadien d'information sur la santé, Rapport de surveillance de la santé des femmes, 2003, [En ligne]. [www.phac-aspc.gc.ca/publicat/whsr-rssf/pdf/CPHI_WomensHealth_f.pdf]

[47] http://www.healthcentral.com/ency/408/guides/000076_6.html?ic=506019

[48] National Institute of Neurological Disorders and Stroke of the National Institutes of Health. 21st Century Prevention and Management of Migraine Headaches. Clinician, Vol. 19 No. 11, December 2001

[49] Kleinman N, Harnett J, Melkonian A, Lynch W, Kaplan-Machlis B, Silverman SL. Burden of fibromyalgia and comparisons with osteoarthritis in the workforce. J Occup Environ Med. 2009 Dec;51(12):1384-93.

[50] Howard KJ, Mayer TG, Neblett R, Perez Y, Cohen H, Gatchel RJ. Fibromyalgia syndrome in chronic disabling occupational musculoskeletal disorders: revalence,risk factors, and posttreatment outcomes. J Occup Environ Med. 2010;Dec;52(12):1186-91.

[51] National Institute of Neurological Disorders and Stroke of the National Institutes of Health. 21st Century Prevention and Management of Migraine Headaches. Clinician, Vol. 19 No. 11, December 2001

[52] The Migraine Trust. The Facts about Migraine. http://www.migrainetrust.org/assets/x/50066

Références du chapitre 5

[1] Griffin, E. A first look at communication theory, 6th ed. New York: McGraw Hill Higer Education, 2006.

[2] Richard B. Lipton, MD; Walter F. Stewart, MPH, PhD; Seymour Diamond, MD; Merle L. Diamond, MD; Michael Reed, PhD. Prevalence and Burden of Migraine in the United States: Data From the American Migraine Study II. Headache 2001;41:646-657

[3] Lawrence RC, Felson DT, Helmick CG, et al. Estimates of the prevalence of arthritis and other rheumatic conditions in the United States. Part II. Arthritis Rheum 2008;58(1):26–35.

[4] Matti Mäkela et coll. Prevalence, Determinants, and Consequences of Chronic Neck Pain in Finland. American Journal of Epidemiology, Volume 134, Issue 11, Pp. 1356-1367

[5] Hurley RW, Adams MCB. Sex, gender, and pain : An overview of a complex field. Anesth Analg 2008; 107:309-17.

[6] Isabelle Gaumond et Serge Marchand, Médecine Sciences Amérique (Numéro Douleur) 1er trimestre 2013

[7] Enquête suisse sur la santé, OFS 2007 : www.bfs.admin.ch/bfs/portal/fr/index/themen/14/22/ publ.html?publicationID=3339.

[8] Hurley RW, Adams MCB. Sex, gender, and pain : An overview of a complex field. Anesth Analg 2008; 107:309-17.

[9] Fillingim RB, Gear RW. Sex differences in opioid analgesia: clinical and experimental findings European Journal of Pain 8 (2004) 413–425

[10] Unruh AM. Gender variations in clinical pain experience. Pain 1996; 65:123-67.

[11] Unruh AM. Gender variations in clinical pain experience. Pain 1996; 65:123-67.

[12] Greenspan JD, Craft RM, LeResche L, et al. Studying sex and gender differences in pain and analgesia : A consensus report. Pain 2007; 132(Suppl. 1):S26-45.

[13] Fillingim RB, King CD, Ribeiro-Dasilva MC, et al. Sex, gender, and pain : A review of recent clinical and experimental findings. J Pain 2009; 10:447-85.

[14] Organisation Mondiale de la Santé. Céphalées. Aide-mémoire N° 277, Octobre 2012.

[15] Neumann L, Buskila D. Epidemiology of fibromyalgia. Curr Pain Headache Rep 2003;7(5):362–368.

[16] Neumann L, Buskila D. Epidemiology of fibromyalgia. Curr Pain Headache Rep 2003;7(5):362–368.

[17] Ronald Donelson, MD, MS, Greg McIntosh, MSc, Hamilton Hall, MD, FRCSC. Is It Time to Rethink the Typical Course of Low Back Pain? American Academy of Physical Medicine and Rehabilitation, 1934-1482/12/$36.00 Vol. 4, 394–401, June 2012

[18] Greenspan JD, Craft RM, LeResche L, et al. Studying sex and gender differences in pain and analgesia : A consensus report. Pain 2007; 132(Suppl. 1):S26-45.

[19] Cathy Gulli, Rebuilding Sidney Crosby's brain : A little-known treatment by a Canadian-born chiropractor to the stars may be the key to his comeback, Macleans, November 3, 2011. [http://www.macleans.ca/society/rebuilding-crosbys-brain/]

[20] Waddell G, Somerville D, Henderson I, Newton M. Objective clinical evaluation of physical impairment in chronic low back pain. Spine 1992;17:617–28.

[21] Miles-Chan JL, Sarafian D, Montani JP, Schutz Y, Dulloo A. Heterogeneity in the energy cost of posture maintenance during standing relative to sitting: phenotyping according to magnitude and time-course. PLoS One. 2013 May 31;8(5)

[22] Diederichs. Gilles, Travail : déstressons-nous !, Psychologie.com [http://www.psychologies.com/Travail/Souffrance-au-travail/Stress-au-travail/Articles-et-Dossiers/Travail-destressons-nous/4Gagner-de-l-energie-avec-une-bonne-posture]

[23] Sperry, R. W. (1988) Roger Sperry's brain research. Bulletin of The Theosophy Science Study Group 26 (3-4), 27-28

[24] Dalton, Erik, The 42-Pound Head. Massage Today. June, 2010, Vol. 10, Issue 06

[25] Hrysomallis, C., & Goodman, C. 2001. A review of resistance exercise and posture realignment. Journal of Strength and Conditioning Research, 15 (3), 385–90.

[26] Kapandji AL., The Physiology of the Joints, Vol. 3: The Spinal Column, Pelvic Girdle & Head. CBS Publishers & Distributors, 2009

[27] American Journal of Pain Management, January 2008, 4:36-39

[28] 31st Annual International Conference of the IEEE EMBS Minneapolis, Minnesota, USA, September 2-6, 2009.

[29] Rene Cailliet. Soft Tissue Pain and Disability. Philadelphia: FA Davis Co., 1977.

[30] Kapreli E, Vourazanis E, Billis E, Oldham JA, Strimpakos N. Respiratory dysfunction in chronic neck pain patients. A pilot study. Cephalalgia. 2009 Jul;29(7):701-10

[31] Novak, C.B. 2004. Upper extremity work-related musculoskeletal disorders: A treatment perspective. Journal of Orthopaedic & Sports Physical Therapy, 34 (10), 628–37

[32] Breig, Alf. Adverse Mechanical Tension in the Central Nervous System: An Analysis of Cause and Effect. 1978. Almqvuist & Wiksell International, Stockholm, Sweden. Pg. 177.

[33] Watson, A.W.S., & MacDonncha, C. 2000. A reliable technique for the assessment of posture: Assessment criteria for aspects of posture. The Journal of Sports Medicine and Physical Fitness, 40 (3), 260–70

[34] Edelman GM. Biologie de la conscience. Paris : Odile Jacob, 2008.

[35] Joseph R. Environmental influences on neural plasticity, the limbic system, emotional

development and attachment : A review. Child Psychiatry Hum Dev 1999; 29:189-208.

[36] Linton SJ, Halldén K. Can we screen for problematic back pain ? A screening questionnaire for predicting outcome in acute and subacute back pain. Clin J Pain 1998;14:209-15.

[37] Engel GL. The need for a new medical model : A challenge for biomedicine. Science 1977;198:129-96.

[38] Verrier, Pierre, « Docteur, ce n'est pas dans ma tête, j'ai vraiment mal », Le médecin du Québec, vol. 38, no. 6, juin 2003, pp. 99-102.

[39] Linton S., Skevington S.M. Psychological factors. Dans: I. K. Crombie, P. R. Croft, S. J. Linton, M. Leresche and M. Von Korff. Epidemiology of Pain. Seattle, IASP Press. 1999

[40] Hallberg LRM, Carlsson SG. Anxiety and coping in patients with chronic work-related muscular pain and patients with fibromyalgia. European J. Pain, 1998, 2 : 309-319.

[41] MC Cracken LM, Spertus IL, Janeck AS, Sinclair D, Wetzel FT. Behavioral dimensions of adjustment in persons with chronic pain : pain-related anxiety and acceptance. Pain, 1999, 80 : 283-289.

[42] Chaturvedi SK, Michael A. Chronic pain in a psychaitric clinic. J. Psychosom. Res., 1986, 30: 347-354.

[43] Masquelier, E. Le modèle biopsychosocial et la douleur chronique, Education du Patient et Enjeux de Santé, Vol. 26, n°3, 2008

[44] Robert-Ouvray. S. Intégration motrice et développement psychique. Desclée de Brouwer. Paris, 1997.

[45] Robert-Ouvray. S. Enfant abusé, enfant médusé. Desclée de Brouwer. Paris, 2001.

[46] Brocq. H."Douleur et maltraitance : le corps en question". In Ferragut. E. Le corps dans la prise en charge psychosomatique. Masson, Paris, 2003. p 53-66.

[47] Brocq. H. Facteurs de vulnérabilité psychique chez le patient douloureux chronique, Aspects psychologiques de la douleur chronique, Paris, 2003

[48] Raphael KG, Widom CS, Lange G : Childhood victimization and pain in adulthood: a prospective investigation. Pain, 92, 293-293, 2001.

[49] Masquelier, E. Le modèle biopsychosocial et la douleur chronique, Education du Patient et Enjeux de Santé, Vol. 26, n°3, 2008

[50] MC Cracken LM, Spertus IL, Janeck AS, Sinclair D, Wetzel FT. Behavioral dimensions of adjustment in persons with chronic pain : pain-related anxiety and acceptance. Pain, 1999, 80 : 283-289.

[51] Hallberg LRM, Carlsson SG. Anxiety and coping in patients with chronic work-related muscular pain and patients with fibromyalgia. European J. Pain, 1998, 2 : 309-319.

[52] Bigos SJ, Battie MC, Spengler DM, Fisher LD, Fordyce WE, Hansson TH, et al. A prospective study of work perceptions and psychological factors affecting the report of back injury. Spine 1991; 16:1–6.

[53] Heliovaara M, Makela M, Knekt P, Impivaara O, Aromaa A. Determinants of sciatica and low back pain. Spine 1991;16:608–14.

[54] Gatchel RJ, Polatin PB, Mayer TG. The dominant role of psychosocial risk factors in the development of chronic low back pain disability. Spine 1995;20: 2702–9.

[55] Greenough CG, Fraser RD. The effects of compensation on recovery from low-back injury. Spine 1989; 14:947–55.

[56] Sander R, Meyers JE. The relationship of disability to compensation status in railroad workers. Spine 1986;11:141–3.

[57] Indhal A, Velund L, Reikeraas O. Good prognosis for low back pain when left untampered : a randomized clinical trial. Spine 1995;20: 473–7.

[58] Fontaine O., Kulbertus H., Etienne A.M., Stress et cardiologie, Masson, 1996.

[59] Lazarus RS, Folkman S. Stress, appraisal, and coping. Springer; New York:1984;

[60] Lazarus RS, Folkman S. Stress, appraisal, and coping. Springer; New York:1984;

[61] Herzlich, Claudine, Santé et maladie. Analyse d'une représentation sociale, Paris, Éditions de l'École des Hautes Études en Sciences sociales, (1969) 2005, 210 p.

[62] Fisher, Gustave-Nicolas, La psychologie sociale, Paris, Éditions du Seuil, 1997, 442 p.

[63] Fisher, Gustave-Nicolas, La psychologie sociale, Paris, Éditions du Seuil, 1997, 442 p.

[64] Kleinman A, Eisenberg L, Good B. Culture, illness, and care. Clinical lessons from anthropologic and cross-cultural research.Ann Int Med 1978 ; 88:251-8.

[65] Sanders SH,Brena SF, Spier CJ, Beltrutti D,McConnell H,Quintero O. Chronic low back pain patients around the world: cross-cultural similarities and differences. Clin J Pain 1992 ; 8:317-23.

[66] Zborowski M. Cultural components in responses to pain. J Soc Issues 1952 ; 8: 16-30.

[67] Bates MS,Edwards WT,Anderson KO. Ethnocultural influences on variation in chronic pain perception. Pain 1993 ; 52:101-12.

[68] Zborowski, M., « Cultural components in responses to pain », Journal of Social Issues, 8, 1952, pp. 16-30.

[69] Zborowski M. Cultural components in responses to pain. J Soc Issues 1952 ; 8: 16-30.

[70] Moore, Brodsgaard, Mao, Miller, Dworkin: Acute Pain and Use of Local Anesthesia: Tooth Drilling and Childbird Labor Pain Beliefs among Anglo-Americans, Chinese and Scandinavians. Anesth Prog 45(1):29-37, 1998

[71] Talbot, Michael. The Holographic Universe. Harper Perennial, 1992.

[72] Talbot, Michael. The Holographic Universe. Harper Perennial, 1992.

[73] Goleman, Daniel. New Focus on Multiple Personality. New-York Times, May 21, 1985. [http://www.nytimes.com/1985/05/21/science/new-focus-on-multiple-personality.html]

[74] Talbot, Michael. The Holographic Universe. Harper Perennial, 1992.

[75] Watson, Lyall. Beyond Supernature: A New Natural History of the Supernatural. Bantam, 1987.

[76] Cats-Baril, W., Identifying patients at risk of becoming disabled because of lowback pain. The Vermont rehabilitation engineering center predictive model. Spine, 1991. 16(6): p. 605-607.

[77] Klenerman, L., The prediction of chronicity in patients with an acute attack of low back pain in a general practice setting. Spine, 1995. 20(4): p. 478-84.

[78] Burton, A.K., Psychosocial predictors of outcome in acute and subchronic low back trouble. Spine, 1995. 20(6): p. 722-8.

[79] Evans, F. Expectancy, therapeutic instructions and placebo response, dans White, L., Turskt, B. and Schwartz, G., Placebo : Theory, research and mechanism, Guilford Press, 1985.

[80] Evans, F. The placebo response in pain control. Psychopharmacology Bulletin 17 (2), 79-9. 1981

[81] Smith SM, Schroeder K, Fahey T, Over-the-counter (OTC) medications for acute cough in children and adults in ambulatory settings, Cochrane Summaries, August 15, 2012, [http://summaries.cochrane.org/CD001831/over-the-counter-otc-medications-for-acute-cough-in-children-and-adults-in-ambulatory-settings]

[82] Smith SM, Fahey T, Smucny J, Becker LA, Antibiotic treatment for people with a clinical diagnosis of acute bronchitis, Cochrane Summaries, April 18, 2012, http://summaries.cochrane.org/CD000245/antibiotic-treatment-for-people-with-a-clinical-diagnosis-of-acute-bronchitis

[83] Ahovuo-Saloranta A et coll. Antibiotics for acute maxillary sinusitis, Cochrane Summaries, March 16, 2011, http://summaries.cochrane.org/CD000243/antibiotics-for-acute-

maxillary-sinusitis

[84] Raine Sihvonen, M.D. et coll. Arthroscopic Partial Meniscectomy versus Sham Surgery for a Degenerative Meniscal Tear. N Engl J Med 2013; 369:2515-2524

[85] Blackwell B, Bloomfield SS, Buncher CR. Demonstration to medical students of placebo responses and non-drug factors. Lancet 1 : 1279-82. 1972

[86] Maj-Britt Niemi, Placebo Effect: A Cure in the Mind. Scientific American. February/March 2009. [http://www.scientificamerican.com/article/placebo-effect-a-cure-in-the-mind/]

[87] Rosenthal, Robert, and Lenore Jacobson. "Teachers'expectancies: Determinants Of Pupils'IQ Gains." Psychological reports 19.1 (1966): 115-118.

[88] Saligman, M. et coll. Helplessness and explanatory style : risk factors for depression and disease. Étude présentée à la conférence annuelle de la Society of Behavioural Medicine, San Francisco, mars 1986

[89] Peterson, C. et Seligman, M. Causal explanations as a risk factor for depression : theory and evidence, Psychology Review 91 (3), 347-74, 1984

[90] Petterson, C., Seligman, M. and Valliant, G. Pessimistic explanation style is a risk factor for physical illness : a thirdy five year longitudinal study. Journal of Personality and social psychology 55, 23-7, 1988

[91] Fisher, Gustave-Nicolas, La psychologie sociale, Paris, Éditions du Seuil, 1997, 442 p.

Références du chapitre 6

[1] Osterman AL., The double crush syndrome, Orthop Clin North Am. 1988 Jan; 19(1):147-55.

[2] Olaogun, Mathew O.B., Kopf, Andreas, Chronic Nonspecific Back Pain, dans Guide to Pain Management in Low-Resource Settings, International Association For The Study Of Pain, 2010

[3] Haddad-Trigui, M., Douleur : Grands Principes. Faculté de Médecine de Tunis, Année universitaire 2013-2014

[4] Kendall NA, Linton SJ, Main CJ. Guide to assessing psychosocial yellow flags in acute low back pain. Accident Rehabilitation and Compensation Insurance

[5] Carol Marleigh Kline, Lower Extremities, Part II: Gait Analysis, Leg/Foot Measurements, and Manipulation, Focus, Journal Of The American Chiropractic Association, April 2009

[6] Carol Marleigh Kline, Lower Extremities, Part II: Gait Analysis, Leg/Foot Measurements, and Manipulation, Focus, Journal Of The American Chiropractic Association, April 2009

[7] Magee DJ. Orthopedic Physical Assessment . Philadelphia: WB Saunders; 1987, 329.

[8] Wetton EA. The Harris and Beath footprint: interpretation and clinical value. Foot & Ankle 1992;13:462-468.

Références du chapitre 7

[1] Al Absi M. and Rokke PD. Can anxiety help us tolerate pain? Pain, 1991. 46(1): p. 43-51.

[2] Linton, S.J. and K. Hallden, Can we screen for problematic back pain? A screening questionnaire for predicting outcome in acute and subacute back pain. Clin J Pain, 1998. 14(3): p. 209-15.

[3] Klenerman, L., The prediction of chronicity in patients with an acute attack of low back

pain in a general practice setting. Spine, 1995. 20(4): p. 478-84.

[4] Fritz, J.M., S.Z. George, and A. Delitto, The role of fear-avoidance beliefs in acute low back pain: relationships with current and future disability and work status. Pain, 2001. 94(1): p. 7-15.

[5] Vlaeyen, J.W.S., The role of fear of movement/(re)injury in pain disability. Journal of Occupational Rehabilitation, 1995. 5(4): p. 235-252.

[6] Sullivan, M.J., Psychologically Based Occupationnal Rehabilitation : The Pain-Disability Prevention Program. The clinical journal of pain, 2003. 19(2): p. 97-104.

[7] Sullivan, M.J., The pain catastrophysing scale : Development and validation. Psychological assessment, 1995. 7(4): p. 524-532.

[8] Vlaeyen, J.W., Pain-related fear and its consequences in chronic musculoskeletal pain, in New avenues for the prevention of chronic musculoskeletal pain and disability. Pain research and clinical management, S.J. Linton, Editor. 2002, Elsevier Science B.V. p. 83-103.

[9] Crombez, G., Pain-related fear is more disabling than pain itself: evidence on the role of pain-related fear in chronic back pain disability. Pain, 1999. 80(1-2): p. 329-39.

[10] Vlaeyen, J.W. and S.J. Linton, Fear-avoidance and its consequences in chronic musculoskeletal pain: a state of the art. Pain, 2000. 85(3): p. 317-32.

[11] Ware MA, et al "Smoked cannabis for chronic neuropathic pain: a randomized controlled trial" CMAJ 2010; DOI: 10.1503/ cmaj.091414.

Références du chapitre 8

[1] Withington ET. Hippocrates. With an English Translation. Cambridge, MA: Harvard University Press, 1928.

[2] Connor L, Asch P, Asch T. Jero Tapakan: Balinese Healer. Cambridge, UK: Cambridge University Press, 1986.

[3] Anderson R. An orthopaedic ethnography in rural Nepal. Medical Anthrography 1984;1:45–59.

[4] Darkin-Langley S. Ayurveda in Nepal: A Medical Belief System in Action. PhD Thesis. Madison, WI: University of Wisconsin, 1982.

[5] Handy ESC, Pukai MK, Livermore K. Outline of Hawaiian physical therapeutics. Bernice P. Bishop Mus Bull 1934:126.

[6] Handy ESC, Pukai MK, Livermore K. Outline of Hawaiian physical therapeutics. Bernice P. Bishop Mus Bull 1934:126.

[7] Anderson R. Traditional Europe: A Study in Anthropology and History. Belmont CA: Wadsworth, 1971.

[8] Anderson R. Hawaiian therapeutic massage. World Wide Rep 1982;24(5):4A.

[9] Anderson R. The treatment of musculoskeletal disorders by a Mexican bonesetter. Soc Ser Med 1987:24(1):43–46.

[10] Anderson R. Spinal manipulation before chiropractic. In: Haldemann S, ed. The Principles and Practice of Chiropractic. 2nd ed. Norwalk, CT: Appleton and Lange, 1992:3–14.

[11] Terrett AG. The search for the subluxation: An investigation of medical literature to 1895. Chiropr Hist 1987;7(1):29–33.

[12] Présentation De La Profession Chiropratique Au Regard Des Données Scientifiques Actuelles : Une revue narrative de la littérature. Société Franco-Européenne de Chiropraxie (SO.F.E.C., association à but scientifique) 2013. [www.vertebre.com]

[13] Gatterman M. Standards for contraindications to spinal manipulative therapy. In: Vear HJ, ed. Chiropractic standards of practice and quality of care. Gaithersburg, MD, Aspen

Publishers Inc, 1992.

[14] Présentation De La Profession Chiropratique Au Regard Des Données Scientifiques Actuelles : Une revue narrative de la littérature. Société Franco-Européenne de Chiropraxie (SO.F.E.C., association à but scientifique) 2013. [www.vertebre.com]

[15] Haldeman S, Chapman-Smith D, Petersen DM, eds. Guidelines for chiropractic quality assurance and practice parameters. Gaithersburg, MD, Aspen Publishers, 1992.

[16] Rome PL. Usage of chiropractic terminology in the literature: 296 ways to say "subluxation": complex issues of the vertebral subluxation. Chiropractic Technique 1996; 8(2):49

[17] Henry F M, Rogers D E Increased response latency for complicated movements in a "memory drum" theory of neuromotor reaction. Research Quarterly, 1960, 31: 448-458

[18] Schmidt R A 1982 Motor learning and control: a behavioral emphasis. Human Kinetics, Champaign, IL

[19] Lackner J, DiZio P. Vestibular, proprioceptive, and haptic contribution to spatial orientation. Annu Rev Psychol. 2005;56:115-47.

[20] Sainsburg R, Ghez C, Kalakanis D. Intersegmental dynamics are controlled by sequential anticipatory, error correction, and postural mechanisms. J Neurophysiol. 1999;81:1045-56.

[21] Dietz V Human neuronal control of automatic functional movements: interaction between central programs and afferent inputs. Physiological Reviews, 1992, 72(1) :33-69

[22] Chen JL, Penhune VB, Zatorre RJ. The role of auditory and premotor cortex in sensorimotor transformations. Ann N Y Acad Sci. 2009;1169:15-34.

[23] Poon C-S, Tin C, Yu Y. Homeostasis of exercise hyperpnea and optimal sensorimotor integration: The internal model paradigm. Respir Physiol Neurobiol. 2007;159(1):1-13.

[24] Blohm G, Keith GP, Crawford JD. Decoding the Cortical Transformations for Visually Guided Reaching in 3D Space. Cereb Cortex. 2009 June 1, 2009;19(6):1372-93.

[25] Haavik Taylor H. The effect of altered peripheral input on sensorimotor integration. Auckland: University of Auckland, 2007. 354 p.

[26] Goodwin GM, Matthews PBC, McCloskey DI. The contribution of muscle afferents to kinaesthesia shown by vibration induced illusions of movement and by the effects of paralysing joint afferents. Brain 1972;95:705-48.

[27] Burgess PR, Wei JY. Signaling of kinesthetic information by peripheral sensory receptors. Annu Rev Neurosci 1982;5: 171-87.

[28] McCloskey DI. Kinesthetic sensibility. Physiol Rev 1978;58: 763-820.

[29] Poon C-S, Tin C, Yu Y. Homeostasis of exercise hyperpnea and optimal sensorimotor integration: The internal model paradigm. Respir Physiol Neurobiol. 2007;159(1):1-13.

[30] Braun JT, Ogilvie JW, Akyuz E, et al. Experimental scoliosis in an immature goat model: a method that creates idiopathic-type deformity with minimal violation of the spinal elements along the curve. Spine 2003;28:2198-203.

[31] Akhter S, Davies J, Caterson B. Ultrastructural localization and distribution of proteoglycan in normal and scoliotic lumbar disc. Spine 2005;30:1303-9

[32] Antoniou J, Arlet V, Goswami T, et al. Elevated synthetic activity in the convex side of scoliotic intervertebral discs and endplates compared with normal tissues. Spine 2001;26:E198-206.

[33] Bibby SR, Meir A, Fairbank JC, et al. Cell viability and the physical environment in the scoliotic intervertebral disc. Stud Health Technol Inform 2002;91:419-21.

[34] Chen B, Fellenberg J, Wang H, et al. Occurrence and regional distribution of apoptosis in scoliotic discs. Spine 2005;31:519-24.

[35] Duance V, Crean J, Sims T, et al. Changes in collagen cross-linking in degenerative disc

disease and scoliosis. Spine 1998;23:2545-51.

[36] Stokes IA, Aronsson DD, Spence H, et al. Mechanical modulation of intervertebral disc thickness in growing rat tails. J Spinal Disord 1998;11:261- 5.

[37] Yu J, Fairbank J, Roberts S, et al. The elastic fiber network of the anulus fibrosus of the normal and scoliotic human intervertebral disc. Spine 2005;30:1815-20.

[38] Levick J R Synovial fl uid and trans-synovial flow in stationary and moving normal joints. In: Helminen H J, Kivaranki I, Tammi M (eds) Joint loading: biology and health of articular structures. John Wright, Bristol, 1987, p 149-186

[39] Nade S, Newbold P J Factors determining the level and changes in intra-articular pressure in the knee joint of the dog. Journal of Physiology 1983, 338: 21-36

[40] Fassbender H G Significance of endogenous and exogenous mechanisms in the development of osteoarthritis. In: Helminen H J et al (eds) Joint loading: biology and health of articular structures. John Wright, Bristol, 1987

[41] Byrnes W C, Clarkson P M Delayed onset muscle soreness and training. Clinics in Sports Medicine ,1986, 5(3): 605-614

[42] Cramer GD, Fournier JT, Henderson CNR, Wolcott CC. Degenerative changes following spinal fixation in a small animal model. J Manipulative Physiol Ther 2004;27(3): 141-54.

[43] Cramer GD, Fournier JT, Henderson CNR, Wolcott CC. Degenerative changes following spinal fixation in a small animal model. J Manipulative Physiol Ther 2004;27(3): 141-54.

[44] Paris S. Anatomy as related to function and pain. Symposium on evaluation and care of lumbar spine problems. Orthop Clin North Am 1983;14:476-89.

[45] Bove GM, Ransil BJ, Lin HC, Leem JG. Inflammation induces ectopic mechanical sensitivity in axons of nociceptors innervating deep tissues. J Neurophysiol 2003;90(3): 1949-55.

[46] Bove GM, Ransil BJ, Lin HC, Leem JG. Inflammation induces ectopic mechanical sensitivity in axons of nociceptors innervating deep tissues. J Neurophysiol 2003;90(3): 1949-55.

[47] Haavik-Taylor H, Murphy B. Cervical spine manipulation alters sensorimotor integration: a somatosensory evoked potential study. Clin Neurophysiol, 2007;118:391-402.

[48] Haavik-Taylor H, Murphy B. Altered sensorimotor integration with cervical spine manipulation. JMPT, 2008;31:115-26.

[49] Lederman E. "The Myth of Core Stability." J Bodywork & Movement Ther, 2010;14:84-98.

[50] Dutia M B 1991 The muscles and joints of the neck: their specialisation and role in head movement. Progress in Neurobiology 37: 165-178

[51] Gimse R, Tjell C, Bjl'lfgen I A, Saunte C 1996 Disturbed eye movements after whiplash due to injuries to the postural control system. Journal

[52] McLain R F 1994 Mechanoreceptor endings in human cervical facet joints. Spine 19: 495-501

[53] Abrahams V C 1977 The physiology of neck muscles: their role in head movements and maintenance of posture. Canadian Journal of Physiology and Pharmacology 55: 332-339

[54] Richmond F J R, Bakker 0 A 1982 Anatomical organization and sensory receptor content of soft tissues surrounding upper cervical vertebrae in the cat. Journal of Neurophysiology 48: 49-61

[55] Sessle B J 2000 Acute and chronic craniofacial pain: brainstem mechanisms of nociceptive transmission and neuroplasticity, and their clinical correlates. Critical Reviews in Oral Biology and Medicine 11: 57-91

[56] Feil K, Herbert H 1995 Topographical organization of spinal and trigeminal somatosensory pathways to the rat parabrachial and Kblliker-Fuse nuclei. Journal of

Comparative Neurology 353: 506-528

[57] Grieve's Modern Manual Therapy, 3ième édition, The Vertebral Column, Churchill Livingstone; March 2005

[58] Bolton P S, Tracey D J 1992 Neurons in the dorsal column nuclei of the rat respond to stimulation of neck mechanoreceptors and project to the thalamus. Brain Research 595: 1 75-179

[59] Bolton P S 1998 The somatosensory system of the neck and its effect on the central nervous system. Journal of Manipulative and Physiological Therapeutics 21: 553-563

[60] Grieve's Modern Manual Therapy, 3ième édition, The Vertebral Column, Churchill Livingstone; March 2005

[61] Humphreys BK. Cervical Outcome Measures: Testing for Postural Stability and Balance. J Manipulative Physiol Ther. 2008;31(7):540-546.

[62] Bracher ES, Almeida CL, Almeida RR, Duprat AC, Bracher CB. A combined approach for treatment of cervical vertigo. J Manipulative Physiol Therapy 2000;23:96-100.

[63] Vuillerme N, Pinsault N. Experimental neck muscle pain impairs standing balance in humans. Exp Brain Res. 2009;192:723–729.

[64] Vuillerme N, Pinsault N. Experimental neck muscle pain impairs standing balance in humans. Exp Brain Res. 2009;192:723–729.

[65] Stapley PJ, Beretta MV, Toffola ED, Schieppati M. Neck muscle fatigue and postural control in patients with whiplash injury. Clin Neurophysiol. 2006 2006/3;117(3):610-22.

[66] Falla D. Unravelling the complexity of muscle impairment in chronic neck pain. Man Ther. 2004;9(3):125-33.

[67] Michaelson P, Michaelson M, Jaric S, Latash ML, Sjolander P, Djupsjobacka M. Vertical posture and head stability in patients with chronic neck pain. J Rehabil Med. 2003;35(5):229-35.

[68] Karlberg M, Persson L, Magnusson M. Reduced postural control in patients with chronic cervicobrachial pain syndrome. Gait Posture. 1995;3:241-9.

[69] Takayama H, Muratsu H, Doita M, Harada T, Kurosaka M, Yoshiya S. Proprioceptive recovery of patients with cervical myelopathy after surgical decompression. Spine. 2005;30(9):1039-44.

[70] Takayama H, Muratsu H, Doita M, Harada T, Yoshiya S, Kurosaka M. Impaired joint proprioception in patients with cervical myelopathy. Spine. 2005;30(1):83-6.

[71] Stapley PJ, Beretta MV, Toffola ED, Schieppati M. Neck muscle fatigue and postural control in patients with whiplash injury. Clin Neurophysiol. 2006 2006/3;117(3):610-22.

[72] Sterling M, Jull G, Vicenzino B, Kenardy J, Darnell R. Development of motor system dysfunction following whiplash injury. Pain. 2003 2003/5;103(1-2):65-73.

[73] Severy DM, Mathewson JH, Bechtol CO. Controlled automobile rear-end collisions: an investigation of related engineering and mechanical phenomenon. Can Services Med J 11:727-758, 1955.

[74] McConnell WE, Howard RP, Guzman HM, et al. Analysis of human test subject kinematic responses to low-velocity rear-end impacts. SAE Tech Paper Series 930889, 21-31, 1993.

[75] McConnell WE, Howard RP, Poppel JV, et al. Human head and neck Kinematic after low-velocity rear-end impacts: understanding "whiplash." 39th Stapp Car Crash Conference Proceedings 952724, 215-238, 1995.

[76] Szabo TJ, Welcher JB, Anderson RD, et al. Human occupant kinematic response to low-speed rear-end impacts. SAE Tech Paper Series 940532, 23-35m 1994.

[77] West DH, Gough JP, Harper TK. Low-speed collision testing using human subjects. Accid Reconstr J 5(3):22-26, 1993.

[78] Bakhtadze MA, Vernon H, Karalkin AV, Pasha SP, Tomashevskiy IO, Soave D. Cerebral

perfusion in patients with chronic neck and upper back pain: preliminary observations, J Manipulative Physiol Ther. 2012 Feb;35(2):76-85.

[79] Cherng RJ, Lee HY, Su FC (2003) Frequency spectral characteristics of standing balance in children and young adults. Med Eng Phys 25; 509-515

[80] Giacomini P, Sorace F, Magrini A, Alessandrini M (1998) Alterations in postural control: the use of spectral analysis in stability measurement. Acta Otorhinolaryngol Ital 18: 83-87

[81] Lee DN, Lishman JR (1974) Visual proprioceptive control of stance. J Hum Mov Stud 1: 87-95

[82] Nashner LM (1970) Sensory feedback in human postural control. In: Man Vehicle Lab. Cambridge (MA): MIT Press. P. MVT70-73

[83] Edwards AS (1946) Body sway and vision. J Exp Psychol 36: 526-535

[84] Travis RC (1945) An experimental analysis of dynamic and static equilibrium J Exp Psychol 35: 216-234

[85] Poole, J. (1991). Age related changes in sensory system dynamics related to balance. Physical & Occupational Therapy in Geriatrics, 10(2), 55-63

[86] Merla, J.L. & Spaulding, S.J. (1997). The balance system: Implications for Occupational therapy intervention. Physical & Occupational Therapy in Geriatrics, 15(1), 21-33

[87] Uchiyama, M. & Demura, S. (2009). The role of eye movement in upright postural control. Sport Science Health, 5, 21-27. doi: 10.1007/s11332-009-0072-z

[88] Roll JP. et Roll R.: La proprioception extraoculaire comme élément de référence posturale et de lecture spatiale des données rétiniennes Agressologie1987, 28, 905-911.

[89] University of Illinois Telephone Extension Program, Current Advances in Dentistry, 1949 dans Applied Kinesiology, Vol II, Head, Neck, and Jaw Pain and Dysfunction—The Stomatognathic System, David S. Walter, Systems D.C., Pueblo, CO; 1983

[90] Nakahara H, Nakasato N, Kanno A, Murayama S, Hatanaka K, Itoh H, et al. Somatosensory evoked fields for gingiva, lip, and tongue. J Dent Res. 2004;83:307-11.

[91] Storm C, Wänman A. A two-year follow-up study of temporomandibular disorders in a female Sami population: validation of cases and controls as predicted by questionnaire. Acta Odontol Scand. 2007;65:341-7.

[92] Gangloff P, Louis JP, Perrin PP. Dental occlusion modifies gaze and posture stabilization in human subjects, Neurosci Lett. 2000;293:203-6.

[93] Hellsing E, McWilliam J, Reigo T, Spangfort E. The relationship between craniofacial morphology, head posture and spinal curvature in 8, 11 and 15 years old children. Eur J Orthod. 1987;9:254-64.

[94] Huggare JA, Raustia AM. Head posture and cervicovertebral and craniofacial morphology in patients with craniomandibular dysfunction. Cranio. 1992;10:173-8.

[95] Bracco P, Deregibus A, Piscetta R. Effects of different jaw relations on postural stability in human subjects, Neurosci Lett. 2004;356:228-30.

[96] Fujimoto M, Hayakawa I, Hirano S, Watanabe I. Changes in gait stability induced by alteration of mandibular position. J Med Dent Sci. 2001,48:131-6.

[97] Lund P, Nishiyama T, Moller E. Postural activity in the muscles of masticatioins with the subjects upright, inclined, and supine. Scand J Dent Res. 1970;78:417-24.

[98] Tingey EMK, Buschang PH, Thorockmorton GS. Mandibular rest position:a reliable position influenced by head support and body posture. Am J Orthod Dentofacial Orthop. 2001;120:614-22.

[99] Ferrario VF, Sforza C, Schmitz JH, Taroni A. Occlusion and centre of foot pressure variation:is there a relationship? J Prosthet Dent. 1996;76:302-8.

[100] Fernández-de-las-Peñas C, Cuadrado ML, Pareja JA. Myofascial trigger points, neck mobility and forward head posture in unilateral migraine. Cephalalgia. 2006;26:1061-70.

[101] Macefield VG. Physiological characteristics of low-threshold mechanoreceptors in joints, muscle and skin in human subjects. Clin Exp Pharmacol Physiol. 2005; 32: 135-144.

[102] Alonso-Vázquez A, Villarroya MA, Franco MA, Asín J, Calvo B. Kinematic assessment of paediatric forefoot varus. Gait Posture. 2009; 29: 214-219.

[103] Loram ID, Kelly SM, Lakie M. Human balancing of an inverted pendulum: is sway size controlled by ankle impedance? J Physiol. 2001; 532: 879-891.

[104] VILLENEUVE P. – Régulation du tonus postural par informations podales. Revue de podologie, mai-juin 1989, N° 49, p54.

[105] MISERY L. – La peau neuronale ou les nerfs à fleur de peau. Collection Vivre et Comprendre. Eds Ellipses Marketing. 2000, 99p.

[106] KAVOUNOUDIAS A., ROLL J-P., ROLL R. – The plantar sol is a "dynamometric map" for human balance control. Neurol Report, 9, 3247-3252. 1998

[107] PRADELS A., PRADON D., VUILLERME N. – Stimulation douloureuse des soles plantaires : impact sur le contrôle de la posture et de la locomotion. XVIIIèmes Journées de Posturologie Clinique, Paris 2011.

[108] Day BL, Steiger MJ, Thompson PD & Marsden CD (1993). Effect of vision and stance width on human body motion when standing: implications for afferent control of lateral sway. J Physiol (Lond) 469, 479-499.

[109] Bove M, Courtine G, Schieppati M. Neck Muscle Vibration and Spatial Orientation During Stepping in Place in Humans. J Neurophysiol. 2002;88:2232-41.

[110] Holm S, Indahl A, Solomonow M. Sensorimotor control of the spine. J Electromyogr Kinesiol 2002;12:219-34.

[111] Corbin, Philippe. Etudes Des Mécanismes Adaptatifs Du Maintien De L'équilibre Orthostatique : Effets d'une fatigue musculaire, d'une douleur expérimentale et d'une perturbation externe, Thèse de doctorat présentée en cotutelle à la Faculté des études supérieures de l'Université Laval, Québec et Unité de Formation en Recherche en Activités Physiques et Sportives, Université Joseph Fourier, Grenoble, France, août 2003

[112] Indahl A, Kaigle AM, Reikeras O, et al. Interaction between the porcine lumbar intervertebral disc, zygapophysial joints, and paraspinal muscles. Spine 1997;22:2834-40.

[113] Hides JA, Stokes MJ, Saide M, et al. Evidence of lumbar multifidus muscle wasting ipsilateral to symptoms in patients with acute/subacute low back pain. Spine 1994;19:165-72.

[114] Lackner J, DiZio P. Vestibular, proprioceptive, and haptic contribution to spatial orientation. Annu Rev Psychol. 2005;56:115-47.

[115] Sainsburg R, Ghez C, Kalakanis D. Intersegmental dynamics are controlled by sequential anticipatory, error correction, and postural mechanisms. J Neurophysiol. 1999;81:1045-56.

[116] Smith JL, Crawford M, Proske U, Taylor JL, Gandevia SC. Signals of motor command bias joint position sense in the presence of feedback from proprioceptors. J Appl Physiol. 2009;106:950-8.

[117] Levin, Steven. Tensegrity: the new biomechanics dans Textbook of Musculoskeletal Medicine , 1st Edition, Editors: Hutson, Michael; Ellis, Richard, Oxford University Press, 2006

[118] Ingber, Donald E. (1998): The Architecture of Life. In: Scientific American, H. 1, S. 48–57.

[119] Sueki D, Cleland J, Wainner R. Journal of Manual and Manipulative Therapy. 2013; 21(2). 90

[120] Bialosky JE., Bishop MD., George SZ. Regional interdependence: A musculoskeletal examination model whose time has come. Journal of Orthopaedic Sports Physical

Therapy. 2008; 38(3): 159-160

[121] Morasso PG & Sanguineti V (1995). Self-organizing body scema for motor planning. J Motor Behavior 27, 52-66.

[122] Knudsen EI, du Lac S & Esterly SD (1987). Computational maps in the brain. Annu Rev Neurosci 10, 41-65.

[123] Hagan MT, Demuth HB & Beale MH. (1996). Neural network design. PWS publishing company, Boston, MA.

[124] Wilber, Ken. Le paradigme holographique, Le Jour Éditeurs, 1984

[125] Darwin, C. (1872;1965). The expression of the emotions in man and animals. Chicago: University of Chicago Press.

[126] Alain Berthoz. Le sens du mouvement, Ed. Odile Jacob, 1997

[127] Schouwstra, S. J., & Hoogstraten, J. (1995). Head position and spinal position as determinants of perceived emotional state. Perceptual and Motor Skills, 81, 673–674.

[128] Lederman, Eyal. Fundamental of Manual Therapy. Churchill Levingstone, 1997

[129] Eble, J.N.: Patterns of response of the paravertebral musculature to visceral stimuli. Am J Physiol 198:429-33, Feb 60 dans Viscerosomatic reflexes: A review de Myron C. Beal, Journal of ADA,vol. 85/no. 12, Dec. 1985

[130] Beal, Myron C., Viscerosomatic reflexes: A review, Journal of ADA,vol. 85/no. 12, Dec. 1985

[131] Pickar J. Neurophysiological issues of the subluxation lesion. Top Clin Chiro, 2001;8:9-15.

[132] Pickar J. Neurophysiological issues of the subluxation lesion. Top Clin Chiro, 2001;8:9-15.

[133] Panjabi MM. A hypothesis of chronic back pain: ligament subfailure injuries lead to muscle control dysfunction. Eur Spine J, 2006;15(5):668-76.

[134] Jones DW., Jones DA., Newham DJ. Chronic knee effusion and aspiration: The effect on quadriceps inhibition. Journal of Rheumatology. 1987; 26: 370-374

[135] Huber A., Suter E., Herzog W. Inhibition of the quadriceps muscles in elite male volleyball players,Journal of Sports Science. 1998; 16: 281-289

[136] Panjabi MM. A hypothesis of chronic back pain ligament subfailure injuries lead to muscle control dysfunction. Spine. 2006; 15: 668-676

[137] Little JS, Ianuzzi A, Chiu JB, Baitner A, Khalsa PS. Human lumbar facet joint capsule strains: II. Alteration of strains subsequent to anterior interbody fixation. Spine J 2004;4(2): 153-62.

[138] Lederman, Eyal. Fundamental of Manual Therapy. Churchill Levingstone, 1997

[139] Frank C, Akeson W H, Woo S L-Y, Amiel D, Coutts R D 1984 Physiology and therapeutic value of passive joint motion. Clinical Orthopaedics and Related Research 185: 113-125

[140] Amiel D, Woo S L-Y, Harwood F, Akeson W H 1982 The effect of immobilization on collagen turnover in connective tissue: a biochemical-biomechanical correlation. Acta Orthopaedica Scandinavica 53:325-332

[141] Lederman, Eyal. Fundamental of Manual Therapy. Churchill Levingstone, 1997

[142] Paris S. Anatomy as related to function and pain. Symposium on evaluation and care of lumbar spine problems. Orthop Clin North Am 1983;14:476-89.

[143] Cramer GD, Fournier JT, Henderson CNR, Wolcott CC. Degenerative changes following spinal fixation in a small animal model. J Manipulative Physiol Ther 2004;27(3): 141-54.

[144] Evans E B, Eggers G W N, Butler J K, Blumel J 1960 Experimental immobilisation and remobilisation of rat knee joints. Journal of Bone and Joint Surgery 42(A)(5): 737-758

[145] Frank C, Akeson W H, Woo S L-Y, Amiel D, Coutts R D 1984 Physiology and therapeutic value of passive joint motion. Clinical Orthopaedics and Related Research 185: 113-125

[146] Lestini WF,Wiesel SW.The pathogenesis of cervical spondylosis. Clin Orthop 1989; Feb. 238:69

[147] Cramer GD, Fournier JT, Henderson CNR, Wolcott CC. Degenerative changes following spinal fixation in a small animal model. J Manipulative Physiol Ther 2004;27(3): 141-54.

[148] Kirkaldy-Willis H; Managing Low Back Pain, Second Edition, Churchill Livingstone, 1988.

[149] Schmoral G, Junghanns H; Schmorl's and Junghanns' The Human Spine in Health and Disease; Grune & Stratton; 1971.

[150] Jackson R, The Cervical Syndrome, Thomas, 1978

[151] Hadley LA, Anatomico-Roentgenographic Studies of the Spine, fourth printing, Charles Thomas, 1979.

[152] Junghanns H; Clinical Implications of Normal Biomechanical Stresses on Spinal Function; Aspen, 1990.

[153] Golightly YM, Marshall SW, Callahan LF, Guskiewicz K; Early- Onset Arthritis in Retired National Football League Players; Journal of Physical Activity and Health, 2009, 6, 638-643.

[154] Kartal A, Yldran B, Enköylü A, Korkusuz F; Soccer causes degenerative changes in the cervical spine; European Spine Journal, February 2004, 13(1):76-82.

[155] Gargan MF, Bannister GC. The Comparative Effects of Whiplash Injuries. The Journal of Orthopaedic Medicine, 19(1), 1997, pp. 15-17.

[156] Hamer AJ, Gargan MF, Bannister GC, Nelson RJ. Whiplash injury and surgically treated cervical disc disease. Injury. 1993 Sep;24(8):549-50.

[157] Crelin ES. A scientific test of the chiropractic theory. Amer Sci 1973;61(5):574-80.

[158] Russel V. Gilchrist, Curtis W. Slipman and Sarjoo M. Bhagia. Anatomy of the Intervertebral Foramen, Pain Physician, Volume 5, Number 4, pp 372-378

[159] Russel V. Gilchrist, Curtis W. Slipman and Sarjoo M. Bhagia. Anatomy of the Intervertebral Foramen, Pain Physician, Volume 5, Number 4, pp 372-378

[160] Meek WJ, Leaper WE.The effect of pressure on conductivity of nerve and muscle. Amer J Physiol 1911; 27:308

[161] Bentley FH, Schlapp W.The effects of pressure on conduction in peripheral nerves. J Physiol 1943; 102:72

[162] Causey G, Palmer E.The effect of pressure on nerve conduction and nerve fiber size. J Physiol 1949; 109:220

[163] Sunderland S, Bradley L. Stress-strain phenomena in human spinal roots. Brain 1961; 84:121

[164] Sharpless SK. Susceptibility of spinal roots to compression block. In: Goldstein M, ed. The Research Status of Spinal Manipulative Therapy. Bethesda, MD: DHEW publication (NIH) 76-998, 1975

[165] Konno S, Olmarker K, Byrod G et al. Intermittent cauda equina compression. Spine 1995; 20(1):1223

[166] Olmarker K, Rydevik B, Hansson T, Holm S. Compression induced changes of the nutritional supply to the porcine cauda equina. J Spinal Disord 1990;3:25-9.

[167] Rydevik BL.The effects of compression on the physiology of nerve roots. J Manipulative Physiol Ther 1992; 15(1):62

[168] Olmarker K, Rydevik B, Hansson T, Holm S. Compression induced changes of the nutritional supply to the porcine cauda equina. J Spinal Disord 1990;3:25-9.

[169] Tachihara H, Kikuchi SI, Konno SI, Sekiguchi M. Does facet joint inflammation induce radiculopathy? An investigation using a rat model of lumbar facet joint inflammation. Spine 2007;32:406-12.

[170] Stephens M, Evans J, O'Brien J. Lumbar intervertebral foramens: An in vitro study of their shape in relation to intervertebral disc pathology. Spine 1991; 16:525-529.

[171] Iliescu Madalina, Bordei P, Albina Sandica, Ionescu C. Morphology of the intervertebral foramen: a direct relation with low back pain. ARS Medica Tomitana - 2012; 2(69): DOI 10.2478/v10307-012-0012-z 62-65

[172] Iliescu Madalina, Bordei P, Albina Sandica, Ionescu C. Morphology of the intervertebral foramen: a direct relation with low back pain. ARS Medica Tomitana - 2012; 2(69): DOI 10.2478/v10307-012-0012-z 62-65

[173] Golub BS, Silverman B. Transforaminal ligaments of the lumbar spine. J Bone Joint Surg [Am] 1969; 51A:947-956.

[174] Panjabi MM. A hypothesis of chronic back pain: ligament subfailure injuries lead to muscle control dysfunction. Eur Spine J, 2006;15(5):668-76.

[175] Solomonow M. Sensory-motor control of ligaments and associated neuromuscular disorders. J Electromyo Kinesiol, 2006;16:549-67.

[176] Le B, Davidson B, Solomonow D, et al. Neuromuscular control of lumbar instability following static work of various loads. Muscle Nerve, 2009;39(1):71-82.

[177] Freeman MAR, et al. The etiology and prevention of functional instability of the foot. J Bone Joint Surg, 1965;47B(4):678-85.

[178] Solomonow M. Sensory-motor control of ligaments and associated neuromuscular disorders. J Electromyo Kinesiol, 2006;16:549-67.

[179] Akuthota V, Ferreiro A, Moore T, et al. Core stability exercise principles. Curr Sports Med Rep, 2008;7:39-44.

[180] Panjabi MM. A hypothesis of chronic back pain: ligament subfailure injuries lead to muscle control dysfunction. Eur Spine J, 2006;15(5):668-76.

[181] Teyhen DS, et al. Fluoroscopic video to identify aberrant lumbar motion. Spine, 2007;32:E220-9.

[182] Cyriax, James; Textbook of Orthopaedic Medicine, Diagnosis of Soft Tissue Lesions, Bailliere Tindall, Volume 1, eighth edition, 1982.

[183] Roy, Steven; Irvin, Richard; Sports Medicine: Prevention, Evaluation, Management, and Rehabilitation, Prentice-Hall, 1983.

[184] Maroon JC, Bost JW, Maroon A; Natural anti-inflammatory agents for pain relief; Surgical Neurological International; Dec. 2010; Vol. 13; No. 1.

[185] Boswell M, Cole BE, editors; American Academy of Pain Management: Weiner's Pain Management: A Practical Guide for Clinicians; Seventh Edition, 2006, pp. 584-585

[186] Omoigui S; The biochemical origin of pain: The origin of all pain is inflammation and the inflammatory response: Inflammatory profile of pain syndromes; Medical Hypothesis; 2007, Vol. 69, pp. 1169-1178.

[187] Cyriax, James; Textbook of Orthopaedic Medicine, Diagnosis of Soft Tissue Lesions, Bailliere Tindall, Volume 1, eighth edition, 1982.

[188] Guyton, Arthur, Textbook of Medical Physiology, Saunders, 1986.

[189] Cohen, I. Kelman; Diegelmann, Robert F; Lindbald, William J; Wound Healing, Biochemical & Clinical Aspects, WB Saunders, 1992.

[190] Melham TJ, Sevier TL, Malnofski MJ, Wilson JK, Helfst RK, Chronic ankle pain and fibrosis successfully treated with a new noninvasive augmented soft tissue mobilization technique (ASTM); Medicine Science Sports Exercise, June 1998; 30(3): 801-4.

[191] Jonsson H, Cesarini K, Sahlstedt B, Rauschning W; Findings and Outcome in Whiplash-Type Neck Distortions; Spine, Vol. 19, No. 24, December 15, 1994, pp. 2733-2743.

[192] Hildebrand K, Frank C; Scar Formation and Ligament Healing; Canadian Journal of Surgery; 1998.

[193] Majno, Guido and Joris, Isabelle; Cells, Tissues, and Disease: Principles of General Pathology, 2004.

[194] Hildebrand KA, Gallant-Behm CL, Kydd AS, Hart DA; The Basics of Soft Tissue Healing and General Factors that Influence Such Healing; Sports Medicine Arthroscopic Review; 2005.

[195] Walsh W; Orthopedic Biology and Medicine; Repair and Regeneration of Ligaments, Tendons, and Joint Capsule; Humana Press, 2006.

[196] Schleip R; Fascia: The Tensional Network of the Human Body; The Scientific and Clinical Applications in Manual and Movement Therapy; 2012.

[197] Cyriax, James; Textbook of Orthopaedic Medicine, Diagnosis of Soft Tissue Lesions, Bailliere Tindall, Volume 1, eighth edition, 1982.

[198] Haavik-Taylor H, Murphy B. Cervical spine manipulation alters sensorimotor integration: a somatosensory evoked potential study. Clin Neurophysiol, 2007;118:391-402.

[199] Haavik-Taylor H, Murphy B. Altered sensorimotor integration with cervical spine manipulation. JMPT, 2008;31:115-26.

[200] Strutton P, Theodorou S, Catley M, et al. Corticospinal excitability in patients with chronic low back pain. J Spinal Disord Tech, 2005;18:420-4.

[201] Tsao H, Galea M, Hodges P, et al. Driving plasticity in the motor cortex in recurrent low back pain. Eur J Pain, 2010;14:832-9.

[202] Wand BM, et al. Cortical changes in chronic low back pain: current state of the art and implications for clinical practice. Manual Therapy, 2010:1-6.

[203] Sato A, Swenson RS. Sympathetic nervous system response to mechanical stress of the spinal column in rats. J Manip Physiol Ther 1984;7:141-7.

[204] Budgell B, Hotta H, Sato A. Spinovisceral reflexes evoked by noxious and innocuous stimulation of the lumbar spine. J Neuromusculoskel Sys 1995;3:122-31.

[205] Budgell B, Sato A. Modulations of autonomic functions by somatic nociceptive inputs. Progress in brain research, Vol 113. Amsterdam: Elsevier; 1996. p. 525-39. chap. 29.

[206] Budgell B, Sato A, Suzuki A, Uchida S. Responses of adrenal function to stimulation of lumbar and thoracic interspinous tissues in the rat. Neurosci Res 1997;28:33-40.

[207] Budgell B, Hotta H, Sato A. Reflex responses of bladder motility following stimulation of interspinous tissues in the anesthetized rat. J Manip Physiol Ther 1998;21:593-9.

[208] Bolton PS, Kerman IA, Woodring SF, Yates BJ. Influences of neck afferents on sympathetic and respiratory nerve activity. Brain Res Bull 1998;47:413-9.

[209] Sato A, Sato Y, Schmidt RF. Heart rate changes reflecting modifications of efferent cardiac sympathetic outflow by cutaneous and muscle afferent volleys. J Auton Nerv Syst 1981;4:231-47.

[210] Sato A, Sato Y, Schmidt RF. The impact of somatosensory biochemistry and pharmacology, Vol 130. Berlin: Springer- Verlag; 1997.input on autonomic functions. Reviews of physiology,

[211] Linnman C, Appel L, Soderlund A, Frans O, Engler H, Furmark T, et al. Chronic whiplash symptoms are related to altered regional cerebral blood flow in the resting state. Eur J Pain 2009;13:65-70.

[212] Nathan M., Keller TS. Measurement and analysis of the in vivo posteroanterior impulse response of the human thoracolumbar spine: A feasibility study. Journal of Manipulative and Physiological Therapeutics. 1994; 17:431-441.

[213] Cramer GD. Tuck NR., Knudsen JT., Fonda SD. Effects of side posture positioning and side posture adjusting on the lumbar zygapophyseal joints as evaluated by MRI: A before and after study with randomisation. Journal of Manipulative and Physiological Therapeutics. 200;23:380-394.

[214] Lehman GJ., McGill SM. The influence of a chiropractic manipulation on lumbar kinematics and electromyography during simple and complex tasks: A case study. Journal of Manipulative and Physiological Therapeutics. 1999;22:576-581.

[215] Halderman S. The clinical basis for discussion of mechanisms of manipulative therapy. In: Korr IM, editor. The neurobiologic mechanisms in manipulative therapy. New York: Plenum. 1978:53-75.

[216] Vernon H. Biological rationale for possible benefits of spinal manipulation. Cherkin DC, Mootz RD. AHCPP Publication. 1997:105-115.

[217] Triano J. The mechanics of spinal manipulations. In: Herzog W, editor. Clinical biomechanics of spinal manipulation. New York: Churchill Livingstone. 2001:92-190.

[218] Lewit K. Manipulative therapy in rehabilitation of the locomotor system. Oxford: Butterworth- Heinemann. 1991.

[219] Lowther D A 1985 The effect of compression and tension on the behaviour of connective tissue. In: Glasgow E F, Twomey L T, Scull E R, Kleynhans A M, Idczek R M (eds) Aspects of manipulative therapy. Churchill Livingstone, London, p 16-22

[220] Lederman, Eyel. Fundamentals of Manual Therapy: Physiology, Neurology and Psychology, Churchill Livingstone, 1997

[221] Akeson W H, Amiel D, Woo S L-Y 1987 Physiology and therapeutic value of passive motion. Dans Lederman, Eyel. Fundamentals of Manual Therapy: Physiology, Neurology and Psychology, Churchill Livingstone, 1997

[222] Akeson W H, Amiel D, Woo S L 1980 Immobility effects on synovial joints: the pathomechanics of joint contracture. Biorheology 17: 95-110 dans Lederman, Eyel. Fundamentals of Manual Therapy: Physiology, Neurology and Psychology, Churchill Livingstone, 1997

[223] Frank C, Akeson W H, Woo S L-Y, Amiel D, Coutts R D 1984 Physiology and therapeutic value of passive joint motion. Clinical Orthopaedics and Related Research 185: 113-125

[224] Amiel D, Woo S L-Y, Harwood F, Akeson W H 1982 The effect of immobilization on collagen turnover in connective tissue: a biochemical-biomechanical correlation. Acta Orthopaedica Scandinavica 53:325-332

[225] Harwood F L, Arnie! D 1990 Differential metabolic responses of periarticular ligaments and tendons to joint immobilization. American Physiological Society, p 1687-1691

[226] Vailas A C, Tipton C M, Matthes R D, Gart M 1981 Physical activity and its influence on the repair process of medial collateral ligament. Connective Tissue Research 9: 25-31

[227] Lederman, Eyel. Fundamentals of Manual Therapy: Physiology, Neurology and Psychology, Churchill Livingstone, 1997

[228] Lederman, Eyel. Fundamentals of Manual Therapy: Physiology, Neurology and Psychology, Churchill Livingstone, 1997

[229] Herzog W., Scheele D., Conway PJ. Electromyographic responses of back and limb muscles associated with spinal manipulative therapy. Spine. 1999; 24:146–52.

[230] Symons BP., Herzog W., Leonard T., Nguyen H. Reflex responses associated with activator treatment. Journal of Manipulative and Physiological Therapeutics. 2000;23:155–9.

[231] Colloca CJ., Keller TS. Electromyographic reflex responses to mechanical force, manually assisted spinal manipulative therapy. Spine 2001;26:1117–24.

[232] Indahl A., Kaigle A., Reikeras O., Holm S. Interaction between the porcine lumbar intervertebral disc, zygapophysial joints and paraspinal muscles. Spine. 1997;22:2834–40.

[233] Pickar JG, Wheeler JD. Response of muscle proprioceptors to spinal manipulative-like loads in the anesthetized cat. J Manipulative Physiol Ther 2001;24(1):2-11.

[234] Rushton D N, Rothwell J C, Craggs M D 1981 Gating of somatosensory evoked potentials during different kinds of movement in man. Brain 104: 465-491

[235] Paulus I, Brumagne S. Altered interpretation of neck proprioceptive signals in persons with subclinical recurrent neck pain. J Rehabil Med. 2008;40:426-32.

[236] Ivanenko YP, Solopova IA, Levik YS. The direction of postural instability affects postural reactions to ankle muscle vibration in humans. Neurosci Lett. 2000;292:103-6.

[237] Lederman, Eyel. Fundamentals of Manual Therapy: Physiology, Neurology and Psychology, Churchill Livingstone, 1997

[238] Haavik-Taylor H, and Murphy B. Cervical spine manipulation alters sensorimotor integration: a somatosensory evoked potential study. Clinical Neurophysiology. 2007;118:391-402.

[239] Taylor HH, Murphy B. Altered Sensorimotor Integration With Cervical Spine Manipulation. Journal of Manipulative and Physiological Therapeutics. 2008;31:115-126.

[240] Zhu Y, Haldeman S, Starr A, Seffinger MA, Su S. Paraspinal muscle evoked cerebral potentials in patients with unilateral low back pain. Spine 1993;18:1096-102.

[241] Zhu Y, Haldeman S, Hsieh C-YJ, Wu P, Starr A. Do cerebral potentials to magnetic stimulation of paraspinal muscles reflect changes in palpable muscle spasm, low back pain, and activity scores? J Manipulative Physiol Ther 2000; 23:458-64.

[242] Haavik-Taylor H, Murphy B. Cervical spine manipulation alters sensorimotor integration: A somatosensory evoked potential study. Clin Neurophysiol. 2007;118(2):391-402.

[243] Haavik Taylor H, Murphy B. World Federation of Chiropractic's 9th Biennial Congress Award Winning Paper (3rd Prize): Altered sensorimotor integration with cervical spine manipulation. J Manip Physiol Ther. 2008;31(2):115-26.

[244] Haavik-Taylor H, Murphy B. Transient modulation of intracortical inhibition following spinal manipulation. Chiropr J Aust. 2007;37:106-16.

[245] Lehman GJ, McGill SM. The influence of a chiropractic manipulation on lumbar kinematics and electromyography during simple and complex tasks: a case study. J Manipulative Physiol Ther 1999;22(9):576-81.

[246] Gillette RG, Kramis RC, Roberts WJ. Characterization of spinal somatosensory neurons having receptive fields in lumbar tissues of cats. Pain 1993;54:85-98.

[247] Gillette RG, Kramis RC, Roberts WJ. Spinal projections of cat primary afferent fibers innervating lumbar facet joints and multifidus muscle. Neurosci Lett 1993;157:67-71.

[248] Terrett ACJ, Vernon HT. Manipulation and pain tolerance: a controlled study of the effect of spinal manipulation on paraspinal cutaneous pain tolerance levels. Am J Phys Med 1984;63:217-25.

[249] Vernon HT. Pressure pain threshold evaluation of the effect of spinal manipulation on chronic neck pain: a single case study. J Can Chiropr Assoc 1988;32:191-4.

[250] Richard Restak, MD; The Brain, The Last Frontier, Warner Books, 1979; pp. 341-342

[251] Daphné Cameron, Accros aux antidouleurs, La Presse, publié le 07 juin 2012 - http://www.lapresse.ca/actualites/sante/201206/06/01-4532463-accros-aux-antidouleurs.php

[252] Vernon H.T., Dhami M.S.J. et coll. Spinal manipulation and bêta-endorphin : a controlled study of the effect of a spinal manipulation on plasma beta-endorphin levels ln normal males. Journal of Manipulative and Physiologic Therapeutics, 1986, 92, 115-123.

[253] Bronfort G, Haas M, Evans R, Leininger B, Triano J: Effectiveness of manual therapies: the UK evidence report. Chiropr Osteopat 2010, 18:3.(doi):10.1186/1746 1340 1118 1183

[254] Aker PD Gross AR Goldsmith CH Peloso P Conservative management of mechanical neck pain: systematic overview and metaanalysis. BMJ. 1996 Nov 23;3(7068):1291-6.

[255] Gross AR, Hoving JL, Haines TA, Goldsmith CH, Kay T, Aker P, Bronfort G; Cervical Overview Group A Cochrane review of manipulation and mobilization for mechanical neck disorders Spine. 2004 Jul 15;29(14):1541-8

[256] Bergman GJD, Winters JC, van der Heijden GJMG, Postema K, Meyboom-de Jong B Groningen Manipulation Study. The effect of manipulation of the structures of the shoulder girdle as additional treatment for symptom relief and for prevention of chronicity or recurrence of shoulder symptoms. Design of a randomized controlled trial within a comprehensive prognostic cohort study Journal of Manipulative and Physiological Therapeutics

Références du chapitre 9

[1] Cox James, Low Back Pain, mechanism, diagnosis and treatment, Lippincott, William & Wilkins, 1999

[2] Kraemer J, Kolditz D, Gowin R, Water and electrolyte content of human intervertebral disc under variable load. Spine 1985; 10(1): 69-71

[3] Descarreaux M, Étude des déficits sensori-moteurs associés aux douleurs lombaires. Effets de la douleur chronique, effets de la douleur expérimentale et traitements des lombalgies chroniques, Thèse de doctorat en kinésiologie, Faculté de médecine, Université Laval, Québec

[4] Schwarzer AC, Aprill CN, Derby R, et al. The relative contribution of the disc and zygapophysial joint in chronic low back pain. Spine 1994; 19(7): 801-806

[5] Bogduk N. The anatomical basis for spinal pain syndromes. J Manipulative Physiol Ther 1995; 18(9): 603-605

[6] Sari H, Akarirmak U, Karacan I, Akman H. Computed tomographic evaluation of lumbar spinal structures during traction. Physiother Theory Pract 2005;21:3-1.

[7] Tekeoglu I, Adak B, Bozkurt M, Gurbuzoglu N. Distraction of lumbar vertebrae in gravitational traction. Spine 1998;23:1061-3.

[8] Onel D, Tuzlaci M, Sari H, Demir K. Computed tomographic investigation of the effect of traction on lumbar disc herniations. Spine 1989;14:82-90.

[9] Rattanatharn R, Sanjaroensuttikul N, Anadirekkul P, Chaivisate R, Wannasetta W. Effectiveness of lumbar traction with routine conservative treatment in acute herniated disc syndrome. J Med Assoc Thai 2004;87(Suppl 2):S272-7.

[10] Borman P, Keskin D, Bodur H. The efficacy of lumbar traction in the management of patients with low back pain. Rheumatol Int 2003;23:82-6.

[11] Werners R, Pynsent PB, Bulstrode CJ. Randomized trial comparing interferential therapy with motorized lumbar traction and massage in the management of low back pain in a primary care setting. Spine 1999;24:1579-84.

[12] Falkenberg J, Podein RJ, Pardo X, Iaizzo PA. Surface EMG activity of the back musculature during axial spinal unloading using an LTX 3000 lumbar rehabilitation system. Electromyogr Clin Neurophysiol 2001;41:419-27.

[13] Falkenberg J, Podein RJ, Pardo X, Iaizzo PA. Surface EMG activity of the back musculature during axial spinal unloading using an LTX 3000 lumbar rehabilitation system. Electromyogr Clin Neurophysiol 2001;41:419-27.

[14] Thery Y, Bonjean P, Dalen S, et al. Anatomical et roentgenological basis for the study of the lumbar spine with the body in suspended position. Anatotomia Clinica 1985; 7: 161-169

[15] Gudavalli MR, Cox JM, Baker JA, Cramer GD, Patwardhan AG: Intervertebral disc pressure changes during the flexion-distraction procedures for low back pain. Presented at and in the proceedings of the International Society for the Study of the Lumbar Spine

Meeting, June 1997, Singapore.

[16] Ramos G, Martin Wm: Effects of axial decompression on intradiscal pressure. J Neuro 81: 350-353, 1994.

[17] Gose EE, Naguszewski WK, Naguszewski RK. Vertebral axial decompression therapy of pain associated with herniated or degenerated discs or facet syndrome: an outcome study. Journal of Neurological Research 1998; 20: 186-190

[18] Guide de pratique sur le projet CLIP, P. 39 (Clinique des lombalgies interdisciplinaire en première ligne). Site Internet : www.fmoq.org/FormationProfessionnelle/OutilsFormation/CLIP_Lombalgies Guide.pdf

[19] Gionis TA, Groteke E. Spinal decompression. Orthopedic Technology Review, Vol. 5-6, Nov-Dec 2003.

[20] Macario A, Richmond C, Auster M, Pergolizzi JV, Treatment of 94 outpatients with chronic discogenic low back pain with the DRX9000: a retrospective char review, Pain Pract, 2008;8:

[21] Leslie JB et coll. prospective evaluation of the efficacy of spinal decompression via the DRX9000 for chronic low back pain. The journal of medicine, December 2008, volume 1, issue 1.

[22] Kim H-S, Kim D-H, Huh K-Y. The effect of spinal decompression therapy compared with conventional traction in lombosacral disc herniation. Program and abstract of the 4th World congress of the International Society of Physical and Rehabilitation Medicine; June 10-14, 2007; Seoul, South Korea. Abstract OPO4-5

[23] Pergolizzi J, Florio F, Martin W, et al., Management of low-back pain with a non-surgical spinal decompression system (DRX9000™) – case report, European Musculoskeletal Review, 2008;59–60.

[24] Richmond C, Florio F, Wilhelm J, et al., Magnetic resonance imaging findings after treatment with a non-surgical spinal decompression system (DRX9000)-case report, US Musculoskeletal Review, 2007;50–52.

[25] Yochum, Terry R., Maola, Chad J., Treatment of an L5-S1 Extruded Disc Herniation Using a DRX-9000 Spinal Decompression Unit: A Case Report... Chiropractic Economics, Vol 53: Issue 2.

[26] Apfel, C. C., O. S. Cakmakkaya, et al. (2010). "Restoration of disk height through non-surgical spinal decompression is associated with decreased discogenic low back pain: a retrospective cohort study." BMC musculoskeletal disorders 11: 155

[27] Colloca, CJ, Keller, TS, Peterson, TK, and Seltzer, DE. Comparison of dynamic posteroanterior spinal stiffness to plain film radiographic images of lumbar disk height. J Manipulative Physiol Ther. 2003; 26: 233–241

[28] Kaigle, A, Ekstrom, L, Holm, S, Rostedt, M, and Hansson, T. In vivo dynamic stiffness of the porcine lumbar spine exposed to cyclic loading: influence of load and degeneration. J Spinal Disord. 1998; 11: 65–70

Références du chapitre 10

[1] Harvey, Réginald, AQDC – Le temps d'attente en clinique spécialisée peut être de deux ans, Le Devoir, 28 août 2010. http://www.ledevoir.com/societe/sante/295104/aqdc-le-temps-d-attente-en-clinique-specialisee-peut-etre-de-deux-ans

[2] Allaz A.F. (2003). Le messager boiteux : approche pratique des douleurs chroniques rebelles, Genève, Médecine et Hygiène

[3] Burloux G. (2004), Le corps et sa douleur, Paris, Dunod, coll. « Psychismes »

[4] Laurent B. (2001), « La douleur chronique : une communication difficile », Douleurs, 2,1, p.

39-44

[5] Gordon T., Edwards S. (1997), Communiquer avec ses patients, Québec, Éditions Logiques et le Jour, éditeur pour l'adaptation française

[6] Goubert L., Craig K.D., Vervoort T., Morley S., Sullivan M.J.L., De C. Williams, A.C., Cano A., Crombez G. (2005), "Facing others in pain: the effects of empathy", Pain, 118, p. 285 8.

[7] Bouckenaere Dominique, « La douleur chronique et la relation médecin-malade », Cahiers de psychologie clinique, 2007/1 no 28, p. 167-183. DOI : 10.3917/cpc.028.0167

[8] Oosterman G. (2001), « La plainte fonctionnelle », Douleur et Analgésie, 2, p. 119-26

[9] Main C.J., Spanswick C.C., Watson P. (2000) Wider applications of the principles of pain management in healthcare settings. Dans: Pain management. An interdisciplinary approach. Edinburgh, Churchill Livingstone.

[10] Sewitch M.J., Abrahamowicz M., Barkun A., Bitton A., Wild G.E., Cohen A., Dobkin P.L. (2003) Patient nonadherence to medication in inflammatory bowel disease. Am J Gastroenterol 98 (7): 1535-44.

[11] Molzahn A.E., Northcott H.C. (1989) The social bases of discrepancies in health/illness perceptions. J Adv Nurs 14 (2): 132-40.

[12] Solomon P. (2001) Congruence between health professionals' and patients' pain ratings: a review of the literature. Scand J Caring Sci 15 (2): 174-80.

[13] Kappesser J., Williams A.C. (2002) Pain and negative emotions in the face: judgments by health care professionals. Pain 99 (1-2): 197-206.

[14] Wartman S.A., Morlock L.L., Malitz F.E., Palm E. (1983) Impact of divergent evaluations by physicians and patients of patients' complaints. Public Health Rep 98 (2): 141-5.

[15] Brunelli C., Costantini M., Di Giulio P., Gallucci M., Fusco F., Miccinesi G., Paci E., Peruselli C., Morino P., Piazza M., Tamburini M., Toscani F. (1998) Qualityof- life evaluation: when do terminal cancer patients and health-care providers agree? J Pain Symptom Manage 15 (3): 151-8.

[16] Dudley S.R., Holm K. (1984) Assessment of the pain experience in relation to selected nurse characteristics. Pain 18 (2): 179-86.

[17] Molzahn A.E., Northcott H.C. (1989) The social bases of discrepancies in health/illness perceptions. J Adv Nurs 14 (2): 132-40.

[18] Cedraschi C., Robert J., Perrin E., Fischer W., Goerg D., Vischer T.L. (1996) The role of congruence between patient and therapist in chronic low back pain patients. J Manipulative Physiol Ther 19 (4): 244-9.

[19] Starfield B., Wray C., Hess K., Gross R., Birk P.S., D'Lugoff B.C. (1981) The influence of patient-practitioner agreement on outcome of care. Am J Public Health 71 (2): 127-31.

[20] Suarez-Almazor M.E., Conner-Spady B., Kendall C.J., Russell A.S., Skeith K. (2001) Lack of congruence in the ratings of patients' health status by patients and their physicians. Med Decis Making 21 (2): 113-21.

[21] Prkachin K.M., Solomon P., Hwang T., Mercer S.R. (2001) Does experience influence judgments of pain behaviour? Evidence from relatives of pain patients and therapists. Pain Res Manag 6 (2): 105-12.

[22] Solomon P. (2001) Congruence between health professionals' and patients' pain ratings: a review of the literature. Scand J Caring Sci 15 (2): 174-80.

[23] Pierre U., Wood-Dauphinee S., Korner-Bitensky N., Gayton D., Hanley J. (1998) Proxy use of the Canadian SF-36 in rating health status of the disabled elderly. J Clin Epidemiol 51 (11): 983-90.

[24] Teske K., Daut R.L., Cleeland C.S. (1983) Relationships between nurses' observations and patients' self-reports of pain. Pain 16 (3): 289-96.

[25] Thomas S.H., Borczuk P., Shackelford J., Ostrander J., Silver D., Evans M., Stein J. (1999) Patient and physician agreement on abdominal pain severity and need for opioid analgesia. Am J Emerg Med 17 (6): 586-90.

[26] Sneeuw K.C., Aaronson N.K., Sprangers M.A., Detmar S.B., Wever L.D., Schornagel J.H. (1999) Evaluating the quality of life of cancer patients: assessments by patients, significant others, physicians and nurses. Br J Cancer 81 (1): 87-94.

[27] Choinière M., Melzack R., Girard N., Rondeau J., Paquin M.J. (1990) Comparisons between patients' and nurses' assessment of pain and medication efficacy in severe burn injuries. Pain 40 (2): 143-52.

[28] Marquié L., Raufaste E., Lauque D., Mariné C., Ecoiffier M., Sorum P. (2003) Pain rating by patients and physicians: evidence of systematic pain miscalibration. Pain 102 (3): 289-296.

[29] Kappesser J., Williams A.C. (2002) Pain and negative emotions in the face: judgments by health care professionals. Pain 99 (1-2): 197-206.

[30] Suarez-Almazor M.E., Conner-Spady B., Kendall C.J., Russell A.S., Skeith K. (2001) Lack of congruence in the ratings of patients' health status by patients and their physicians. Med Decis Making 21 (2): 113-21.

[31] Prkachin K.M., Solomon P., Hwang T., Mercer S.R. (2001) Does experience influence judgments of pain behaviour? Evidence from relatives of pain patients and therapists. Pain Res Manag 6 (2): 105-12.

[32] Cedraschi C., Robert J., Perrin E., Fischer W., Goerg D., Vischer T.L. (1996) The role of congruence between patient and therapist in chronic low back pain patients. J Manipulative Physiol Ther 19 (4): 244-9.

[33] Solomon P. (2001) Congruence between health professionals' and patients' pain ratings: a review of the literature. Scand J Caring Sci 15 (2): 174-80.

[34] Teske K., Daut R.L., Cleeland C.S. (1983) Relationships between nurses' observations and patients' self-reports of pain. Pain 16 (3): 289-96.

[35] Thomas S.H., Borczuk P., Shackelford J., Ostrander J., Silver D., Evans M., Stein J. (1999) Patient and physician agreement on abdominal pain severity and need for opioid analgesia. Am J Emerg Med 17 (6): 586-90.

[36] Sneeuw K.C., Aaronson N.K., Sprangers M.A., Detmar S.B., Wever L.D., Schornagel J.H. (1999) Evaluating the quality of life of cancer patients: assessments by patients, significant others, physicians and nurses. Br J Cancer 81 (1): 87-94.

[37] Choinière M., Melzack R., Girard N., Rondeau J., Paquin M.J. (1990) Comparisons between patients' and nurses' assessment of pain and medication efficacy in severe burn injuries. Pain 40 (2): 143-52.

[38] Marquié L., Raufaste E., Lauque D., Mariné C., Ecoiffier M., Sorum P. (2003) Pain rating by patients and physicians: evidence of systematic pain miscalibration. Pain 102 (3): 289-296.

[39] Kappesser J., Williams A.C. (2002) Pain and negative emotions in the face: judgments by health care professionals. Pain 99 (1-2): 197-206.

[40] Pautex S., Berger A., Chatelain C., Herrmann F., Zulian G.B. (2003) Symptom assessment in elderly cancer patients receiving palliative care. Crit Rev Oncol Hematol 47 (3): 281-6.

[41] Sprangers M.A., Aaronson N.K. (1992) The role of health care providers and significant others in evaluating the quality of life of patients with chronic disease: a review. J Clin Epidemiol 45 (7): 743-60.

[42] Hovi S.L., Lauri S. (1999) Patients' and nurses' assessment of cancer pain. Eur J Cancer Care (Engl) 8 (4): 213-9.

[43] Hidding A., Van Santen M., De Klerk E., Gielen X., Boers M., Geenen R., Vlaeyen J.,

Kester A., Van Der Linden S. (1994) Comparison between self-report measures and clinical observations of functional disability in ankylosing spondylitis, rheumatoid arthritis and fibromyalgia. J Rheumatol 21 (5): 818-23.

[44] Lieberman J.R., Dorey F., Shekelle P., Schumacher L., Thomas B.J., Kilgus D.J., Finerman G.A. (1996) Differences between patients' and physicians' evaluations of outcome after total hip arthroplasty. J Bone Joint Surg Am 78 (6): 835-8.

[45] Zalon M.L. (1993) Nurses' assessment of postoperative patients' pain. Pain 54 (3): 329-34.

[46] Mcgee M.A., Howie D.W., Ryan P., Moss J.R., Holubowycz O.T. (2002) Comparison of patient and doctor responses to a total hip arthroplasty clinical evaluation questionnaire. J Bone Joint Surg Am 84 (10): 1745-52.

[47] Stephens R.J., Hopwood P., Girling D.J., Machin D. (1997) Randomized trials with quality of life endpoints: are doctors' ratings of patients' physical symptoms interchangeable with patients' selfratings? Qual Life Res 6 (3): 225-36.

[48] Camp L.D., O'Sullivan P.S. (1987) Comparison of medical, surgical and oncology patients' descriptions of pain and nurses' documentation of pain assessments. J Adv Nurs 12 (5): 593-8.

[49] Cohen F.L. (1980) Postsurgical pain relief: patients' status and nurses' medication choices. Pain 9 (2): 265-74.

[50] Drayer R.A., Henderson J., Reidenberg M. (1999) Barriers to better pain control in hospitalized patients. J Pain Symptom Manage 17 (6): 434-40.

[51] Robert J. (1989) Influence of the health professional-patient relationship and the social environment on the development of chronicity of low back pain. Ann Swiss Chiropr Assoc 9: 233-44.

[52] Sneeuw K.C., Sprangers M.A., Aaronson N.K. (2002) The role of health care providers and significant others in evaluating the quality of life of patients with chronic disease. J Clin Epidemiol 55 (11): 1130-43.

[53] Klaber Moffet J.A., Richardson P.H. (1997) The influence of the physiotherapist-patient relationship on pain and disability. Physiother Theory Pract 13: 89-96.

[54] Main C.J., Spanswick C.C., Watson P. (2000) Wider applications of the principles of pain management in healthcare settings. Dans: Pain management. An interdisciplinary approach. Edinburgh, Churchill Livingstone.

[55] Kaplan S.H., Greenfield S., Ware J.E., JR. (1989) Assessing the effects of physician-patient interactions on the outcomes of chronic disease. Med Care 27 (3 Suppl): S110-27.

[56] Adams N. (1997) Psychological factors in patient-practitioner interactions. Dans: N. Adams The Psychophysiology of low back pain. Edinburgh, Churchill Livingstone.

[57] Suarez-Almazor M.E., Conner-Spady B., Kendall C.J., Russell A.S., Skeith K. (2001) Lack of congruence in the ratings of patients' health status by patients and their physicians. Med Decis Making 21 (2): 113-21.

[58] Molzahn A.E., Northcott H.C. (1989) The social bases of discrepancies in health/illness perceptions. J Adv Nurs 14 (2): 132-40.

[59] Indhal A, Velund L, Reikeraas O. Good prognosis for low back pain when left untampered : a randomized clinical trial. Spine 1995;20: 473-7.

[60] Nordin M., Cedraschi C., Skovron M.L. (1998) Patient-health care provider relationship in patients with non specific low back pain: a review of some problem situations. Baillière's Clin Rheumatol 12 (1): 75-92.

[61] Klaber Moffet J.A., Richardson P.H. (1997) The influence of the physiotherapist-patient relationship on pain and disability. Physiother Theory Pract 13: 89-96.

[62] Adams N. (1997) Psychological factors in patient-practitioner interactions. Dans: N. Adams The Psychophysiology of low back pain. Edinburgh, Churchill Livingstone.

[63] Duquesnoy B., Delplace Y., Devos P. Delattre S. et Section Rachis de la Société Française de Rhumatologie: Classement des lombalgies chroniques selon l'échelle de Dallas et un questionnaire semiquantitatif (DALLI). Rev. Rhum. 11, 749, 1998.

[64] Molzahn A.E., Northcott H.C. (1989) The social bases of discrepancies in health/illness perceptions. J Adv Nurs 14 (2): 132-40.

[65] Prkachin K.M., Solomon P., Hwang T., Mercer S.R. (2001) Does experience influence judgments of pain behaviour? Evidence from relatives of pain patients and therapists. Pain Res Manag 6 (2): 105-12.

[66] Rainville J., Bagnall D., Phalen L. (1995) Health care providers' attitudes and beliefs about functional impairments and chronic back pain. Clin J Pain 11 (4): 287-95.

[67] Askew R., Kibelstis C., Overbaugh S., Walker S., Nixon-Cave K., Shepard K.F. (1998) Physical therapists' perception of patients' pain and its effect on management. Physiother Res Int 3 (1): 37-57.

[68] Linton S., Vlaeyen J., Ostelo R. (2002) The back pain beliefs of health care providers: Are we fear-avoidant? J Occup Rehabil 12 (4): 223 - 232.

[69] Niemeyer L.O. (1991) Social labeling, stereotyping, and observer bias in workers' compensation: the impact of provider-patient interaction on outcome. J Occup Rehabil 1 (4): 251-269.

[70] Nordin M., Cedraschi C., Skovron M.L. (1998) Patient-health care provider relationship in patients with non-specific low back pain: a review of some problem situations. Baillière's Clin Rheumatol 12 (1): 75-92.

[71] Molzahn A.E., Northcott H.C. (1989) The social bases of discrepancies in health/illness perceptions. J Adv Nurs 14 (2): 132-40.

[72] Prkachin K.M., Solomon P., Hwang T., Mercer S.R. (2001) Does experience influence judgments of pain behaviour? Evidence from relatives of pain patients and therapists. Pain Res Manag 6 (2): 105-12.

[73] Askew R., Kibelstis C., Overbaugh S., Walker S., Nixon-Cave K., Shepard K.F. (1998) Physical therapists' perception of patients' pain and its effect on management. Physiother Res Int 3 (1): 37-57.

[74] Miaskowski C., Zimmer E.F., Barrett K.M., Dibble S.L., Wallhagen M. (1997) Differences in patients' and family caregivers' perceptions of the pain experience influence patient and caregiver outcomes. Pain 72 (1-2): 217-26.

[75] Nordin M., Welser S., Campello M.A., Pietrek M. (2002) Self-care techniques for acute episodes of low back pain. Best Pract Res Clin Rheumatol 16 (1): 89-104.

[76] Robert J. (1989) Influence of the health professional-patient relationship and the social environment on the development of chronicity of low back pain. Ann Swiss Chiropr Assoc 9: 233-44.

[77] Rainville J., Carlson N., Polatin P., Gatchel R.J., Indahl A. (2000) Explorations of physicians recommendations for activities in chronic low back pain. Spine 25 (17): 2210-2220.

[78] Rainville J., Carlson N., Polatin P., Gatchel R.J., Indahl A. (2000) Explorations of physicians recommendations for activities in chronic low back pain. Spine 25 (17): 2210-2220.

[79] Nordin M., Cedraschi C., Skovron M.L. (1998) Patient-health care provider relationship in patients with non-specific low back pain: a review of some problem situations. Baillière's Clin Rheumatol 12 (1): 75-92.

[80] Skelton A.M., Murphy E.A., Murphy R.J., O'dowd T.C. (1995) Patient education for low back pain in general practice. Patient Educ Couns 25 (3): 329-34.

[81] Mccaffery M., Ferrell B.R., Pasero C. (2000) Nurses' personal opinions about patients' pain

and their effect on recorded assessments and titration of opioid doses. Pain Manag Nurs 1 (3): 79 87.

[82] Linton S., Vlaeyen J., Ostelo R. (2002) The back pain beliefs of health care providers: Are we fear-avoidant? J Occup Rehabil 12 (4): 223 - 232.

[83] Balint M. (1972), Le médecin, son malade et la maladie, Paris, Petite Bibliothèque Payot, Collection Science de l'Homme

Références du chapitre 11

[1] Deyo RA, Weinstein JN. Low Back Pain. N Engl J Med 2001; 344(5):363-370.

[2] Dillane J, Fry J, Kalton G. Acute back syndrome: A study from general practice. BMJ 1966;2:82-84.

[3] Ronald Donelson, MD, MS, Greg McIntosh, MSc, Hamilton Hall, MD, FRCSC. Is It Time to Rethink the Typical Course of Low Back Pain? American Academy of Physical Medicine and Rehabilitation, 1934-1482/12/$36.00 Vol. 4, 394–401, June 2012

[4] Ronald Donelson, MD, MS, Greg McIntosh, MSc, Hamilton Hall, MD, FRCSC. Is It Time to Rethink the Typical Course of Low Back Pain? American Academy of Physical Medicine and Rehabilitation, 1934-1482/12/$36.00 Vol. 4, 394–401, June 2012

[5] Ronald Donelson, MD, MS, Greg McIntosh, MSc, Hamilton Hall, MD, FRCSC. Is It Time to Rethink the Typical Course of Low Back Pain? American Academy of Physical Medicine and Rehabilitation, 1934-1482/12/$36.00 Vol. 4, 394–401, June 2012

[6] Ronald Donelson, MD, MS, Greg McIntosh, MSc, Hamilton Hall, MD, FRCSC. Is It Time to Rethink the Typical Course of Low Back Pain? American Academy of Physical Medicine and Rehabilitation, 1934-1482/12/$36.00 Vol. 4, 394–401, June 2012

[7] Baogan Peng, MD, PhD, et coll. Prospective Clinical Study on Natural History of Discogenic Low Back Pain at 4 Years of Follow-up, Pain Physician: November/December 2012; 15:525-53

[8] Baogan Peng, MD, PhD1, et coll. Prospective Clinical Study on Natural History of Discogenic Low Back Pain at 4 Years of Follow-up, Pain Physician: November/December 2012; 15:525-53

[9] Baogan Peng, MD, PhD1, et coll. Prospective Clinical Study on Natural History of Discogenic Low Back Pain at 4 Years of Follow-up, Pain Physician: November/December 2012; 15:525-53

[10] Ronald Donelson, MD, MS, Greg McIntosh, MSc, Hamilton Hall, MD, FRCSC. Is It Time to Rethink the Typical Course of Low Back Pain? American Academy of Physical Medicine and Rehabilitation, 1934-1482/12 Vol. 4, 394–401, June 2012

[11] Richard A. Deyo, MD, MPH, Sohail K. Mirza, MD, MPH, Judith A. Turner, PhD, and Brook I. Martin, MPH. Overtreating Chronic Back Pain: Time to Back Off? JABFM January–February 2009 Vol. 22 No. 1

[12] Richard A. Deyo, MD, MPH, Sohail K. Mirza, MD, MPH, Judith A. Turner, PhD, and Brook I. Martin, MPH. Overtreating Chronic Back Pain: Time to Back Off? JABFM January–February 2009 Vol. 22 No. 1

[13] Richard A. Deyo, MD, MPH, Sohail K. Mirza, MD, MPH, Judith A. Turner, PhD, and Brook I. Martin, MPH. Overtreating Chronic Back Pain: Time to Back Off? JABFM January–February 2009 Vol. 22 No. 1

[14] Johanna Weidner, Doctor-chiropractor team can ease low back pain, project finds. TheRecord.com : [http://www.therecord.com/news/local/article/742622--doctor-chiropractor-team-can-ease-low-back-pain-project-finds]

[15] Juraj Artner, Stephan Kurz, Balkan Cakir, Heiko Reichel, and Friederike Lattig, Intensive

interdisciplinary outpatient pain management program for chronic back pain: a pilot study. J Pain Res. 2012; 5: 209–216.

Références du chapitre 12

[1] Linde M. Migraine: a review and future directions for treatment. Acta Neurol Scand 2006;14:71-83

[2] Lipton RB, Ottman R, Ehrenberg BL, et al. Comorbidity of migraine: the connection between migraine and epilepsy. Neurology. 1994;44 (10 Suppl 7):S28-S32.

[3] Breslau N, Davis GC, Schultz LR, et al. Joint 1994 Wolff Award Presentation: Migraine and major depression: a longitudinal study. Headache. 1994; 34(7):387-393.

[4] Tzourio C, Tehindrazanarivelo A, Iglesias S, et al. Case-control study of migraine and risk of ischaemic stroke in young women. Br Med J. 1995;310(6983): 830-833.

[5] Breslau N, Davis GC. Migraine, physical health and psychiatric disorders: a prospective epidemiologic study of young adults. J Psychiatr Res. 1993;27(2): 211-221.

[6] Waldie KE, Hausman M, Milne BJ, et al. Neurology. 2002;59(6):904-908.

[7] Davey G, Sedgwick P, Maier W, et al. Association between migraine and asthma: matched case-control study. Br J Gen Pract. 2002;52(482):723-727.

[8] Andermann E, Andermann F. Migraine-epilepsy relationships: epidemiological and genetic aspects. Dans: Andermann F, Logaresi E (eds). Migraine and Epilepsy. Boston: Butterworths, 1987:281-291

[9] Breslau N, Davis GC, Schultz LR, et al. Joint 1994 Wolff Award Presentation: Migraine and major depression: a longitudinal study. Headache. 1994; 34(7):387-393.

[10] Collaborative Group for the Study of Stroke in Young Women. Oral contraceptives and stroke in young women. JAMA. 1975;231(7):718-722.

[11] Tzourio C, Tehindrazanarivelo A, Iglesias S, et al. Case-control study of migraine and risk of ischaemic stroke in young women. Br Med J. 1995;310(6983): 830-833.

[12] Blau JN. Adult migraine: the patient observed. In: Blau JN, ed. Migraine: Clinical and Research Aspects. Baltimore: Johns Hopkins University Press; 1987: 3-30.

[13] Wolff HG. Headache and Other Head Pain. 2nd ed. New York, NY: Oxford University Press; 1963.

[14] Olesen J, Friberg L, Olesen TS, et al. Timing and topography of cerebral blood flow, aura, and headache during migraine attacks. Ann Neurol. 1990;28(6):791-798.

[15] Lauritzen, M. Pathophysiology of the migraine aura. The spreading depression theory. Brain 117, 199–210 (1994).

[16] Lauritzen, M. Pathophysiology of the migraine aura. The spreading depression theory. Brain 117, 199–210 (1994).

[17] Olesen, J., Larsen, B. & Lauritzen, M. Focal hyperemia followed by spreading oligemia and impaired activation of rCBF in classic migraine. Ann. Neurol. 9, 344–352 (1981).

[18] Hadjikhani N, Sanchez Del Rio M, Wu O, et al. Mechanisms of migraine aura revealed by functional MRI in human visual cortex. Proc Natl Acad Sci USA. 2001;98(8):4687-4692.

[19] May, A. & Goadsby, P. J. The trigeminovascular system in humans: pathophysiologic implications for primary headache syndromes of the neural influences on the cerebral circulation. J. Cereb. Blood Flow Metab. 19, 115–127 (1999).

[20] Goadsby, P. J. Migraine, aura, and cortical spreading depression: why are we still talking about it? Ann. Neurol. 49, 4–6 (2001).

[21] May, A., Bahra, A., Buchel, C., Frackowiak, R. S. & Goadsby, P. J. Hypothalamic activation in cluster headache attacks. Lancet 352, 275–278 (1998).

[22] May, A. et al. Experimental cranial pain elicited by capsaicin: a PET study. Pain 74, 61–66

(1998).

23 May, A. & Goadsby, P. J. The trigeminovascular system in humans: pathophysiologic implications for primary headache syndromes of the neural influences on the cerebral circulation. J. Cereb. Blood Flow Metab. 19, 115–127 (1999).

24 Goadsby, P. J., Lipton, R. B. & Ferrari, M. D. Migraine — current understanding and treatment. N. Engl. J. Med. 346, 257–270 (2002).

25 Bogduk N; Anatomy and Physiology of Headache; Biomedicine and Pharmacotherapy; 1995, Vol. 49, No. 10, 435-445.

26 Boyer N, Dallel R, Artola A, Monconduit L; General trigeminospinal central sensitization and impaired descending pain inhibitory controls contribute to migraine progression; Pain 2014; Vol. 155; pp. 1196-1205.

27 Watson DH, Drummond PD; Cervical Referral of Head Pain in Migraineurs: Effects on the Nociceptive Blink Reflex; Headache 2014; Vol. 54; pp. 1035-1045.

28 Bogduk N; Anatomy and Physiology of Headache; Biomedicine and Pharmacotherapy; 1995, Vol. 49, No. 10, 435-445.

29 Watson DH, Drummond PD; Cervical Referral of Head Pain in Migraineurs: Effects on the Nociceptive Blink Reflex; Headache 2014; Vol. 54; pp. 1035-1045.

30 Bellavance, André. Clinique des maux de tête de la Rive-Sud, dans Damnés maux de tête, Chantal Éthier, Chatelaine, 20 juillet 2007. [http://fr.chatelaine.com/sante/damnes-maux-de-tete/]

31 Vernon HT, Hubka MJ. Cervicogenic Dysfunction In Muscle Contraction Headache And Migraine: A Descriptive Study. J Manipulative Physiol Ther. 1993 Jul/Aug;16(6):428-431

32 Blau JN, MacGregor EA. Migraine and the neck. Headache. 1994;34:88-90.

33 Lebbink J, Speirings EL, Messinger HB. A questionnaire survey of muscular symptoms in chronic headache: an age- and sex-controlled study. Clin J Pain. 1991;7:95-101.

34 Marcus D, Scharff L, Mercer MA, Turk DC. Musculoskeletal abnormalities in chronic headache: a controlled comparison of headache diagnostic groups. Headache. 1999;39:21-27.

35 Frykholm R. (1972) Cervical Migraine: The Clinical Picture. In: Hirsch C, Zotterman Y, eds. Cervical Pain. Oxford England: Pergammon Press, 13-16.

36 Scali F, Marsili ES, Pontell ME; Anatomical Connection Between the Rectus Capitis Posterior Major and the Dura Mater; Spine; December 1, 2011; Vol. 36; No. 25, pp. E1612–E1614.

37 Bogduk N. The anatomical basis for cervicogenic headache. J Manipulative Physiol Ther. 1992;15:67-70

38 Kaniecki RG. Migraine and tension-type headache: an assessment of challenges in diagnosis. Neurology. 2002;58 (9 Suppl 16):S15-S20.

39 Haldeman S, Dagenais S. Cervicogenic headaches: a critical review. Spine J. 2001;1(1):31-46.

40 Barré M. Sur un syndrome sympathique cervical postérieur et sa cause fréquente : l'arthrite cervicale. Rev Neurol 1926;33:1246-8.

41 Seletz E; Headache of Extracranial Origin; California Medicine; November 1958, Vol. 89, No. 5, pp. 314-317.

42 Sjaastad O; "Cervicogenic Headache" An Hypothesis; Cephalagia; December 1983; 3(4):249-256.

43 Bogduk N; Anatomy and Physiology of Headache; Biomedicine and Pharmacotherapy; 1995, Vol. 49, No. 10, 435-445.

44 Kahn JL, Sick H, Koritke JG; [The posterior intervertebral spaces of the craniovertebral joint]; Acta Anat (Basel); 1992; Vol. 144; No. 1; pp. 65-70.

[45] Hack G, Koritzer R, Robinson W, Hallgren R, Greenman P; Anatomic Relation Between the Rectus Capitis Posterior Minor and the Dura Matter; Spine; December 1, 1995; Vol. 20; No. 23; pp. 2484-2486.

[46] Rutten HP, Szpak K, van Mameren H, Ten Holter J, deJong J; Letters: comment on Anatomic Relation Between the Rectus Capitis Posterior Minor and the Dura Matter; Spine, April 15, 1997; Vol. 22; No. 8; pp. 924-926.

[47] Scali F, Marsili ES, Pontell ME; Anatomical Connection Between the Rectus Capitis Posterior Major and the Dura Mater; Spine; December 1, 2011; Vol. 36; No. 25, pp. E1612-E1614.

[48] McCrory DC , Penzien DB et al. (2001) Evidence report : Behavioral and Physical Treatments for Tension-Type and Cervicogenic Headache, Des Moines, Iowa, Foundation for Chiropractic Education and Research. Product No. 2085.

[49] The efficacy of spinal manipulation, amitriptyline and the combination of both therapies for the prophylaxis of migraine headache. Nelson CF, Bronfort G, Evans R, Boline P, Goldsmith C, Anderson AV. J Manipulative Physiol Ther. 1998 Oct;21(8):511-9.

[50] Jull G, Trott P et al. (2002) A Randomized Controlled Trial of Exercise and Manipulative Therapy for Cervicogenic Headache. Spine 27 (17):1835-1843.

[51] Haas M, Spegman A et al. (2010) Dose Response and Efficacy of Spinal Manipulation for Chronic Cervicogenic Headache: A Pilot Randomized Controlled Trial The Spine J 10:117-128.

[52] Michler RP, Bovim G, Sjaastad O. Disorders in the lower cervical spine. A cause of unilateral headache? Headache. 1991;31:550-551.

[53] Fredriksen TA, Salvesen R, Stolt-Nielsen A, Sjaastad O. Cervicogenic headache:long-term postoperative follow-up. Cephalalgia. 1999;19:897-900.

Références du chapitre 13

[1] Wolfe F, Ross K, Anderson J, Russell IJ, Hebert L: The prevalence and characteristics of fibromyalgia in the general population. Arthritis Rheum 38:19-28, 1995.

[2] Fitzcharles MA, Boulos P. Inaccuracy in the diagnosis of fibromyalgia syndrome: analysis of referrals. Rheumatology 2003;42:263-7.

[3] Gowers WR: Lumbago: its lessons and analogues. Br. Med J 1:117-121, 1904.

[4] Schneider et al, Chiropractic Management of Fibromyalgia Syndrome: A Systematic Review of the Literature. Journal of Manipulative and Physiological Therapeutics, January 2009

[5] Wolfe F, Smythe HA, Yunus MB, et al.: The American College of Rheumatology criteria for the classification of fibromyalgia: report of the multicenter criteria committee. Arthritis Rheum 1990, 33:160-172.

[6] Wolfe, F. et al. – "The American College of Rheu- matology 1990 criteria for the classification of fibromyalgia. Report of the Multicenter Criteria Committee". – Arthritis and Rheumatism. – Vol. 33, no 2 (Feb. 1990). – P.160-172

[7] Gunn, C. Prespondylosis and some pain syndromes following denervation supersensitivity. Spine. April 1980

[8] Martinez-Lavin M, Hermosillo AG, Rosas M, Soto ME: Circadian studies of autonomic nervous balance in patients with fibromyalgia: a heart rate variability analysis. Arthritis Rheum 41(11):1966-1971, 1998.

[9] Clauw DJ, Radulovic D, Heshmat Y, Barbey JT: Heart rate variability as a measure of autonomic function in patients with fibromyalgia [FM] and chronic fatigue syndrome [CFS]. J Musculoske Pain 3(Suppl 1): 78, 1995.

[10] Clauw DJ, Chrousos GP: Chronic pain and fatigue syndromes: overlapping clinical and

neuroendocrine features and potential pathogenic mechanisms. Neuroimmunomodulation 4:134-153, 1997.

[11] Bou-Holaigah I, Calkins H, Flynn JA, Tunin C, Chang HC, Kan JS, Rowe PC: Provocation of hypotension and pain during upright tilt table testing in adults with fibromyalgia. Clin Exper Rheumatol 15:239-246, 1997.

[12] Rowe PC, Bou-Holaigah I, Kan JS, Calkins H: Is neurally mediated hypotension an unrecognized cause of chronic fatigue? Lancet 345:623-624, 1995.

[13] Bou-Holaigah I, Rowe PC, Kan J, Calkins H: The relationship between neurally mediated hypotension and the chronic fatigue syndrome. JAMA 274:961-967, 1995.

[14] Yunus MB, Bennett RM, Romano TJ, Russell IJ : Fibromyalgia Consensus Report: Additional Comments. J Clin Rheum 3(6): 3324-3327, 1997.

[15] Wolfe, F. et al. – "The American College of Rheumatology 1990 criteria for the classification of fibromyalgia. Report of the Multicenter Criteria Committee". – Arthritis and Rheumatism. – Vol. 33, no 2 (Feb. 1990). – P.160-172

[16] Yunus, M. B. et al. – "Primary fibromyalgia (fibrositis) : clinical study of 50 patients with matched normal controls". – Seminars in Arthritis and Rheumatism – Vol. 11, no 1 (August 1981). – P.151-171

[17] Ellertsen, B. ; Vaeroy, H. ; Endresen, I. ; Forre, O. – "MMPI in fibromyalgia and local nonspecific myalgia". – New Trends in Experimental and Clinical Psychiatry. – Vol. 7 (1991). – P.53-62

[18] Bengtsson, A. et al. – "Primary fibromyalgia. A clinical and laboratory study of 55 patients". – Scandinavian Journal of Rheumatology. – Vol. 15, no 3 (1986). – P.340-347

[19] Buchwald, D. ; Goldenberg, D. L. ; Sullivan, J. L. ; Komaroff, A. L. – "The chronic, active Epstein-Barr virus infection syndrome and primary fibromyalgia". – Arthritis and Rheumatism. – Vol. 30, no 10 (Oct. 1987). – P.1132-1136

[20] Greenfield, S. ; Fitzcharles, M. A. ; Esdaile, J. M. – "Reactive fibromyalgia syndrome". – Arthritis and Rheumatism. – Vol. 35, no 6 (June 1992). – P.678-681

[21] Greenfield, S. ; Fitzcharles, M. A. ; Esdaile, J. M. – "Reactive fibromyalgia syndrome". – Arthritis and Rheumatism. – Vol. 35, no 6 (June 1992). – P.678-681

[22] Müller, W., J. Kelemen, and T. Stratz. "Spinal factors in the generation of fibromyalgia syndrome." Zeitschrift für Rheumatologie 57.2 (1998): S36-S42.

[23] Russell, I. Jon, MD, PhD. The Fibromyalgia Syndrome: A Clinical Case Definition for Practitioners. Journal of Musculoskeletal Pain Volume 11, Number 4, 2003

[24] Lessard JA, Russell IJ: Fibrositis/fibromyalgia in private rheumatology practice: systematic analysis of a patient data base. 1989 [non publié] Cité dans: Russell IJ: Fibrositis/fibromyalgia [Chapter 23]. In: The Clinical and Scientific Basis of Myalgic Encephalomyelitis/ Chronic Fatigue Syndrome. Editors: Hyde BM, Goldstein J, Levine P: The Nightingale Research Foundation, Ottawa, Canada, 1992.

[25] Greenfield S, Fitzcharles MA, Esdaile JM: Reactive fibromyalgia syndrome. Arthritis Rheum 35: 678-681, 1992.

[26] Waylonis GW, Perkins RH: Post-traumatic fibromyalgia. A long-term follow-up. Amer J Phys Med Rehab 73(6):403-412, 1994.

[27] Buskila D, Neumann L, Vaisberg G, Alkalay D, Wolfe F: Increased rate of fibromyalgia following cervical spine injury. A controlled study of 161 cases of traumatic injury. Arthritis Rheum 40:446, 1997.

[28] Wolfe F: The clinical syndrome of fibrositis. Amer J Med 8(Suppl 3A):7-14, 1986.

[29] Johnson G: Hyperextension soft tissue injuries of cervical spine—a review. J Acc Emerg Med 13(1): 3-8, 1996.

[30] Claussen CF, Claussen E: Neurootological contribution to the diagnostic follow-up after

whiplash injuries. Acta Otolaryngol [Stockh] (Suppl) 520:53-56, 1995.

[31] Bennett RM, Jones J, Turk DC, Russell IJ, Matallana L: An internet survey of 2,596 people with fibromyalgia. BMC Musculoskelet Disord 2007, 8:27.

[32] Simons D G, Travell J G, Simons L S 1999 Travell and Simons' myofascial pain and dysfunction: the trigger point manual. Williams and Wilkins, Baltimore

[33] Janda V 1994 Muscles and motor control in cervicogenic disorders: assessment and management. In: Grant R Physical therapy of the cervical and thoracic spine. Churchill Livingstone, New York, pp 195-216

[34] Yunus MB, Bennett RM, Romano TJ, Russell IJ : Fibromyalgia Consensus Report: Additional Comments. J Clin Rheum 3(6): 3324-3327, 1997.

[35] Russell, I. Jon, MD, PhD. The Fibromyalgia Syndrome: A Clinical Case Definition for Practitioners. Journal of Musculoskeletal Pain Volume 11, Number 4, 2003

[36] Ellman, P. ; Savage, O. A. ; Wittkower, E. ; Rodger, T. F. – "Fibrositis : a biographical study of 50 civilian and military cases from the rheumatic unit, St. Stephen's hospital and a military hospital". – Annals of the Rheumatic Diseases. – Vol. 3 (1942). – P.56-76

[37] Payne, T. C. et al. – "Fibrositis and psychologic disturbance". – Arthritis and Rheumatism. Vol. 25, no 2 (Feb. 1982). – P.213-217

[38] Ahles, T. A. et al. – "Psychological factors associated with primary fibromyalgia syndrome". – Arthritis and Rheumatism. – Vol. 27, no 10 (Oct. 1984). – P.1101-1106

[39] Wolfe, F. et al. – "Psychological status in primary fibrositis and fibrositis associated with rheumatoid arthritis". – Journal of Rheumatology. – Vol. 11, no 4 (Aug. 1984). – P.500-506

[40] Clark, S. et al. – "Clinical characteristics of fibrositis. II. A "blinded", controlled study using standard psychological tests". – Arthritis and Rheumatism. – Vol. 28, no 2 (Feb. 1985). – P.132-137

[41] Ahles, T. A. ; Yunus, M. B. ; Masi, A. T. – "Is chronic pain a variant of depressive disease? The case of primary fibromyalgia syndrome". – Pain. – Vol. 29, no 1 (April 1987). – P.105-111

[42] Scudds, R. A. ; Rollman, G. B. ; Harth, M. ; McCain, G. A. – "Pain perception and personality measures as discriminators in the classification of fibrositis". – Journal of Rheumatology. – Vol. 14, no 3 (June 1987). – P.563-569

[43] Leavitt, F. ; Katz, R. S. – "Is the MMPI invalid for assessing psychological disturbance in pain related organic conditions?". – Journal of Rheumatology. – Vol. 16, no 4 (April 1989). – P.521-526

[44] Yunus, M. B. ; Ahles, T. A. ; Aldag, J. C. ; Masi, A. T. – "Relationship of clinical features with psychological status in primary fibromyalgia". – Arthritis and Rheumatism. – Vol. 34, no 1 (Jan. 1991). – P.15-21

[45] Ahles, T. A. et al. – "Psychiatric status of patients with primary fibromyalgia, patients with rheumatoid arthritis, and subjects without pain : a blind comparison of DSM-III diagnoses". – American Journal of Psychiatry. – Vol. 148, no 12 (Dec. 1991). – P.1721-1726

[46] Ellertsen, B. ; Vaeroy, H. ; Endresen, I. ; Forre, O. – "MMPI in fibromyalgia and local nonspecific myalgia". – New Trends in Experimental and Clinical Psychiatry. – Vol. 7 (1991). – P.53-62

[47] Ahles, T. A. et al. – "Psychological factors associated with primary fibromyalgia syndrome". – Arthritis and Rheumatism. – Vol. 27, no 10 (Oct. 1984). – P.1101-1106

[48] Wolfe F, Anderson J, Harkness D, Bennett RM, Caro X, Goldenberg DL, Russell IJ, Yunus MB: Health status and disease severity in fibromyalgia: results of a six center longitudinal study. Arthritis Rheum 40: 1571-1579, 1997.

[49] Ahles, T. A. et al. – "Psychological factors associated with primary fibromyalgia syndrome".

– Arthritis and Rheumatism. – Vol. 27, no 10 (Oct. 1984). – P.1101-1106

[50] Felson, D. T. ; Goldenberg, D. L. – "The natural history of fibromyalgia". – Arthritis and Rheumatism. – Vol. 29, no 12 (Dec. 1986). – P.1522-1526

[51] Wolfe, F. (1986). The clinical syndrome of fibrositis. American Journal of Medicine, 81, 7-14.

[52] Gatterman M et al, Muscle and Myofacial Syndromes. In Gatterman M (ed) Chiropractic management of spine related disorders. Williams & Wilkins, Baltimore. 1990

[53] Irving R. Pain and the protective reflex generators. Journal of Manipulative and Physiological Therapeutics 4 : 69-71. 1981

[54] Korr I. Proprioceptors and somatic dysfonction. Journal of Osteopathic Association 74 : 638-650. 1975

[55] Shambaugh P. Changes in electrical activity in muscles resulting from chiropractic adjustment. Journal of Manipulative and Physiological Therapeutics 10 : 300-304. 1987

[56] Kirkaldy-Willis W et al. Lumbar spondylosis and stenosis correlation of pathological anatomy with high resolution computed tomographic scanning. In : Donovan Post Medical Journal. Computed tomography of the spine. Williams & Wilking, Baltimore. 1984

[57] Lewit K. The muscular and articular factor in movement restriction. Manual Medecine 1 : 83-85. 1985

[58] Hains G, Hains F. Combined ischemic compression and spinal manipulation in the treatment of fibromyalgia. Journal of Manipulative and Physiological Therapeutics 23(4): 225-230. 2000

www.ingramcontent.com/pod-product-compliance
Lightning Source LLC
Chambersburg PA
CBHW071410180526
45170CB00001B/41

* 9 7 8 1 5 4 2 5 6 6 3 6 0 *